速查速用，28種常見疾病
艾灸調理一學就會！

王繼娟——著

兒童艾灸完全圖解

目次

第三章 小兒艾灸在家庭中的應用

第四章 …… 小兒艾灸的常用保健穴位與經絡

第五章 二十八種小兒常見疾病艾灸調理方法

第六章 艾媽媽小兒艾灸調理案例

附錄 歷代名醫典籍中的小兒艾灸方（節錄）

致謝

推薦序

願每一個身心都有「艾」的呵護

文／董玲（北京中醫藥大學教授、博士生導師）

中醫是讓人懂得生命規律的科學，也讓我們更加理解萬物之靈的人與自然有著怎樣不可分割的關係，懂得更好地與萬物相處，懂得更好地愛護自己，珍惜這個世界，珍惜自己。

我當年誤打誤撞進了中醫的門，時至中年才逐漸領悟中醫的好，感謝不自主的選擇給了自己保障生命的智慧，讓生活中多了很多溫暖的支持和呵護。中醫，這一來自祖先的智慧，愈來愈讓我著迷和信服，也希望它能夠幫助更多人。

艾灸是中醫日常保健最常用的好方法之一，《扁鵲心書》說「保命之法，艾灼第一，丹藥第二，附子第三」，歷史上也有很多艾灸延年益壽的傳奇故事。然而，今天人們對艾灸的了解和應用遠遠不夠，我也一樣，之前只是做為輔助治療手法，見身邊的醫生應用過，沒有深入了解，更談不上親身應用，直到我見到王繼娟老師，艾灸才在我面前以正確的方式打開。

我和「艾媽媽」王繼娟老師相識是一份惺惺相惜的美好緣分。這緣分帶給我溫暖的智慧，還有推動生命前行的力量。王老師把艾灸當作一種愛的滋養，艾條的溫暖具有補充能量的作用，以採集自然界的溫暖來補充我們身體的能量。而王老師溫潤的性格、平和純淨的心境以及柔和有力的話語，自然就帶著一種對生命的滋養和療癒的氣質，我相信這來自她十餘年的艾灸實踐和多年的修行之路。

艾的力量來自於生命對愛和溫暖的渴望。人體氣血運轉不停，陰陽相輔相成。陽氣是一身之本，就像每個人的生命存款一樣，隨著歲月不斷消耗，如果有貪涼、飽食、熬夜等不良習慣則消耗更甚，而溫暖的艾灸能神奇地補充人體的陽氣。

但是艾灸需要專業指導，不能打破人體自有的平衡，還要順應天地陰陽之道，不同年齡階段、不同體質特徵的人需要選擇取用不同的穴位。身體的不同狀態，尤其是有了疾病指徵的時候，更要遵循相應的治療方案。王老師每每根據問診來制定補瀉的穴位搭配，這樣的灸療才能使身體達到平衡之道。

艾灸更需要長久的堅持。生命有它的周期和規律，我們身體的狀態不是一天造成的，也不會是一天能夠改變的，持之以恆的能量和溫暖的補充，才會改變我們身體寒涼、瘀堵的狀態。春夏養陽、秋冬養陰，天地也有自己的陰陽之道。二十四個節氣就是天地給我們與自然相應的節點，把握自然的節律，引導身體呼應天地的變化，我們就會在大自然的周期中延展生命。

艾灸最適合調理孩子的身體。王老師說兒童治療和調理以「扶陽為本」。兒童時期就像人一生中的春天。春天養生也就是養陽，因此，艾灸可以幫助兒童的陽氣升發，以順應兒童的生長發育和天地的自然規律。同理，治療小兒疾病，亦需溫養陽氣，以宣發透邪為主要治法，而不是寒涼傷陽。王老師給孩子治療的時候，不是壓制症狀，而是傾聽孩子身體的聲音。我們不自覺地傳遞給孩子的情緒和壓力，還有來自飲食氣候的積累，都會在孩子身體上反映出來，我們能做的就是幫助他們疏解和發散，不要使這些東西累積在幼小的身體裡，讓他們像春天一樣生發成長，沒有壓力。

艾灸給我的感覺像人們發自內心的愛和緣於自然界的溫暖。愛的最佳狀態就是懂得，而艾的最高境界就是連結，我們需要做的就是用中醫的心法和自然的規律去讀懂我們自己和孩子，連結彼此的身體與內心。每一次艾灸都應是我們與孩子的生命的連結——關愛彼此，調理身體的不適，從更深的層面尋找生命的能量和出口。

祝願每一個生命都有愛的溫暖，每一個身心都有「艾」的呵護！

自序

成為有中醫養生智慧的父母

小孩子總是充滿我們無法全然理解的活力和好奇，每一天都興致勃勃地體驗和學習感興趣的事物。他們所擁有的專注、自在和靈活的創造力像源源不斷的泉水，隨時隨地汩汩流淌著，除非生了很難受的病，身體需要休息，否則他們才不會停止探索。我常常震撼於這份蘊藏在他們小小身心裡、造物主給予的無窮能量。

孩子選擇來到我們的生命中，全然地信任我們，那麼柔嫩、弱小地躺在我們的臂彎裡，把自己完全交付給我們。在成為新手爸媽的喜悅背後，還有一條學習呵護、陪伴、養育、傾聽、支持他們的路等待著我們開啟。走這條路需要付出很大的精力和心血，尤其是孩子出生後頭三年，父母不單會感受到身體的疲累，還將體驗對孩子健康和安全的擔心、焦慮所帶來的精神負累。新手父母養育孩子的過程就像「打怪升級」，要面對很多自己以前沒有經歷過的狀況。但在養育孩子的過程中，父母也會發現，自己孩提時代曾注意到的生活細節和樂趣，又一次向我們展開了它們豐富的內涵；我們會發現，自己內在的創造力、對新鮮事物的好奇和探索一次次被孩子啟動；與此同時，自己愛人愛己的能力，也因為要為家庭和孩子負責任而獲得覺察和增強。

育兒過程是對新生命了解、尊重和支持的過程。光是了解就包含了好幾個層面的意思，比如身體發育層面、情緒情感層面、精神能量層面……父母不只要提供住處和食物，確保孩子的安全，還要及時了解孩子此時、此地需要什麼。每一個生命都從弱小走來，父母年復一年、日復一日地照顧我們長大。在一生中，我們最渴望的就是體驗到父母無條件的愛和接納、懂得和支持，得不到時甚至會用生病的方式激發父母內在的覺醒，這部分我們和自己的孩子是完全一致的。我在工作中發現，很多大人和小朋友生病時的表現沒有不同，身心都彷彿回到了兩三歲，呻吟，同時向父母或有耐心的照顧者奶聲奶氣地發脾氣、提出需求，渴望陪伴，渴望傾聽，渴望理解和關心。換言之，中醫和西醫都是更接近「愛和陪伴、懂得和幫助」的行業。「父母不知醫，可謂不慈；兒女不知醫，可謂不孝」說的就是這份懂得和幫助。愛如果不在懂得的層面上，很難達到真正的滋養和支持。

每個人的一生中都會經歷很多次病痛，生病是伴隨生命的影子。在中醫眼裡，生病也是了解生命、了解身體、幫助身體各臟器更好運作的過程。中醫的整體觀和方法論認為疾病是可以預防的，人體是可以自癒的，只要你掌握了健康之道，掌握了疾病和人體氣血、能量的關係，就可以幫助自己或他人走上輕鬆的預防和自癒之道。孩子出生六個月後，來自媽媽的抗體能量就會減少，如果我們懂得如何預防、如何幫助孩子縮短病程，早日康復，孩子那份來自先天的能量就不會被過多地消耗在與病邪鬥爭，而是會更好地用於發育健康的體魄和創造生命的智慧。

兒科自古被中醫稱為「啞科」，五六歲以下的孩子還沒有能力完全表達清楚自己的身體狀況，愈小的孩子愈需要父母或照顧者細心精微地感受他們的狀態，一方面能了解引起孩子生病的可能原因，另一方面在孩子生病時能給予更多的安全感、愛和陪伴。

孩子像一面鏡子一樣反映著父母或照顧者自己的身心狀態和對待他們的態度。臨床上我們發現，自身生命狀態積極正向、情感情緒穩定的父母或照顧者，對自己的身心狀態也比較關心和了解，也具備豐富的養育知識，更可貴的是他們也一直保持著平和、開放和學習的心態，在照顧孩子的過程中能及時體察到孩子的需求，細心地觀察孩子每次生病的原因和症狀，總結經驗，自己理性、客觀、及時地處理或者找到醫生幫助解決這些症狀，孩子就會在養育者或者醫生的幫助下早日康復。這是一種高效率的養育，將惠及三代人，孩子也會在父母或照顧者這種穩定、清晰、慈愛的氣場中繼承對身體、生命的覺知。如果這樣的父母能夠花點時間和心力進一步學習中醫知識，踐行身心健康之道，平安、健康、喜悅和幸福就會長久地屬於這個家庭。

中醫最大的智慧在養生防病，所以有「上工治未病，下工治已病」這句話。在中醫的多種療法裡，艾灸幾千年來都被歷代醫家和養生家廣泛用於防病保健、治病救人。古代民間流傳有「家有三年艾，郎中不用來」、「家中常備艾，老少無疾患」的諺語，還有「藥之不到，針之不及，必須灸之」、「小兒每月灸身柱、天樞可保無病」的醫者語錄。艾灸在醫生手裡可以治療內外婦兒各種疾病，在願意相信和勤於實踐的人手裡可以治癒困擾自己或家人多年的慢性病，它的安全、高效使得很多被它治癒的人都成了義務的艾灸傳播者和推廣者。

艾灸是一份溫暖的治癒能量，可以平衡身體的陰陽，可以培補五臟的氣血，蘊藏著太陽一樣溫暖、光明、潔淨的德行。我在運用中醫養生智慧讓自己和家人愈來愈好的時候，以及幫助孩子們用暖暖的艾火調理時，常能感受到艾草所具有的強大療癒能量和中醫先輩對我們的拳拳愛心。願更多追尋健康的人和渴望走上中醫養生之道的人，能夠早日連接到這份愛的能量和智慧，願更多的孩子在愛和溫暖的陪伴中茁壯成長。

第一章

小兒中醫艾灸保健探源

治小兒遺尿方：
灸臍下一寸半，隨年壯。
又灸大敦三壯，亦治尿血。
——唐・孫思邈《千金方》

五月五，是端陽
粽子香，香廚房
插艾葉，帶香囊
艾葉香，香滿堂
吃粽子，撒白糖
桃枝插在大門上
龍舟下水喜洋洋
出門一望麥兒黃

——民謠

艾草自古以來便與中國人的生活有著千絲萬縷的聯繫，是我們的祖先最早認識和使用的植物之一。三千年來，它是歷代醫家、養生家非常喜歡和重視的藥食兩用植物，還是古老的艾灸療法的重要原料。古代民間有「家有三年艾，郎中不用來」的諺語。有人甚至說，它為中華民族的生存和繁衍提供了動力和保障。

這樣一株遍地都生長的普通小草，從春天的山林溪畔、田間地頭，怎麼就成了我們生活中如此重要的藥草呢？讓我們來了解和親近一下它吧。

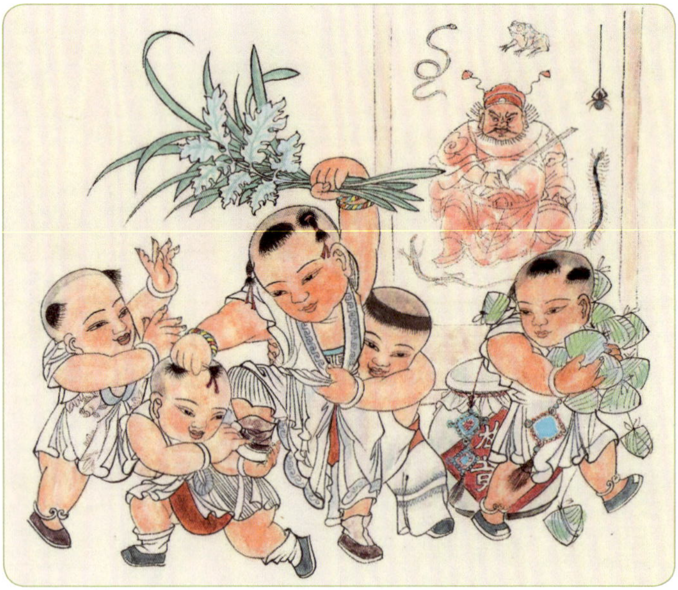

一、一株親愛的小草

在中國，一些地方的人在端午節這天，清早起來就去採摘新鮮的艾葉和菖蒲，用紅繩繫好，待打掃庭院後，把它們懸掛到門窗上以避邪驅病。這個習俗已經有兩千多年歷史。這一天，古人還會用菖蒲、艾葉、榴花、蒜頭和龍船花做成花環、佩飾，美麗芬芳，婦人爭相佩戴，用以驅瘴氣。

唐宋時期，無論帝王還是百姓之家，小孩出生三天都要邀請親朋好友為嬰兒祝福，用端午節當天採的艾草為小寶寶舉行沐浴儀式，稱為「洗三」。據說一來可以洗掉嬰兒「前世」帶來的污垢晦氣，祈福平安；二來可以用艾草的藥性防蚊蟲，除惡氣。進入現代社會，「洗三」儀式仍在一些地區流行，偉大的醫學家李時珍的故鄉湖北蘄春縣就一直保有這習俗，在嬰兒出生後第三天為他洗個艾水澡，並將少許艾絨敷在孩子的囟門和肚臍上，用來預防感冒、鼻塞、尿布疹和感染其他疾病。在湖北、四川和福建等地也有產婦在產後三天和滿月時都會進行艾湯沐浴，用以消毒殺菌，溫行氣血，預防婦科疾病和產後虛弱。

做為一個盛產美食的國度，中國各地還有吃艾葉的習俗。在南方，人們習慣將清明前後鮮嫩的艾草和糯米粉和在一起，包上花生、芝麻及白糖等餡料蒸熟做成青團，軟糯可口又清香美味，是春季的時令美食。北方人則習慣用新鮮的艾葉洗淨拌上麵粉蒸熟，蘸上芝麻醬做好的醬料，滋味同樣清香可口。鮮嫩的艾葉可以從三月吃到五月，是上天賜予春天美好的清香味道。

在我兒時記憶的西北老家裡，每當夏天傍晚蚊蟲紛飛的時候，奶奶總會拿出一段前一年端午節採的艾葉，編成繩子，點著後掛在門口的土牆上，淡淡的煙霧，淡淡的清香，既驅蚊，又避邪。當我被蚊子咬的身上起小疙瘩時，奶奶會用晒乾艾葉煮的水給我擦洗，被溫暖的艾葉水浸洗後，一覺醒來，病痛全數消失。三月艾草剛剛長過腳面的時候，媽媽會讓我在放學的路上採些艾葉，洗乾淨後拌上麵粉，蒸了當晚飯，一家人吃得不亦樂乎。現在每當我想起這些兒時的鄉間往事，心裡總是有些歡喜，有些溫暖。這是記憶中伴著淡淡艾葉清香的奶奶的味道、媽媽的味道。

艾草，就這樣輕輕地行走在我們的日子裡，從古到今。「端午時節草萋萋，野艾茸茸淡著衣，無意爭顏呈媚態，芳名自有庶民知」，這是古代詩人對艾草的真情描寫。透過這一株平凡而親切的小草，我們感受著天空、太陽、大地、雨水、清風、先輩和母親對我們的愛。

二、一株常用的醫草

「彼采艾兮，一日不見，如三歲兮。」

這是古老的詩歌總集《詩經》的詩句，描寫了一對在採集艾草中相戀的人，真切質樸、情意綿綿的思念。

戀愛的事情我們不用好奇，我們好奇這個姑娘採集艾草做什麼呢？這可以從西漢毛亨《詩經訓詁傳》注釋的「艾所以療疾」中找到答案。據考證，姑娘採艾是用於灸治疾病。治病療疾，才是這株小草最主要的作用。

艾在古代被稱為「冰台」、「醫草」、「灸草」、「香艾」，至少在春秋戰國時期，老祖先就開始使用艾草灸治病。《莊子》中有「越人熏之以艾」，《孟子》中有「七年之病，求三年之艾」。現存的第一部方書，戰國時期的《五十二病方》就記載了艾葉的療效與用法。《莊子》中記載「丘所謂無病而自灸」，由此可見，艾草在當時已經成為常用的治病藥物。

明代著名的醫藥學家李時珍和他的父親李言聞都非常鍾愛艾草。李言聞專門為艾葉立傳，他在《蘄艾傳》中稱讚艾葉「產于山陰，采於端午，治病灸疾，功非小補」。

李時珍在《本草綱目》中說：「艾葉生則微苦太辛，熟則微辛太苦，生溫熟熱，純陽也。可以取太陽真火，可以回垂絕元陽。服之則走三陰，而逐一切寒溼，轉肅殺之氣為融和。灸之則透諸經，而治百種病邪，起沉屙之人為康泰，其功亦大矣。老人丹田氣弱，臍腹畏冷，以熟艾入布袋兜其臍腹，妙不可言。寒溼腳氣人宜以此夾入襪內。」

艾草在眾多的中草藥中極為特殊，它既可內服又可外用。歷代醫家總結艾草內服具有理氣血、逐寒溼、溫經止血、止痛、安胎、溫胃、止痢，外用除溼止癢的功效，被古人稱為「百草之王」。現代醫學臨床上主要用艾草治療吐血、衄血、咯血、便血、崩漏、妊娠下血、胎動不安、月經不調、痛經、心腹冷痛、泄瀉久痢、帶下、過敏性休克、咳喘、痰多、溼疹、癰瘍、疥癬等。內服以治療婦科疾患為主，外用以灸治疾病為主。

艾草還是一味安胎藥，李時珍在《本草綱目》中說「艾以葉入藥，味苦，無毒。理氣血，逐寒溼，止血安胎」，女性朋友在中醫指導下將艾草與他藥配伍口服可以治療宮寒不孕、月經量大、妊娠期出血等症狀。孕育生命，女子需要宮胞溫暖，才能為受精卵著床、胎兒正常發育生長提供環境。清代婦科名家傅青主將女子宮寒比喻為「冰寒之地，不生草木」，想生一個健康寶寶，女子要提前用艾葉這種一味安全的藥來暖胞宮、溫臍腹、調經血。

那位從《詩經》中款款走來的采艾姑娘，她踏著清晨的露水，走在無限的春光裡，生活得淳樸而自然。今天，生活在都市中的女子遠離山林、平原、溪水，遠離大地母親的懷抱，像男人一樣為生活奔波，消耗了恬靜、溫柔、內斂的女性能量，很多人手腳冰涼，臟腑溼寒，丹田氣弱，想孕育一個健康的寶寶變得很艱難。

數千年來，這株醫草用它的芬芳，用它的天賦之愛，潤澤著我們現代人乾涸的情懷。願大家不要忘記這味重要的「女人草」，願更多的女子能手執香艾，聞一縷淡淡的艾香，為自己找回生命本真的能量。

三、一種神奇的艾灸療法

當新鮮的艾葉被採摘後，經過反覆晾晒、杵碎、篩選，除去雜質和粗梗，化身為像棉花一樣柔軟的土黃色細艾絨之後，才能完成它最重要的使命——灸療。古人認為艾草是純陽之草，燃燒所產生的熱能對人的身體有溫補益氣、祛除寒溼、回陽固脫、行氣活血等神奇的效果。

艾灸療法就是透過點燃的艾草，把艾草的藥力和熱力經由經絡穴

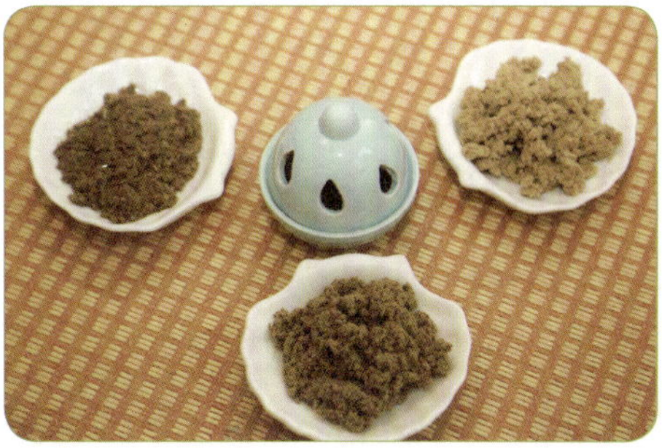

位帶到人體的病痛之處，達到祛除病邪的方法。

《黃帝內經》認為，艾灸是從北方產生的，因為北方氣候寒冷，人們遊牧生活，居住在野外，吃牛羊乳汁，因此內臟受寒，容易生脹滿的疾病，治療這種病，適合用艾火灸灼。

艾灸是古人用火來治病防病的方法之一，並受到很多醫家和養生家的鍾愛，因為既能治病又能強身健體。古代醫家認為，艾灸能通十二經氣血，能回垂絕元陽，各個朝代都有一些醫學大家雖然精通方藥和針法，實際治療時卻偏愛灸法。

東漢時期被譽為神醫的華佗為患者治療疾病時就多採用灸法。他一般選用一兩個穴位，每個穴位

灸七八個艾炷，很多病人就此痊癒。

晉代養生家、醫家葛洪的妻子鮑姑擅用灸法，是中國歷史上第一位載入史冊的女灸法家。她曾用廣東羅浮山上採來的紅腳艾為人灸治臉上的疣瘤，「每贅疣，灸之一炷，當即癒。不獨癒病，且兼獲美豔」。鮑姑一生在廣東採藥，為當地百姓灸治疾病，她死後，嶺南的人們為了紀念她對醫學事業的重大貢獻，在越秀山下三元宮內修建了鮑姑祠。葛洪也許深受她的影響，在其著作《肘後備急方》中，共錄有針灸醫方一百零九條，其中九十九條為灸方。他們夫妻為中醫做出的貢獻，直到現在都影響著那些用心精微的人。

二〇一六年，中國第一位獲得諾貝爾醫學獎的科學家屠呦呦在瑞典諾貝爾獎頒獎典禮上發表獲獎感言時說：「我還要感謝一位中國科學家——東晉時期有名的醫生葛洪先生，他是世界預防醫學的先導者……當年，每每遇到研究困境時，我就一遍又一遍溫習中醫古籍，正是葛洪《肘後備急方》有關『青蒿一握，以水二升漬，絞取汁，盡服之』的截瘧記載給了我靈感和啟發，使我聯想到提取過程可能需要避免高溫，由此改用低沸點溶劑的提取方法，最終突破了研究瓶頸。」

唐代醫聖孫思邈幼時多病，中年開始用灸法健身，常「艾火遍身燒」，九十三歲仍「視聽不衰，神采甚茂」，年歲過百甚至還精力充沛地著書立說，寫下震古鑠今的醫學名著《千金翼方》三十卷。他非常重視灸法，說「凡人居家及遠行，隨身常有熟艾一升」，意思是要隨身帶些精製的艾絨，方便隨時防病和養生保健。他還說「學者不得專恃於針及湯藥等，望病畢差。既不苦灸，安能拔本塞源，是以雖豐藥餌，諸療之要在火艾為良」，明確肯定了灸法治療疾病的巨大作用。

在灸法的歷代傳承裡，像華佗、鮑姑、孫思邈這樣重視灸法、喜愛灸法的醫學家還有很多，唐、宋、元、明、清和近代都有。唐宋時期灸法非常流行，當時民間還有專門的灸師，為人施灸治病。唐代大詩人韓愈在〈遣虐鬼〉一詩中寫「灸師施艾炷，酷若獵火圍」。宋代畫家李唐有一幅名畫《宋代艾灸圖》描繪了一位醫生為人施灸的情景，這幅畫現在保存於台北的故宮博物院。唐宋時期民間則流傳「若要安，三里常不乾」（三里指足三里穴）、「家有三年艾，郎中不用來」等諺語。

我從二〇〇九年開始推廣小兒艾灸家庭保健到現在，調理了很多虛弱兒童，患有嚴重的溼疹、疳積、鼻炎、哮喘的兒童都在堅持艾灸半年到兩年的過程中得到痊癒。每一天，我們的灸館裡都充滿了孩子的歡聲笑語，我們在日復一日的工作中，深切感受著古老的艾灸療法平凡而神奇的魅力。

四、艾葉是古代防瘟疫的功臣

艾葉煙燻是一種簡便易行的防疫手法，用此法預防瘟疫已有幾千年歷史。古人發現燃燒艾葉產生的艾煙可以消滅肉眼看不見的病氣，現代醫學研究發現這些病氣就是流行性的細菌和病毒。

古時候，每當季節交替，天氣變化劇烈，往往是人體特別容易患病的時候，也是瘟疫流行的時候，一個部落或村莊常有很多人因感染瘟疫而死亡，人們往往認為是中了邪氣。但也

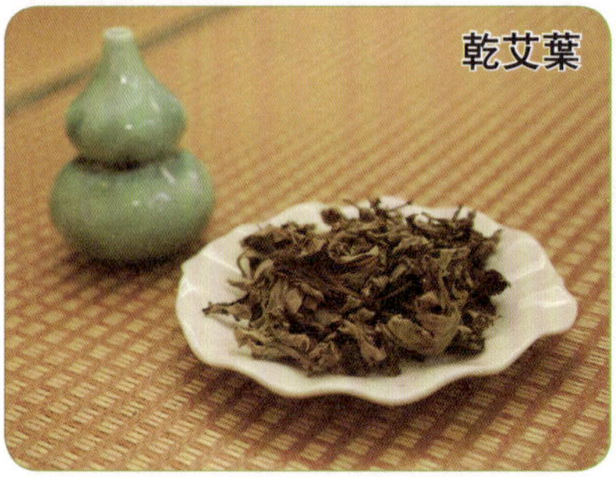

乾艾葉

發現每次總有些人安然無恙。歷經無數次反覆觀察，終於發現懸掛艾葉和燻艾煙可以免受邪氣侵害，慢慢有了「艾葉辟邪」的認知。後來各地都有了春夏之交採摘艾葉懸掛於自家牆上或門窗上的做法，直到結合道家文化，逐漸形成了每年五月五日懸掛艾葉的習俗。最早是在春秋戰國時期的楚國，也就是今日湖南、湖北一帶流行開來，到唐宋時期，就有了端午節「懸艾葉、戴艾虎、食艾糕、飲艾酒、燻艾煙、洗艾澡」等多種用艾習俗。

或許是上天的眷顧，每一種因地域而產生的流行性疾病，當地往往能找到克制它的藥物，艾草就是古人用來醫治當地瘟疫的天然良藥。古人在年

復一年的勞動中發現，不同的年份，各種農作物的收成不一樣，人們患的流行疾病也不同。比如在艾草的豐收年，經常發生重大疫情。北魏賈思勰寫的《齊民要術》中記載了黃帝問巫醫師曠：「吾欲占歲苦樂善惡，可知否？」，師曠對曰：「歲欲病，病草先生，病草者，艾也。」

關於艾灸治療瘟疫，古代的醫籍中有幾處記載。葛洪《肘後備急方》中治瘴氣疫癘瘟毒諸方「斷溫病，令人不相染著，密以艾灸病人床四角各一壯」。孫思邈《備急千金要方》也記載了去南方的吳、蜀之地，在身上常常用艾施灸，可以預防染上瘟疫、毒氣等疾病。

《艾葉》一書的作者、廣州中醫藥大學梅全喜教授研究認為，艾葉對於中國古代傳染病的大量擴散起到了很好的預防作用，他還認為歐洲導致了超過百萬甚至千萬人死亡的各種瘟疫（包括流感等），在中國沒有流行起來，和民間廣泛流行的端午節掛艾葉、燻艾煙、洗艾澡的習俗有很大的相關性。

在醫院用艾煙進行室內空氣消毒，可以減少醫源性細菌的傳播，控制院內交叉感染。可以代替大多數殺菌力較強、毒副作用也強的化學滅菌劑。尤其新生兒病室使用化學消毒劑有一定的限制。對醫院兒科病室用艾葉煙燻可以消毒室內空氣，效果理想。家庭消毒殺菌一般以艾葉每月煙燻一到兩次，在冬季及流感流行季節每星期煙燻一到兩次，能使各種常見致病菌、病毒及真菌的數量顯著減少，從而有效預防各種流行性呼吸道傳染病的發生。

現代人聚集在城市裡，加上交通極其方便，人群的流動也為傳染病的快速爆發提供了便利，所以預防瘟疫，依然是大眾要學習的重要知識。

今天的我們，一方面要繼承和發揚古代艾灸保健治病的傳統和端午節文化，讓更多的民眾懂艾、用艾；另一方面要更加深入地研究艾葉，讓它為保障廣大群眾的身體健康發揮應有的作用。

五、源遠流長的小兒艾灸保健文化

孩子健康成長永遠是父母心中最大的願望。小兒臟腑柔嫩，免疫系統脆弱，很容易受內外各種致病因素的影響而感染疾病，所以小兒保健歷來受到高度重視。艾灸一直是小兒保健和治療疾病的重要方法之一，歷代醫學文獻中多有記載。

灸法源於遠古。戰國、秦漢是中國傳統醫學理論的奠基時期，產生了《黃帝內經》和《難經》等重要著作，其中都有介紹艾灸。《黃帝內經》還記載了灸療的起源、各種灸法及其治療病症的知識。

《華佗神方》相傳是東漢末年偉大的醫學家華佗所著，書裡記載了小兒臍風的艾灸治療方法。「本症發生，必在兒生七日之內，其候面赤喘啞，臍上起青筋一條，自臍而上沖心口。宜乘其未達心口時，急以艾絨在此筋頭上燒之，此筋即縮下寸許，再以縮下之筋上燒之，則其筋自消，而疾亦告痊。」

從魏晉到唐代、宋代，灸法得到迅速的發展，出現了大量灸法專著，很多都有小兒灸法的記載。

唐代醫聖孫思邈用幾十年心血寫成《備急千金要方》，內容廣博，整理了唐代以前的醫藥資料，是唐代醫藥學中最重要的一本臨床百科全書。書中非常重視兒科，記載了用於小兒的灸法四十例，涉及治療小兒驚癇、瘟虐、囟門下陷、脫肛、尿血、痞瀅瘡、四五歲不語等十幾種疾病。書中還提到了小兒臍風的預防灸法：「河洛關中土地多寒，兒喜病痙，其生兒三日多逆，灸以防之」，是用灸法保健預防小兒疾病最早的記載。

唐代王燾的灸法專著《外台秘要》有許多兒科的內容，書中認為灸法簡便易行，小兒容易接受，也轉錄了《備急千金要方》小兒癇病的診斷和治療，認為出現癇病等重症，湯藥的效果不如灸法，此時要抓住時機急救。書中還對新生兒的灸量做了規定，「凡新生兒七日以上，周歲以還，不過七壯，炷如雀屎大」。

北宋時期灸法被廣泛應用，當時北宋醫官吳復珪精選各家灸治小兒的病方，編成《小兒明堂灸經》一卷，對宋代以後小兒病的治療產生了十分深遠的影響。書中記載了臨床驗證神奇有效的七十幾個穴位和各種小兒疾病的灸治方法，並附有四十餘幅腧穴圖。目前研究認為，這本書是最早的小兒科疾病灸法專著，內容豐富詳實，對現今的兒科臨床

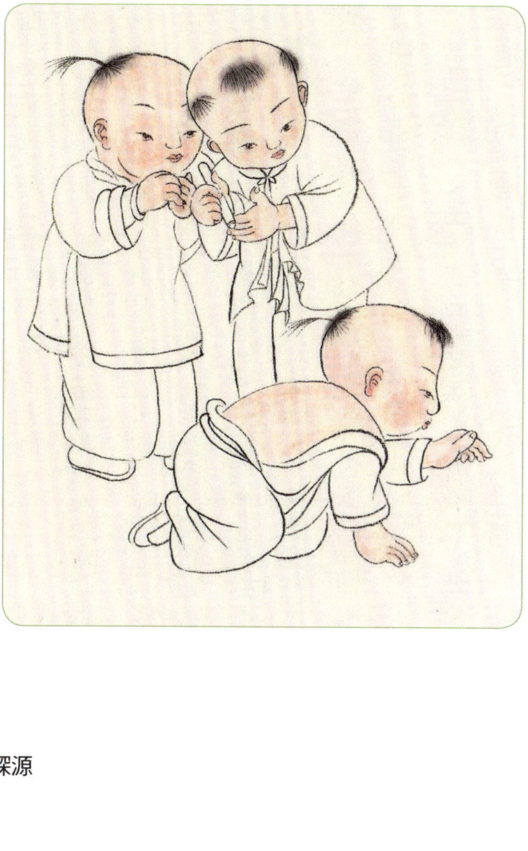

依然有一定的指導作用。書中記載「小兒瘄眼，灸合谷二穴，各一壯」、「小兒熱毒風盛，眼睛疼痛，灸手中指本節頭，三壯，名拳尖也。炷如小麥大」等。

南宋太醫竇材家裡四代都是醫生，竇材醫術高超，被稱為「扁鵲再生」，他將自己四十年的醫

術心得輯錄成《扁鵲心書》。他治病非常重視用灸法，認為「醫之治病用灸，如做飯需薪」、「保命之法，灼艾第一」。他重視人體的陽氣，認為醫生治病要以「保扶陽氣」為根本，尤其重視對脾腎陽氣（脾為後天之本，腎為先天之本）的保護。他的扶陽固本思想在今天的臨床中同樣非常有指導意義。現代人喜好涼食冷飲最傷脾陽，夏季吹空調睡覺易傷腎陽，而小兒皮膚細嫩，五臟薄弱，稚陰稚陽之體最容易被寒邪所傷，所以治療小兒病也要重視保護他們的脾腎陽氣，以免傷害其先天和後天之根本。

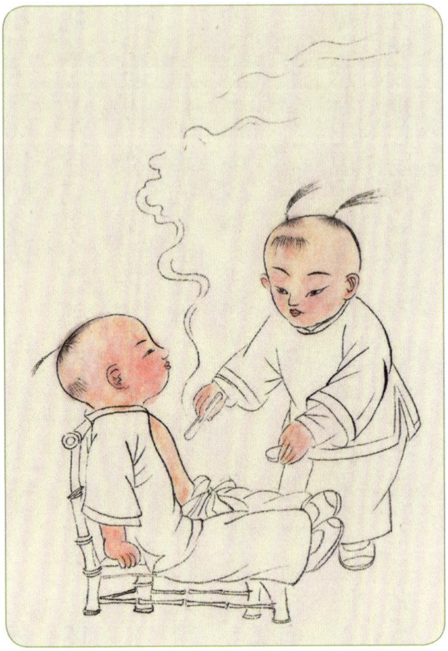

南宋針灸家王執中在《針灸資生經》中對艾灸治療小兒疾病的記載也非常詳細，如「小兒水氣，四肢盡腫及腹大，灸水分三壯」，書裡還詳細記載了小兒臍腫、龜胸、眼病、舌病、牙齦病、流鼻血、頭痛、咽喉病等疾病的灸治方法。

從元代、明代到清代，灸法非常發達，當時很多名醫都在他們的著作中記載了小兒疾病使用艾灸治療的方法，可見以往在兒科使用艾灸相當普遍。元代名醫羅天益的《衛生寶鑒》、明代名醫李梴的《醫學入門》、明末名醫張介賓的《類經圖翼》、明代針灸專著《針灸聚英》、清代醫家吳亦鼎的《神灸經綸》、清代的兒科專著《原幼心書》、《幼幼集成》、《厘正按摩要術》全都有灸法治療各種疾病的記載。

灸法從唐代傳到日本後，受到朝廷和百姓的重視，傳承沒有斷過。民初著名針灸大師承淡安先生專程到日本考察，目睹日本人在兒童時就普遍灸身柱穴，以促進大腦發育和健全小兒神經系統，還在公共浴室看到多數日本人身上都有艾灸疤痕，感嘆日本得益於灸法的人群之廣泛。用艾灸進行預防保健、延年益壽一直是古代日本民間一年中的一件大事。一般人普遍實行養生灸。無論男女一生中都必須灸治四次，兒童期灸身柱穴，十七八歲灸風門穴，二十四五歲灸三陰交穴，三十歲以後灸足三里穴。

近代對兒童艾灸保健有影響的是日本針灸名家代田文志，他曾於一九三八年在長野縣四十多所國民學校為身體虛弱，容易感冒，患有貧血、遺尿、消化不良的小學生集體施灸身柱穴，連灸了一個月後，被灸學生的食欲、體重都明顯增加，學習成績也普遍提高。續灸半年後，一些營養不良、體弱多病的學生大多痊癒。此事曾在日本引起轟動，其他許多地方的中小學校都效法施行。代田文志先生說：「灸過身柱穴之後，不傷風了，食欲增加了，發育也好了，總之，健康狀況改善了。所以虛弱兒童的家長，應該格外注意長期給孩子灸身柱。身柱穴是學齡兒童施灸的重要穴位，對於成年人也是必要的灸穴，是保健上不可缺少的。」身柱穴被日本醫學界譽為「小兒百病之灸點」。

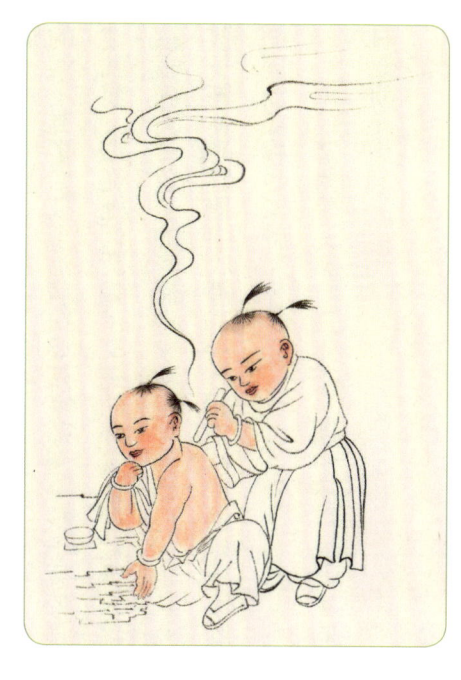

中國當代灸法家謝錫亮同樣非常提倡給孩子實施身柱保健灸，他說：「由於身柱灸對於小兒各病都有明顯療效，所以是保證小兒健康成長的重要措施，應該成為婦幼保健工作的重要內容和一般家庭常識，大力推廣。」二〇〇九年我跟隨恩師范長偉去山西侯馬給師爺謝老祝壽，八十五歲的老人家已經推廣灸法三十多年，鼓勵我：「艾灸療法非常安全，在婦女和兒童保健上大有可為，妳一定要堅持去做。」

隨著中國經濟高速發展，快節奏的城市生活使得人們身心能量透支，亞健康人群逐年增多。重視健康成為大部分人的共識，中醫綠色養生理念開始回歸大眾視線。艾灸這一古老的療法沉寂多年後終於又興盛了起來。

從二〇一二年開始，我在北京、上海、杭州、蘇州、廣州等地舉辦了很多次講座，讓很多媽媽了解艾灸的家庭保健功效。她們有些因為孩子的身體從小虛弱，動輒發燒、咳嗽、腹瀉等，跑醫院成了家常便飯，輾轉幾年依然症狀不斷，全家人的身心都跟著孩子緊張勞累。當她們了解艾灸後，慢慢地開始在家裡為孩子施灸，不用打針，不用吃藥，症狀連續施灸三五次就沒有了，而且孩子的食欲和睡眠都比沒做保健灸前好了很多，自己也信心大增，從學習艾灸走上了系統學習中醫養生文化的道路。還有些媽媽是因為孩子得了類似腦癱、自閉症、耳聾、重度疳積、重度牛皮癬、重度溼疹等很難醫治的病，為了給孩子治病快要傾家蕩產，孩子疲於奔波就醫。自從她們認識了艾灸的好處，開始天天給孩子施灸，孩子的身體愈來愈好，她們自己也在為孩子施灸的過程中收穫了內心的安寧和放鬆，家庭的經濟負擔也減輕了。

古代諺語說「家有三年艾，郎中不用來」，的確真實不虛啊。

第二章

用艾灸養育陽氣充足的孩子

小兒吐瀉，脈沉細，手足冷者，
灸臍下一百五十壯。
——宋・竇材《扁鵲心書》

中醫是我們偉大的祖先在天人合一的世界觀和陰陽五行的方法論上建立起來的自然療法。關於生命的誕生，《素問．寶命全形論》說「人以天地之氣生，四時之法成」、「人以天地之氣生」，是說人類生命依賴天與地的能量。地球有我們需要的水和氧氣還有一切能源，太陽則是地球上幾乎所有生命能量的來源，有了太陽，才有光和熱，人類才能維持生命。古人採集艾葉用艾火來治療疾病，就是用艾火燃燒產生像太陽一樣的溫暖之氣來補充人體的陽氣。

豐富的臨床實踐使我發現，艾灸是調理現代小兒疾病特別有效的方法，孩子愈小效果愈顯著，讓我對古代發明灸法治病的祖先充滿了敬仰和信任。臨床實踐多了，古代的醫書讀多了，才明白古人發明溫暖的灸法，用點燃的艾草來調治疾病，是因為艾灸可以補充人體的「陽氣」，而陽氣是人體健康的關鍵。

《黃帝內經》裡有兩句非常重要的話，一是「陽氣者，若天與日，失其所，則折壽而不彰」，意思是人體的陽氣就像太陽一樣，太陽不能正常運行，萬物就不能生存，人體的陽氣不能正常運行，人就會縮短壽命而不能生長壯大。二是「陽化氣，陰成形」，意思是「陽化為無形的能量，陰積澱成為有形的物質」，人的身體就是陰，是有形的軀殼，但這個軀殼自身是無法運動變化、沒有生機的，能夠推動身體機能運動的就是陽，而這個陽就像陽光一樣，像火一樣，是動力，是能量。有了這個能量，人體才有生機，眼睛才能看，耳朵才能聽，大腦才能思考，脾胃才能運化，飲食才能化為氣血，身體才能溫暖……明代大醫張介賓說得更好理解，「凡通體之溫者陽氣也，一生之活者陽氣也，五官五臟之神明不測者陽氣也」。說的是陽氣是人一身的溫暖之氣，沒有陽，人體就不能活命，五臟五官也就失去了作用。

中醫認為陽氣在人體中主要有三個作用：一要抵禦外邪，二要溫養全身臟腑和組織器官，三要氣化推動身體的新陳代謝。健康的人體就是陽氣在全身周流，溫暖全身，透過升降出入的運動來調節人體，使人的整體不受侵犯，亦即「正氣存內，邪不可干」。如果人體陽氣充足就不受疾病的入侵；如果人體陽氣不足或虛弱，容易生病；而如果陽氣耗盡，人就會死亡。「陽強則壽，陽衰則夭」，所以，養生必須養陽氣。

養育一個健康的寶寶就是養一個陽氣充足的寶寶。生命誕生之初，父母的心腎陽氣充足，才能保障孩子先天精氣神的正常發育。先天陽氣缺少的寶寶，嚴重的是發育遲緩，頭髮焦黃，智力障礙，某些臟器發育不全；比較多見的是容易感冒，畏寒怕冷，面色青黃晦黯，缺少活力。古人和今人都特別重視生兒育女，現代遺傳學也證明了父母的精氣是寶寶的先天之本，父母身體都很好，所生育的孩子將來身體也會比較好，免疫力也比較強，不容易得病。所以如果打算生育孩子，一定要先把夫妻雙方的身體都調養好，戒斷不良嗜好，在十月懷胎的過程中調和情志、節制欲望、舉止合規、行為良善，給孩子一個陽氣比較充足的先天環境。

中醫認為出生沒多久的寶寶臟腑嬌嫩，是形氣未充的稚陰稚陽之體，五臟六腑、筋骨皮毛都處於稚嫩的狀態，臟腑的功能也沒有發育完善，一切都在生長變化的動態過程中。等到恆齒生出來後，他們的身體才能達到「陰氣足而陽氣充」的狀態。一個小寶寶長成大人，除了需要父母提供的先天陽氣，還需要從天地自然和飲食中獲取後天陽氣，一點一點地充實滋養起來，所以小寶寶要多晒太陽，在陽光燦爛的日子裡於大自然盡情嬉戲，從太陽獲得天的陽氣；要吃長在地上的五穀雜糧、蔬菜瓜果，獲得大地的陽氣；生病了更要放慢節奏，充分休養，補充身體受損的陽氣。

一、孩子不同階段的養生及注意事項

中醫養生的一個重要原則是「春夏養陽，秋冬養陰」。兒童期就是人類的春天，是我們身體比較關鍵的時期，是為今後的體質發展奠定基礎的時期，此時就要重視養護小兒的陽氣。這一時期，孩子的機體無論是在生理、形體、病理還是在傳變、辨證治療上都有其自身的特點而與成人有所不同，年齡愈小特點愈顯著，所以我們不能簡單地把小孩子看成是成人的縮影。父母是孩子最好的醫生，小孩的飲食、穿衣、生活起居習慣、情緒狀態等全依賴父母。中醫兒科臨床注重養調結合，無論是調病症還是調體質，父母能做的都是把重點放在養護孩子的精氣神。北宋兒科名醫陳文中在其著作《小兒病源方論》提到，「養子若要無病，在乎攝養調和。吃熱，吃軟，吃少則不病。吃冷，吃硬，吃多，則生病。忍三分寒，吃七分飽，頻揉肚，少洗澡」。

在我看來，如果按照年齡劃分，兒童時期的養生大致分為三個階段：

1. **胎兒期**。這時的孩子依於母體，長於子宮，健康直接受外界和母體的影響。此階段的養生主要依賴胎教，各種養生要求都針對母親，以保證胎兒的正常發育，諸如行動穩重、食飲豐富、精神安定愉快、耳不聞惡聲、目不睹惡事、睡眠充足、節制房事等。

2. **嬰幼兒時期**。這階段孩子已離開母體，吃母乳或奶粉。身體正為稚嫩之時，形氣未充，神氣未定，易飽、易飢、易驚、易受外邪侵襲，生病則傳變迅速，易熱、易寒，同時生長發育迅速。此階段要細心照顧，全程陪伴，保證他們各種生理、心理、情感發育需求；多到大自然中適應寒溫、多見風日；家庭生活方式要合理飲食，起居有常，不妄作勞，適應孩子發育的節奏；家庭氛圍要溫暖、和諧，父母對待孩子要慈祥、安和、愉快，使嬰幼兒身心發育結實、平和，能量穩定。

3. **學齡時期**。這時期孩子身心情志已具備獨立意識，養生主要在於自身，但又需要父母的引導和關懷。此期特點是生長迅速，智力、體力大增，是精神與形體變化最顯著的時期。養生方面宣導雜食不偏、食飲有節，起居有常，要充分保證其成長發育的營養需要，避免發育遲緩、發育不良等；父母應多鼓勵和傾聽、欣賞和支持孩子，讓孩子多做戶外運動，父母帶領孩子參加力所能及的家務及對社會有益的活動，強健體魄、增長智慧，建立其和諧的自我、他人和社會的三重關係。

針對現代家庭的生活方式，小兒養生有以下八個方面，父母要和孩子一起在生活中留心，讓孩子從父母自己對待健康的行為形態、思想智慧中獲得對生命的重視和愛護。

重視生育，胎養胎教，充實先天

明代徐春甫在《古今醫統大全》提到「古人胎教、胎養之方，最為慎重，所以上古之人多壽多賢良」。根據中醫學理論，女人生育孩子的最佳年齡為「三七」至「四七」，指二十一到二十八歲，男人為「三八」至「四八」，指二十四到三十二歲，此時男人和女人體內腎陽腎陰的能量最旺盛。古代非常重視受孕時天地自然之氣和夫妻雙方的精氣神是否平順，我們在臨床中也發現這個部分非常重要，很多有先天疾患或出生缺陷的孩子都和這有關。

生養健康聰慧的孩子，首先來自父母清明的生育意識，其次是夫妻各自謹慎細膩的孕前生活，男子戒菸、戒酒、戒辛辣、不要勞累，女子戒寒涼飲食、戒七情過度。另外，懷孕後準媽媽的情志、起居、飲食等，都會影響孩子的先天體質。元代李鵬飛《三元延壽參贊書》談到妊娠期間胚胎與胎兒經脈的發展及孕婦應注意的事項，可做參考：

（妊娠）一月，足厥陰肝養血，不可縱欲，疲極筋力，冒觸邪風。

（妊娠）二月，足少陽膽合於肝，不可驚動。

（妊娠）三月，手心主右腎養精，不可縱欲悲哀，觸冒寒冷。

（妊娠）四月，手少陽三焦合腎，不可勞役。

（妊娠）五月，足太陰脾養肉，不可妄思、飢餓，觸冒卑溼。

（妊娠）六月，足陽明胃合脾，不得雜食。

（妊娠）七月，手太陰肺養皮毛，不可憂鬱、叫呼。

（妊娠）八月，手陽明太陽合肺以養氣，勿食燥物。

（妊娠）九月，足少陰腎養骨，不可懷恐、房勞。

（妊娠）十月，足太陽膀胱合腎，以太陽為諸陽主氣，使兒脈縷皆成，六腑調暢，與母分氣，神氣各全，俟時而生。

按時作息，早睡早起，養護腎陽

中醫認為最佳的睡眠時間為亥時、子時、丑時這三個時辰，也就是晚上九點到凌晨三點，這六個小時相當於一年中的冬季，冬主收藏，對生命來說就是歸根。

「歸根」是生命維持並且健康的保障，對常人來說「歸根」最主要的方式就是睡眠。對孩子來說，腎陽是孩子生長發育的根本，這個時間睡覺，陽氣回到腎中，腎陽得到補充才可以生骨長髓。

早上陽氣生發，早上五點到七點是大腸經當令的時間，此時陽氣在上化為清氣養五官五竅，在下推動臟腑運化排出濁氣，此過程為「清氣出上竅，濁陰出下竅」，肺主清氣的輸布，大腸主濁物的排出。人體要在早上五點早起活動肢體，讓陽氣推陳出新，不然清氣不升則陽氣鬱而化為虛火，導致中上焦火氣淤滯；濁氣不降則化為濁酸腐蝕肝腎，導致下焦陽氣受損。

溫暖飲食，家常便飯，遠離寒涼

現代很多家庭受西方營養學的影響喜歡吃生冷水果，加上冰箱的普及，父母吃涼食，喝冷飲，孩子也如此餵養，這些都會嚴重損害小兒稚嫩的脾胃陽氣。尤其在夏季，人體陽氣外散，胃腸反而是一片虛寒，冷飲涼食導致脾陽受損，孩子會出現腹痛、腹瀉、乏力等症狀。小兒臟氣清靈，脾胃薄弱，適合清淡的家常便飯。如果孩子經常隨父母外出就餐，甜膩厚味，辛辣鮮鹹不加節制，如此飲食導致身體無法運化，就會痰溼內生。溼為陰邪，且重著黏滯，瘀滯在脾胃和腸道中阻礙陽氣的運行，使得中焦陽鬱陽虛，陽氣不能升達和輸布，不能發揮衛外和氣化的功能，日久會產生慢性便祕、慢性咳嗽、哮喘、疳積、鼻炎、過敏等病象。

遠離空調冷風，避免夏月傷寒

《黃帝內經》提到「虛邪賊風，避之有時」、「聖人避風如避矢石」，認為風邪為百病之長。因為風邪侵犯會導致體表陽氣虛損，接著其他邪氣就可以乘虛而入，尤其是寒氣對人體的傷害最大。寒邪屬水能滅火，最傷人體陽氣。冬季外界寒風凜凜、水冰地坼，但人體毛孔收緊加上厚衣棉褲，風寒邪氣並不容易侵犯人體，而夏季陽氣外散、毛孔開泄，等同於門戶大開，這時如果一直吹電扇或待在空調房，風寒邪氣就會直接侵入人體肌膚、筋脈、骨節，如果不及時排出寒氣，更會侵犯五臟六腑，導致人體生病。孩子肌膚薄脆、衛氣不固，所以夏季吹空調對孩子的傷害尤其厲害，尤其是發燒中的孩子，出汗後吹空調，極易導致高熱驚厥和急性心肌炎。

虛弱兒童，合理運動，避免傷腎

現代人崇尚「生命在於運動」的理念，身體不適或生病時往往認為是缺乏運動所致，於是開始定時定量、持之以恆地運動。很多人抱持這樣的觀點，督促體弱的孩子跑步、爬山、游泳，殊不知很多時候因為不懂身體與運動的原理，反而傷害了體弱孩子的健康之本。

人體的氣血總量在不同情況下是相對恆定的，有自己的分配規律。按照生存的需要，氣血首先要確保臟腑器官的需求，然後才是四肢百骸。臟腑是氣血生成和儲藏的源頭，只有臟腑健康，功能相互協調，才能儲存足夠的氣血以供人體日常所用。孩子的臟腑正在生長中，他們的氣血首先要供應臟腑進行消化吸收、新陳代謝、免疫防禦、神經調節、內分泌激素調節等重要工作，過多的肢體運動會讓四肢搶奪有限的臟腑氣血。體質健康、氣血充足的孩子自然愛笑愛動、蹦蹦跳跳、爬高竄低，每天精力充沛；但氣血虛弱的孩子乏力膽怯，聲低氣弱，長時間運動後氣血宣通耗散，導致五臟六腑內部的氣血供應更加不足，夜裡就會出現生長痛、驚跳、哭叫、煩躁。臨床上脾虛瘦弱、慢性哮喘、長期尿床、慢性中耳炎、紫癜、僵直性脊椎炎、慢性腎炎的兒童，運動一定要適當、適量，以免傷及脾腎。孩子像小樹一樣，要先長樹根、樹幹，再長枝葉。父母一定要認識到這點。

放慢節奏，尊重規律，顧護神氣

老人和兒童因為精力、體力、神氣的不足，日常生活的節奏得放慢，工作、學習、娛樂、運動的時間都不能安排得太緊張。現代人的生活節奏很快，就算帶著孩子也很難慢下來，這種快節奏會導致很多孩子的陽氣提前透支，慢慢地影響著精神和生理的發育壯大。

《黃帝內經》提到「陽氣者，煩勞則張」、「陽氣者，精則養神，柔則養筋」，人體陽氣一日和一年中生、長、化、收、藏，有著特定的節奏和規律，一日之中如果不能順應陽氣的節奏，及時放鬆身心收藏休息，一方面會導致陽氣的虧虛；另一方面，陽氣太疲勞導致無力入陰收藏，會造成孩子氣血雙虛、午後潮熱、免疫力低下、入睡困難、失眠，甚至神經衰弱等。養育孩子一定要遵循天地日月之道和孩子的生理之道，為人父母不能放任自己的習慣而不尊重規律。

節制欲望，知足養正，陪伴支持

古人說「萬事勞其形，百憂擾其心，有動必有耗，所耗皆是陽」，《老子》告誡我們要少欲知足，要「不尚賢、不貴難得之貨、不見可欲」，意思是要減少我們的欲望，從而節省陽氣，不讓其過早地消亡。《素問．上古天真論》曰「是以志閑而少欲，心安而不懼，形勞而不倦，氣從以順，各從其欲，皆得所願……所以能年皆得百歲而動作不衰」。

現代社會很多方面都在刺激家長，讓家長把養育孩子，陪伴孩子長大，培養孩子心智正常發育的過程變成了滿足大人的榮耀、面子和緩解自身生存焦慮的事兒。孩子的身心發展其實需要的不多，他們本自俱足智慧和能量，但這些要慢慢發展，不能揠苗助長，重要的是父母要覺察自己望子成龍、望女成鳳的欲望，激勵自己努力實現想要的生活和想成為的人，接納、尊重孩子自己的生命節奏和規律，愛護、陪伴、支持他們在德、智、體等方面全面發展。

辨證施治，合理用藥，勿傷正氣

如今急需父母注意的一個重要問題是抗生素、激素和清火藥的濫用。抗生素性屬寒涼，口服主要損傷脾胃陽氣，會導致胃寒、納差、嘔吐、腹痛、腹瀉等症狀。而靜脈用藥直接進入血管，還會傷及心陽；激素則使人的腎陽直接外越，看似效果明顯，其實是腎陽的透支，損害到孩子的長期健康。

有些家長和醫生認為孩子是「純陽之體」，動不動就說孩子上火，不辨體質的虛實，不辨真假寒熱，經常給孩子服用清火藥、涼茶，一些兒科醫生也濫用苦寒清熱的中藥，導致大量人為的小兒陽虛體質。小兒外感病大部分是風寒引起，極少部分是熱邪傷陰證，短期清熱有效，久用必傷陽氣；而慢性病主要為陽虛證，或者陽虛為主要矛盾。所以，清代名醫陳修園提出「寧事溫補，勿事寒涼」，當代老中醫李可也說「陽虛者十之八九，陰虛者百無一二」。

當前濫用清熱藥的原因一方面是醫生的辨證不精，另一方面是用清熱藥比較「安全」，誤用清熱養陰藥產生的副作用具有隱密性，短期不會發現，長期使用就會損傷孩子的陽氣，導致小病變成大病，生命力暗弱。

二、宋代兒科名醫的養子十法

中醫能延續千年而不衰，一個很重要的原因就是中醫不單單治病，更重視養生及調護。北宋兒科名醫陳文中醫術精湛，醫德高尚，擅於調治小兒驚風、痘疹，在他的著作《小兒病源方論》中提出了「養子十法」。

宋代以前的醫家對於小兒養育方法，從不同方面提出了多種認識，但都不夠全面。陳文中在總結前人經驗的基礎上結合自己的臨床實踐，充分考慮了小兒生理、病因、病理的特點，從孩子的衣著、乳食、護理用藥等方面提出了養子十法，現在對於父母依然非常具有借鑑意義。

背要暖

孩子的衣著要適應各個季節及各種活動，既要保暖又不宜穿著過多。護理小孩子時，尤其要注意背部的保暖。人體背部為諸陽經所運行之處，許多穴位都有重要的生理功能，如肺俞穴若受風寒侵襲，就會損傷肺經，出現咳嗽、噴嚏、流鼻涕、發熱、嘔吐等感冒症狀。如果孩子玩耍時後背出汗多，一定要及時擦去汗水並更換內衣，以防受涼，引發感冒。

肚要暖

俗話說「肚無熱肚」，腹部是胃腸等消化器官所在地，胃腸的功能是腐熟水穀，消化食物。胃腸溫暖才能發揮正常的功能，若受冷則消化腐熟食物的功能受損，容易導致腸鳴、腹痛、腹瀉等疾病，也會影響孩子正常的營養吸收與生長發育。

足要暖

雙足為陽明胃經之所止，足陽明胃經從腳到頭，俗語「寒從腳下起」。一旦受寒就容易導致經絡不通，影響胃的受納腐熟功能，也會出現腹瀉、噁心、嘔吐等症狀。若長期腳涼不溫，容易導致孩子尿頻、尿床等症狀。

頭要涼

人體的頭部為六條陽經匯聚之處，所以頭面部不容易著涼，頭若過熱，容易神志昏沉，燥熱出汗。頭部是人體最容易受風的地方，因此夏季坐臥要避開風口、穿堂風和空調直吹處，秋冬與風大的春季給孩子戴的帽子要適宜、透氣，以免捂得過熱。

心胸要涼

前胸部位是人體心臟和肺臟所在區域，血液循環旺盛。中醫理論認為，心屬火，為陽中之陽，所以在暖氣房或睡覺時前胸不宜捂得太厚。

勿令見非常之物

因為孩子的臟腑嬌嫩，身體的各個器官和情志還沒有發育完善，神氣未定，容易受到外界驚嚇而引起發熱及抽搐，不要讓小兒看恐怖的電視、電影畫面，也不要被貓、狗等動物嚇到。

脾胃要暖

脾胃為後天之本，若脾胃暖，則津液通行，氣血流轉，小兒脾胃喜溫燥而惡溼寒，給小兒用藥時要多用溫性的藥物，少用寒涼的藥物。

兒啼未定，勿便飲乳

孩子哭鬧時特別容易把空氣吸入腹內，此時吃奶常會引起腹脹、嘔逆、吐奶等不適，因此最好在孩子安靜時再餵奶。

勿服輕粉、朱砂

輕粉和朱砂都是寒涼的東西，有下痰涎、鎮靜安神的作用，但其性涼，易傷人體陽氣。

一周歲之內宜少洗浴

現在生活條件好，洗澡非常方便，但是洗澡過於頻繁容易傷及陽氣，反而不利於健康。中醫認為新生兒如草木之新芽，未經寒暑，嬌嫩軟弱，容易感受風寒溼熱之氣，洗澡次數過多，頻繁的皮膚開泄，溼熱之氣趁機入內，蘊蒸臟腑，對身體內外的陽氣都有損害。另一方面，洗太多澡會把孩子皮膚表面正常分泌、用來滋潤及幫助開合皮膚毛孔的油脂洗掉，反而容易引起小兒皮膚搔癢、溼疹等問題。

以上就是北宋名醫陳文中所提出的養子十法，強調孩子體質特點為臟腑嬌嫩，病理上易見陽氣不足的症候。《小兒病源方論．養子真訣》認為小兒臟腑嬌嫩，發育尚未完善，年齡愈小則陽氣愈加相對不足。因此，應當注重調護攝養，使其元氣充盛，方能健康長養。

雖然這些觀點是一千年之前的古人提出來的，今天看來仍然非常有指導意義。我們在臨床上也常常囑咐父母留心小兒的預防保養，實際上民間很多老人家照顧小孩時依然遵循著這些良好的育兒方法，年輕的父母可多向他們請教。如果在生活中多注意的話，孩子就會少生病、身體壯，自己也會更安心、舒心。

三、跟著天地的節奏養孩子

不生病的智慧就是要懂得規律，防患於未然，傳統中醫就告訴了我們如何養生，如何防病。養育孩子更是要尊重規律，如果每一天的生活都按照這個小生命的發育節奏和天地陰陽四時的規律來進行，就可以預防和減少疾病，生病後也知道如何更快康復。孩子的疾病預防大於治療，預防得好，孩子就少生病，家長就少煩惱。都說「好媽媽勝過好醫生」，爸爸媽媽是保障孩子身心健康的支撐系統，醫生是協助調治孩子生病狀態的支持系統，平時用心呵護、陪伴孩子，可以減少孩子得病的概率，父母的養育和醫生的調養互相配合才能讓孩子少受罪，家長少擔心。

我自己從《黃帝內經》中找到了養生規律，我常和家人朋友說「不讀《黃帝內經》就不知道健康之道在哪兒，不讀《黃帝內經》就不知道生為中國人有多幸福」。

不久前，我為一位七十九歲患肺癌的老人家艾灸，他說：「哎，我買了《黃帝內經》放在家裡好多年了，我咋沒有好好看呢？我還有《四書五經》，也沒有翻，我真是後悔呀！」我跟他說：「現在也不晚，古人說朝聞道夕死可矣，與其讓最後的生命在恐懼不安中度過，不如把自己的身心交付給學習，交付給實踐古代聖賢的智慧之道。」老人家欣然，說回家就看。

《黃帝內經．上古天真論》說「上古之人，其知道者，法於陰陽，和於術數，食飲有節，起居有常，不妄作勞，故能形與神俱，而盡終其天年，度百歲乃去」，意思是上古懂得養生之道的人，能夠取法於天地陰陽變化之理而加以適應，調和養生，使之達到正確的標準。飲食有所節制，作息有一定的規律，不使身心過度操勞，所以能夠形神都旺盛地活到天賦的自然年齡，平安到百年。

《黃帝內經》提到「陰陽者，天地之道也，萬物之綱紀，變化之父母，生殺之本始，神明之府也，治病必求於本」，意指人是天地的孩子，順應天地陰陽變化是人生命的根本，陰陽變化就是天地之道。人如果想要生命健康長久，首先就要懂得順應天地之道，也就是陰陽變化之道。

《素問．四氣調神大論》就是聖人指導我們跟隨天地四季寒、熱、溫、涼四氣的變化節奏來改變自己的生活起居、身心行為，從而達到與大自然和諧共振的養生之道。文章中還說「陰陽四時者，萬物之終始也，死生之本也。逆之則災害生，從之則苛疾不起」，我們想讓自己和孩子健康平安，就要帶著孩子在生活中跟隨大自然的節奏，調整飲食起居和情志，預防疾病，遠離疾患。讓我們唸誦以下這些帶著祖先愛的叮囑和養生智慧的文字吧！

春三月，此謂發陳，天地俱生，萬物以榮。夜臥早起，廣步於庭，被發緩形，以使志生，生而勿殺，予而勿奪，賞而勿罰，此春氣之應，養生之道也。逆則傷肝，夏維寒變，奉長者少。

春季的三個月，是陽長陰消的開始，是推陳出新，生命萌發的時令。天地自然，都富有生氣，萬物顯得欣欣向榮。此時，人們應該入夜即睡，早些起床，披散開頭髮，解開衣帶，使形體舒緩，放寬步子，在庭院中漫步，使精神愉快，胸懷開暢，保持萬物的生機。不要濫行殺伐，多施與，少斂奪，多獎勵，少懲罰，這是適應春季的時令，保養生發之氣的方法。如果違逆了春生之氣，便會損傷肝臟，使提供給夏長之氣的條件不足，到夏季就會發生寒性病變。

夏三月，此謂蕃秀，天地氣交，萬物華實，夜臥早起，無厭於日，使志無怒，使華英成秀，使氣得泄，若所愛在外，此夏氣之應，養長之道也。逆之則傷心，秋為痎瘧，奉收者少，冬至重病。

夏天是陽長陰消的時期，是自然界萬物繁茂秀美的時令。此時，天氣下降，地氣上騰，天地之氣相交，植物開花結實，長勢旺盛，人們應該在夜晚睡眠，早早起身，不要厭惡長日，情志應保持愉快，切勿發怒，要使精神之英華適應夏氣以成其秀美，使氣機宣暢，通泄自如，精神外向，對外界事物有濃厚的興趣。這是適應夏季的氣候，保護長養之氣的方法。如果違逆了夏長之氣，就會損傷心臟，使提供給秋收之氣的條件不足，到秋天容易發生瘧疾，冬天再次發生疾病。

秋三月，此謂容平，天氣以急，地氣以明。早臥早起，與雞俱興，使志安寧，以緩秋刑；收斂神氣，使秋氣平；無外其志，使肺氣清。此秋氣之應，養收之道也。逆之則傷肺，冬為飧泄，奉藏者少。

秋天是陰長陽消的時候，所以要以養陰為主。秋季的三個月，自然景象因萬物成熟而平定收斂。此時，天高風急，地氣清肅，人應早睡早起，和雞的活動時間相仿，以保持神志的安寧，減緩秋季肅殺之氣對人體的影響；收斂神氣，以適應秋季容平的特徵，不使神思外馳，以保持肺氣的清肅功能，這就是適應秋天的特點而保養人體收斂之氣的方法。若違逆了秋收之氣，就會傷及肺臟，使提供給冬藏之氣的條件不足，冬天就要發生飧泄病（完穀不化型腹瀉），降低了適應冬天的能力。

冬三月，此謂閉藏。水冰地坼，無擾乎陽，早臥晚起，必待日光，使志若伏若匿，若有私意，若已有得，去寒就溫，無泄皮膚，使氣亟奪，此冬氣之應，養藏之道也。逆之則傷腎，春為痿厥，奉生者少。

冬天的三個月，是生機潛伏，萬物蟄藏的時令。當此時節，水寒成冰，大地開裂，人應該早睡晚起，待到日光照耀時起床才好，不要輕易地擾動陽氣，妄事操勞，要使神志深藏於內，安靜自若，好像個人的隱密，嚴守而不外泄，又像得到了渴望得到的東西，把它密藏起來一樣；要躲避寒冷，求取溫暖，不要使皮膚開泄而令陽氣不斷地損失，這是適應冬季的氣候而保養人體閉藏機能的方法。違逆了冬令的閉藏之氣，就要損傷腎臟，使提供給春生之氣的條件不足，春天就會發生痿厥的疾病，從而降低了適應春天的能力。

古代人生活得很自然，他們還把一年四季的變化細分成七十二候，每五天為「一候」，每三候十五天為「一氣」，一年有二十四節氣。在過去的農耕時代，人們按照節氣來指導農業生產，什麼時節播種，什麼時節花開，什麼時節結果，一切都清清楚楚。人的生活也是圍繞著大自然的節奏展開，人吃的食物是完全在大自然的規律中長成的，人的生活起居也是適應自然之道的，張弛有度，不緊不慢。這個節奏很重要，節奏就是「氣」，二十四節氣反映的是地球跟著太陽走的規律，人活在地球上，就要跟著這個規律走，才能從天地中吸收能量補養人體之氣。

孩子就像春天的小苗，養育他們就要符合春天的養生之道。春天養肝氣，多鼓勵、多溫暖，讓他們和春天的萬物一起生發，讓他們的身、心、靈在這個時候充分發展，欣欣向榮。

夏天讓孩子們遠離空調和霜淇淋，多做戶外運動，順應夏長之氣，多養心，讓心情愉悅，心臟充滿能量，心神發育清明健康。

秋天要讓孩子養肺氣，收攝心氣和心神，把能量收起來。臨床上很多肺氣不足的小朋友出去玩總是不想回家，睡覺前還想玩，折騰得沒勁了還要聲音低低地哭泣，這就是收斂之氣不足，心神的能量無法收攝。家長要合理安排孩子每日的飲食、生活作息，在秋季更要好好地陪伴孩子，借天地之收氣旺盛的時機來補養孩子的肺氣。

冬天要躲避大自然的冰冷寒氣，閉藏涵養精氣神，養精蓄銳。冬天要和孩子一起養腎，小兒腎臟常虛，腎臟主骨，主髓；腎臟還主生長、生殖、發育，所以好好度過冬天對小孩子非常重要。臨床上很多春夏總是生病的孩子，都是上一年冬天沒有養藏好。

四、小兒的生理和病理特點

小兒具有臟腑嬌嫩、形氣未充的生理特點。它指的是兒童時期機體各器官的形態和生理功能還處於正在發育的過程中，五臟六腑的形和氣都相對不足，尤其以脾、肺、腎三臟更為突出；脾胃功能還不健全，運化水穀，營養四肢百骸、筋肉骨骼、精血津液等的能力也相應不足。肺、脾對氣的生成、運行都具有十分重要的作用。臟腑嬌嫩、功能尚未成熟，決定了兒童形體結構與氣血均未充足。歷代醫家就將小兒的這種特點概括為臟腑嬌嫩、形氣未充。

在《溫病條辨．解兒難》一書中則將兒童時期的機體柔嫩、氣血不足、脾胃薄弱、腎氣未充、腠理疏鬆、神氣怯弱、筋骨未堅等特點稱為「稚陰、稚陽」，且指出，兒童成長發育的過程是——陰長而陽充，陰陽是互根、相生的，而兒童時期的臟腑嬌嫩、形氣未充，正是由於「稚陽未充，稚陰未長」。

小兒生理上的另一個特點是生機蓬勃、發育迅速。由於小兒臟腑嬌嫩，形氣未充，所以他們在生長發育過程中，從體格、智力以及臟腑功能，均不斷向完善、成熟的方面發展。年齡愈小，臟腑愈嬌嫩，生長發育的潛能愈大，生長發育愈迅速（古代醫家把小兒這種發育迅速的生理現象稱為「純陽」）。生機旺盛，蓬勃發展，如旭日初生，草木方萌，蒸蒸日上，欣欣向榮。

小兒在病理上有以下兩個特點：一是發病容易，傳變迅速。由於小兒生理上內臟精氣不足，形氣未充，對疾病的抵抗力較差，加上寒暖不能自調，乳食不能自節，一旦照顧不周全，在外容易受到過度的風寒、溼熱等邪氣的入侵，在內容易被飲食和情緒所傷。其中外邪致病、脾肺受侵最為多見。肺脾為氣的生成之源，肺主氣，司呼吸，外主皮毛，也對衛氣的運行有舉足輕重的作用，而衛氣主要是固護肌表，小兒形氣未充，衛外功能不牢固，外邪容易由表而入，侵襲肺系，會導致傷風、感冒、咳嗽、肺炎、氣管炎、百日咳等相關肺的病症。另一方面，孩子臟腑嬌嫩，尤其是腸胃薄弱，脾胃功能尚未健全，運化水穀、輸布精微、化生氣血的能力弱。而孩子生長發育所需的水穀精氣，卻比成人更為迫切，所以小兒容易多吃，常被飲食所傷，出現積滯、嘔吐、面黃、消瘦、不思飲食，甚至造成疳積或佝僂病。同樣由於小兒臟腑嬌嫩，感受病邪後邪氣重鬱而壯熱，容易出現高熱驚風等症狀，小兒神氣不足則病邪容易深入，邪氣內陷心包則會出現高熱驚搐、昏迷、角弓反張等症狀。

小孩子不僅容易發病，而且生病之後變化迅速。具體講就是「臟腑柔弱，易虛易實，易寒易熱」。小兒寒熱虛實的變化，比成人更為迅速。「易虛易實」是指小兒一旦患病，則邪氣易實而正氣易虛，虛實易變。實證往往可以迅速轉化為虛證，或者出現虛實並見、錯綜複雜的症候。比如孩子外感風寒，如果治療和護理不當，可能很快轉換為肺炎咳喘，出現咳嗽、氣急、鼻扇、涕淚俱無等肺氣閉塞之象。如果不及時宣肺氣，則又可能迅速出現正虛邪陷、心陽不振、氣滯血瘀、虛中有實的症候。

又如嬰幼兒泄瀉，本來屬於外感病邪或內傷乳食的實證，但常易迅速出現液脫傷陰甚或陽竭陽脫的危候。「易寒易熱」是說在疾病的過程中，由於「稚陰未長」，所以容易出現陰傷陽亢，表現為熱的症候；又由於「稚陽未充」，機體脆弱，也容易出現陽虛衰脫的一面，表現為四肢逆冷的陰寒之證。

第二個病理特點是臟氣清靈，易趨康復。小兒生病傳變迅速，有病情易轉惡化的一面，但也有易趨康復的一面。小兒生機蓬勃，經絡系統和五臟六腑都乾淨、清透，所以他們的身體免疫系統對疾病反應敏捷，且孩子思想單純，如果沒有受到大的驚嚇，他們的病情也不會受到思慮和情緒的過多影響。因此，孩子在患病後，經過及時恰當的治療及護理，病情好轉比成人更快，容易恢復健康。即使出現危重症狀，只要以分秒必爭、全力以赴的精神，積極進行各種綜合措施的搶救，治療效果也常常是比較好的。

五、孩子生病的幾個主要原因

小時候我戴過一個銀鎖，上面刻著「長命百歲」，這是家人對我的期望，也是周圍眾多親朋好友的期望。但隨著年歲漸長，自己生過很多次病，看到很多生、老、病、死後，我發現「長命百歲」是祝福也是奢望。

人，生於天地之間，在四季流轉中奔波成長，疾病就像伴隨我們的影子，我們不能忽視，也不必過度恐懼。學習並了解疾病的成因，可以讓我們在生活和生病中找到平衡。

《靈樞經》說「夫百病之所始生者，必起於燥溼、寒暑、風雨、陰陽、喜怒、飲食、居處，氣合而有形，得臟而有名」，意思是人體的疾病是在外界風寒暑溼之氣的入侵和內在過度飲食和喜怒之氣的影響下產生的，這種或生於內或感於外的邪氣和人體正氣相會合就會發生鬥爭，從而出現各種症狀，所以中醫說「百病從氣生」。小兒形氣未充，臟腑嬌嫩，更易受到病邪之氣的侵入，了解生病原因對治療和保健都非常重要。

孩子生病往往有幾個主要原因：

一是先天稟賦不足。也就是在受精、成胎、化生的過程中天地陰陽氣化的能量和父母精血物質給予的不夠。中醫認為生命的誕生和發展變化是基於氣血的運動和變化。古人認為在外界氣候條件惡劣的情況下，受胎之氣往往不足，父母的精氣精血供給不足也會導致稟受不足。我們臨床調理先天腦癱、發育遲緩、先天耳聾、目盲，都是這種先天稟受不足的情況。《道德經》提到「天之道，損有餘而補不足」，對於先天臟腑虛弱的孩子來說，大自然有免費的陽光，有充足的氧氣可以給他們補充能量，讓他們慢慢強壯起來。另外中醫的湯藥、針刺和艾灸在疏通經絡，培補氣血，增強氣化，幫助人體重建陰陽平衡上往往可以起到很好的輔助作用。

二是受到外界風、寒、暑、溼、燥、火六氣的影響。小兒肌膚柔嫩，衛外之氣不固，對過度的寒冷、炎熱、潮溼、乾燥、環境污染等致病因素入侵的抵禦能力不足。人的身體時刻在同外界環境進行物質、能量的交換，一年四季中春氣溫和，夏氣暑熱，秋氣清涼，冬氣冰冽，這本來是正常的，但如果不知道保護陽氣，不知道避開過度的風寒溼熱，就會令機體生病。《黃帝內經》說「春傷於風，夏必飧泄；夏傷於暑，秋必病瘧；秋傷於溼，冬生咳嗽」，人要在大自然中和諧地生活，冷了就穿衣，熱了就減衣，夏天多出汗，不過度貪涼，冬天適度保暖不洩露皮膚……人要學會尊重自然規律，而不是總想與環境挑戰、抗爭。

孩子在一天天地成長，寒暖不能自調，所以他們的穿衣需要父母加倍地呵護，外出、居家應注意寒暖的調攝，不要過度和極端。孩子們也在潛移默化中學習父母的生活習慣，所以父母的健康意識和行為對孩子影響很大，不可不謹慎。

冬天的地暖和夏天的空調是現代家庭讓孩子容易得外感病的兩個原因，這些設備可以使用，但要照顧好孩子的陽氣。夏天陽氣在體表，正常體質的孩子並不會特別怕熱，但要避免長時間在高溫的陽光下玩耍，在戶外玩耍後如果馬上進入開著冷氣的車內和房間，會導致孩子的肺氣受寒邪所傷。冬天的地暖溫度過高會讓孩子的陽氣無法潛藏在腎中，腎陽虛損會影響孩子身高和腦髓的生長發育。所以要盡量調整室內的溫度和環境，順應自然，順應天道。

三是內傷於飲食。孩子臟腑嬌嫩，消化乳食的能力有限，乳食稍有不注意，或者冷暖不合適，就容易損傷脾胃。六個月至五歲的孩子要吃單獨的兒童餐，因為他們的脾胃腸道系統還在發育完善中，他們的飲食要用心製作，合理搭配，以適合他們各個時期身心發育的需求。孩子要吃溫熱的，軟的，好消化的飲食。臨床上很多吃出病來的孩子，家庭中父母對孩子健康、飲食規則的意識淡薄，任情恣性，對冰的、油膩的、辛辣的食物不加節制，導致孩子發生高燒、嘔吐、腹瀉、腹痛、便祕、鼻炎、哮喘、高熱驚厥等病症。

四是喜、怒、思、悲、恐五情志的影響。中醫認為五臟藏著五種情志，五種情志是人體對外界環境的生理反應，一般情況下是不會直接讓人生病的。但是，如果情志活動劇烈、過度，超越人體能夠承受的限度，並持久不能平靜，那就必然影響臟腑氣血功能，導致全身氣血紊亂。孩子的情志活動是〇到五歲這個階段和父母以及周圍的人、事、物的關係上逐漸發展起來的，從嬰兒身上我們可以看到，孩子感受到恐懼會發抖、號叫、啼哭，感受到與媽媽的分離和被忽略會痛苦、傷心、憤怒，感受到飢餓、疼痛會害怕、絕望……因為必須依賴父母才能生存，所以兒童的內在情志發育和家長有著非常大的關係。

我們常常看到兩類家長，一類是支援孩子的情緒情感發展和表達。他們自己內在成熟穩定，無論是對自己還是孩子，經歷細微的情緒都可以敏銳地覺察到，哪怕這些情緒還沒有發展和激化。他們能夠幫助自己和孩子看到各自的需求，傾聽、接納、包容那些被稱為負面情緒的能量，這樣的父母養育的孩子會有一個幸福快樂的正常童年，他們內在愛的箱子被父母裝得滿滿的，能夠發展出與自己、他人和社會正常的關係。他們的身心同樣會和諧發展，不會患心理疾病。

另一類家長無法感知自己和孩子內心不太明顯的情緒，並把負面情緒視為禁忌，一廂情願地渴望孩子能夠永遠開朗和幸福，一旦孩子的負面情緒持續過長就無法容忍，甚至懲罰、責罵、毆打孩子。當身心需求不被感知、回應、接納，孩子的情緒就會持續很長時間，家長對待情緒的態度將讓孩子產生挫敗感，不再向家長訴說所感受到的憤怒、絕望和害怕。孩子會把這些痛苦和恐懼默默裝進自己小小的心裡，認為沒有人喜歡自己、愛自己或認可自己、支持自己，身心能量就容易淤滯，身體的五臟發育也會受到影響。孩子的情志健康不容忽視。

當然，孩子可能還有跌撞磕碰、貓狗咬傷、高溫燙傷、傳染病、寄生蟲等與情志和氣候無關的外部傷害，中醫和傳統文化都提倡趨吉避禍，是讓我們時時帶著愛護生命、健康、平安的覺知來過每一天的生活，遠離內外一切不正之氣對身心的傷害。如果父母能夠在覺知的狀態下養護孩子，孩子的內外環境就會更安全，意外事件就會減少，傷害也會減少。

中醫認為「正氣內存，邪不可干」，人體有著強大的自癒力，絕大部分的疾病最終都是可以自癒的。普通的感冒，身體強壯的人好好休養，不用治療，七天就會自癒。中醫主要是在幫助病人找到病因，指點他擺脫疾病的困擾，幫助他提高自身的氣血能量，修補受損的臟器，縮短病程，減少身體的能量損耗，從而幫助患者自癒，達到身體康復的目的。孩子是初生的生命體，「水在源頭自然清」，身體經絡和能量比較清澈而通透，自癒力非常旺盛，病因也相對比較單純，只要找對了醫生和治療方法，痊癒同樣相當快速。

六、透過中醫望診了解小兒體質

望診

望診是指透過觀察孩子的形體、面色、精神以及排泄物的形狀、顏色、量的變化等各方面來診斷疾病的方法。歷代兒科醫家把望診列為診斷之首，認為「小兒病生於內，必形於外」，因為小孩子肌膚嬌嫩，臟腑清透，易寒易熱，發病後會比成人更明顯地從各個方面表現出來。

望精神

孩子精神活動的變化可以直接反映出是否生病以及病情的輕重、病位的深淺。如果孩子面色紅潤，目光明亮而有神，神色清明，精神飽滿、活潑，反應靈敏，說明他先天稟賦好，容易養育，即使有病也較易調治。反之，如果孩子面色表現為枯白或浮腫或黃黑，雙目乏力無神，反應遲鈍，精神不振，不愛活動，容易疲乏，耳薄髮疏，則說明先天稟受不足，容易多病，養育要更加細心。

望形體

孩子肌肉結實，骨骼勻稱，四肢有力，靈活而敦實，皮膚、毛髮富有光澤，是先天和後天都充足的表現。如果孩子囟門難閉合，長牙遲，說話遲，走路遲，頸項軟而無力，頭髮黃且打縷，皮膚乾燥，神態呆滯，是屬於先天氣血虧損的表現。如果孩子頭大頸細，面黃肌瘦，腹部膨大，頭髮稀黃打縷，額上青筋多現，厭食少食，肋骨外翻，雞胸曲背，齒齦唇舌淡白，手心熱，則屬於後天氣血虧虛的表現。

望面色

中醫學認為，人體的面部是五臟之氣的呈現，小兒面部五臟分佈區能明顯反映出其五臟的狀況。

兩眉之間反映心臟疾病，鼻頭反映脾臟疾病，鼻尖兩旁的鼻翼反映胃腑疾病，左頰部反映肝臟疾病，右頰部反映腎臟疾病。

孩子面色紅潤而富有光澤是健康的表現。面部紅赤多為熱證，左頰紅赤，主肝經有熱；右頰紅赤，主肺熱痰盛，如小兒高熱可見面部紅赤，午後兩顴潮紅多數屬於陰虛內熱；面色蒼白多為風寒侵襲體表，如小兒風寒感冒初期；面色白而虛胖是氣虛；面色白而乾枯為血虛，如小兒疳積；小兒面部及周身都發黃，屬於黃疸；傷積食則鼻頭及口唇萎黃無光澤；若面色青紫多為患有驚風。

望眼

古語說「人之有目，猶天之有日」，人的五臟六腑神氣顯現於目，所以望眼可以診病。小兒黑睛圓大，靈活有神，啼哭有淚，是健康之象。如果目無光彩，白睛多而黑睛少則是肝腎不足；睡時眼睛半睜屬於脾胃虛寒；眼淚汪汪，面色白而眼睛發紅可能是患麻疹的先兆；目瞪呆視、直視或斜視是驚風將要發作的症狀；眼瞼浮腫，是脾虛，水溼上泛；眼眶內陷，啼哭無淚，多見於腹瀉脫水或氣血兩虧。

望舌

中醫認為「舌為心之苗」，「心開竅於舌」。舌根屬腎，舌左屬肝，舌右屬肺，舌中屬脾胃，舌尖屬心。正常小兒舌質淡紅而潤，柔軟靈活，舌苔薄白均勻，乾溼適中。若舌尖紅屬於心火旺盛；舌色深紅為內臟有熱；舌紅起芒刺為熱傷津液，多見於小兒高熱日久不退；若舌苔黃厚為溼熱，黃厚而粗糙為溼熱嚴重。

望指紋

望指紋主要是透過觀察三歲以下小兒食指橈側緣（顏色、深淺、搏動等）的變化來辨別疾病的病因、性質和推測預後的方法。食指橈側是手太陰肺經的分支之一，和把脈的「寸口」一樣，可以診查外感疾病或內傷疾病的寒、熱、虛、實。

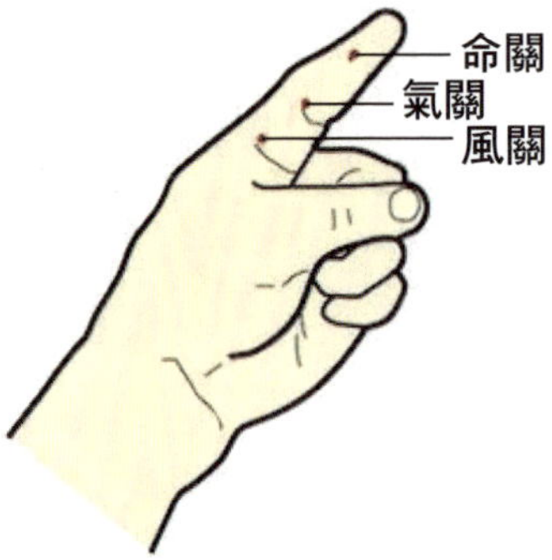

中醫將小兒食指橈側前緣按節分為三關，第一節為「風關」，中節為「氣關」，末節為「命關」。

觀察時用左手拇指、食指握捏住小兒食指末端（左手），再用右手拇指在小兒食指橈側前緣從指尖向指根推擦幾次，用力要適中，指紋即可顯現。

正常的指紋是紅黃相間，隱隱不顯。若指紋出現紫色為熱，鮮紅為感受寒邪，淡紅為虛寒，淡青為虛風，淡紫為虛熱。黃主脾病，白主肺病，黑主腎病。顯露於外者為邪在表，易治易癒，深陷者為病邪入裡，病多難治，預後不好。

兒科醫家望指紋有一句口訣，「紫熱紅傷寒，青驚白是疳，黑紋因中惡，黃色困脾端」。一般紋色出現在風關的病較輕，透過氣關病稍重，過命關則病嚴重。

望排泄物

望排泄物是觀察孩子的痰涎、嘔吐物、大便、尿液等分泌物和排泄物的顏色、形狀、量的變化來診查疾病。如果嘔吐物清稀、無臭味，是體虛有寒；嘔吐物穢濁、有酸臭味是胃內有熱；嘔吐奶瓣或不消化食物、味酸腐，可能為積食。

如果孩子小便清長、量多及夜尿多，屬寒證；小便短少黃赤，多屬熱證；小便渾濁不清，多屬溼熱。

如果孩子大便清稀，食穀不化，屬消化不良；如果大便味餿臭，是傷食；大便色黃、糜爛，有惡臭味，屬脾虛溼熱；若大便乾如羊糞，屬腸胃實熱。

聞診

聞診包括兩個方面，即透過聽孩子發出的異常聲音和嗅孩子發出的異常氣味來診斷疾病。以孩子的哭聲、呼吸、喘息、咳嗽、嘔吐、口氣及分泌物的氣味等做為聞診的診斷依據。

聽聲音

哭聲響亮，語音和諧，咳聲清脆，呼吸均勻，無特殊聲音屬於正常。反之，哭聲尖銳而高昂，多有疼痛；哭聲嘶啞，呼吸不暢，多是咽喉疼痛；哭而無淚，多屬病重；語聲低微多屬虛證、寒證；胡言亂語、神志不清，煩躁不寧，多為實證、熱證。

聽咳嗽聲

咳嗽以咳聲流暢、痰易咳出為病輕；咳聲輕脆且流清涕，為外感風寒；咳聲重濁且痰黃，為外感風熱；乾咳無痰而聲音響亮，多屬肺燥；咳聲重濁，連續不斷並有回聲者，屬於脾胃內傷、痰溼瘀滯；咳聲嘶啞，空空作聲，多見於喉炎及喘症。

嗅氣味

主要是指嗅患兒口氣、分泌物和排泄物氣味的異常變化。如果孩子口氣臭穢難聞，屬胃內有熱，口氣酸臭為食積，濁氣滯於中上焦；口氣腥臭，咳吐濁痰夾血，則為熱壅於肺；大便酸臭為腸中有積熱；小便短赤，氣味腥臊，多屬膀胱溼熱；小便清長不臭，常見脾腎虛寒。

觸診

觸診是指在孩子體表的某些部位如脊柱、肚臍周圍等進行觸摸按壓以診斷疾病。

觸頭囟

小兒有前後兩個囟門，後囟門在出生後兩個月左右閉合，前囟門則在出生後一歲到一歲半閉合，前後囟門閉合充實的孩子才算健康。若觸摸到孩子囟門凹陷，多為先天發育不良或大瀉脫水；囟門高凸，伴有高熱嘔吐，為肝風內動之證；囟門寬大，不能按期閉合，頭縫開解，屬於先天虧損。

觸皮膚

孩子皮膚冷汗多，為陽虛；皮膚熱而無汗，為氣滯熱鬱；手足心灼熱，多是陰虛內熱；皮膚按下有凹陷，屬於水腫；皮膚鬆弛，沒有彈性，多見吐瀉失水；皮膚乾燥起鱗，是津液大傷。

觸四肢

孩子長期四肢冰涼，屬脾陽虛；四肢攣急抽動，是驚風；一側或雙側肢體癱軟，不能活動，可能為小兒麻痺症；關節不能屈伸，屬於外傷後遺症或關節畸形。

觸胸背

孩子肋間隙增寬，為氣胸或肺氣腫；胸骨高凸為「雞胸」，屬營養不良或佝僂病；脊柱高凸，按上去不痛是「龜背」，屬於先天發育不良或後天營養不良；右脅肋下按之有痞塊，明顯增大，可能是肝腫大。

觸腹部

孩子上下腹部柔軟，溫暖，按上去不脹不痛，屬於正常。如果腹痛喜暖喜按，是虛痛、寒痛；腹痛拒按，屬於實痛；按之有條索狀包塊，按揉後疼痛減輕，多屬於蛔蟲證；按上去鼓脹，屬於腹脹；腹部青筋顯露，多見於疳積或者營養不良。

小兒吐奶，灸中庭一壯。

——宋．王執中《針灸資生經》

第三章

小兒艾灸在家庭中的應用

一、小兒艾灸保健的特點

艾灸療法不僅可以用於小兒疾病的治療，同時也是最安全有效的保健養生法。宋代醫家竇材在《扁鵲心書》提到「保命之法，灼艾第一，丹藥第二，附子第三」，強調了灸法是扶陽保健的第一要法。

二〇〇九年到二〇一四年，我們用艾灸調理了很多嬰幼兒腹瀉、腹痛、發燒、嘔吐等急性病症和鼻炎、溼疹、哮喘、疳積等慢性病症，積累了大量案例。

調理得效最快的是嬰兒發燒，年齡最小的是一個出生八天就發燒的小嬰兒。他出生在北京的盛夏八月，天氣悶熱，家裡人給孩子吹空調，導致孩子受了風寒。孩子爸爸曾經在東四藥店上班，知道艾灸的作用和好處，請我過去為孩子調理。

當時孩子高燒並有輕微抽搐，精神煩躁，我選擇了兩個穴位，灸完第一個穴位十分鐘後孩子的腋下出汗，熱度下降，灸完第二個穴位孩子的頭頸和手腳都微微出汗，神情安寧，呼吸清徐，安然入睡。我為孩子媽媽講了養護孩子的知識，又教爸爸給孩子施灸的方法。第二天爸爸又幫孩子灸了一次就完全好了。

另一個六個月大的小嬰兒腹瀉了兩周，醫生讓吃了金雙歧和媽咪愛等好幾種藥，仍然一日腹瀉七八次，後來家長找到了京城兒科名醫宋祚民，宋老給孩子開了一盒艾條，教媽媽回家給孩子一日灸兩次，媽媽因為對艾灸不熟悉，找到我給孩子施灸。當時孩子面色青白、目眶下陷、精神疲乏、時睡時醒、哭啼無力，灸了六次就全好了，活潑靈動。

嬰幼兒發燒、腹瀉的病症用艾灸調理特別有效，另外，現代醫學說的手足口綜合症在中醫古籍《醫宗金鑒》中就有記載，叫口蹄疫。中醫理論認為，此病病因是外感溼熱疫毒，我認為還有患兒自身的脾虛內熱，正氣不足。我們在臨床中施灸三到五次孩子就會康復，愈小的孩子效果愈快。類似的還有水痘、猩紅熱和皰疹性咽峽炎這類具有傳染性的疾病，施灸三到五次，孩子就能安然度過。

那麼，小兒艾灸做為效率極佳的中醫兒科保健、防病、治病的外治法子，具有哪些特點呢？我總結了以下幾點：

歷史悠久，體系完善

小兒艾灸源於古代，唐宋時期就是兒科醫生的主要治療手段，所涉及的治療範圍已經達到兒科的四十多種常見病症，在唐、宋、元、明、清及現代的大量灸法專著中都有記載。

安全無害，純綠色

艾灸被從古至今，從中國到國外的醫家、養生家所使用，採自大自然的藥物艾葉就能幫助人體補元陽、通經絡，兩千多年的使用證實了它的安全無毒。

使用方便，效果明顯

艾葉全中國各地均有分佈，採集、乾燥、儲存、製備也比較容易。晉代醫生陳延之說過，針刺需要醫生操作，艾灸老百姓就能使用。另外，艾灸做為中醫外治法最主要的手段之一，被醫家使用了幾千年，正是因為它治病保健的效果好，其他方法無法替代。李時珍在《本草綱目》中說「艾葉取太陽真火，可以回垂絕元陽。服之則走三陰，而逐一切寒溼，轉肅殺之氣為融合。灸之則透諸經，而治百種病邪，起沉屙之人為康泰，其功亦大矣」。

溫暖舒適，易於接受

艾灸透過溫通經絡、補充陽氣來治療和保健。古代給小兒施灸，多採用把艾絨搓成麥粒或者雀屎大小，直接放置在穴位上的直接灸法。會有一些痛苦，後來也會用隔鹽灸、隔薑灸，現代為孩子灸治主要使用艾條懸灸。艾條懸灸是用點燃的艾條對準穴位，離開皮膚兩到三公分的距離施灸，操作非常安全，溫度適宜，沒有痛苦，孩子感到舒適，所以很容易接受。

增強免疫力，預防疾病

艾灸可以補充人體的陽氣，陽氣包括保護身體不受外界風寒溼熱入侵的衛氣，所以給孩子艾灸可以提高他們身體的免疫力，預防外感疾病；同時艾灸可以宣通氣血，提高臟腑的新陳代謝功能，促消化，補氣血，增強脾腎的功能。

縮短病程，減少用藥

孩子的體質柔弱、臟腑嬌嫩、形氣未充，感染疾病後容易正氣虛、邪氣實，傳變迅速，及時給予辨證施灸能快速補充孩子身體的正氣，控制症狀，驅走病邪。艾灸對於寒熱虛實都可以調理，治療過程中不需要再用藥物，一般感冒發燒、腹瀉，用艾灸治療一兩次就可以退燒、止瀉。

促進消化吸收，改善胃腸功能

艾灸可以溫補五臟六腑的陽氣，幫助人體脾胃和腸道良好運化食物，吸收能量，排出糟粕。脾胃是人體化生氣血的場所，腸道是吸收營養和排出糟粕的場所。小兒脾胃、腸道系統還處於生長發育的過程中，容易積食、傷食。每次生病，身體的陽氣都會受到損耗，這種情況下孩子的消化吸收也會更弱一些。艾灸調理的過程中，孩子的脾胃、腸道系統會得到陽氣的支持，能更有效率地完成身體的消化吸收工作。

《養生一言草》提到「小兒每月灸身柱、天樞，可保無病」，身柱穴是小兒百病灸點，可以通陽理氣；天樞穴屬於足陽明胃經，是手陽明大腸經募穴。生病後容易腹脹、嘔吐、腹痛、食欲不佳的孩子，家長可以每月給孩子灸身柱、天樞，促進消化吸收，改善其虛弱的胃腸功能。

養精全神，健腦益智

艾灸可以溫通經絡，溫補元陽，對於正處於蓬勃生長變化中的孩子，經常施灸，可以幫助身體平衡五臟陰陽，益智健腦。《黃帝內經》說「陰平陽祕，精神乃治」、「陽氣者，精則養神，柔則養筋」、「心主神明，魂魄意志，皆為其統」。

二、艾灸的功效

古人認為艾灸可以補元陽，通經絡，無論治療疾病還是保健強身都效果顯著。現代醫學研究認為艾葉燃燒產生的近紅外線和冬日的陽光最接近，可以補充人體的陽氣，使虛弱受損的人體強壯起來。艾灸的具體功效有以下幾點：

溫經散寒，溫補氣血

氣血是維護人體正常生命活動的根本物質。生命的健康和延續，需要有充足的氣血和良好的氣血循環。氣和血是人體最精微的物質，它們時時刻刻濡養著人體的五臟六腑、經絡、血脈、筋骨、皮肉。氣行則血行，氣止則血止，如果氣血虧虛，人體內的新陳代謝和內外迴圈就會減弱，自然界的風、溼、寒、熱就容易侵犯人體，影響氣血的迴圈，變生百病。氣血的運行有遇溫則散、遇寒則凝的特點。因此，凡是氣血凝澀，沒有熱象的疾病，都可用溫經絡、散寒氣、補氣血的艾灸來治療。

溫行氣血，暢通經絡

經絡分布於人體各個部，內連臟腑，外布體表肌肉、骨骼等組織。正常的機體，氣血在經絡中周流不息，循序運行。如果由於風、寒、暑、溼、燥、火等外因的侵襲，人體或局部氣血凝滯，經絡受阻，就會出現腫脹疼痛等症狀和一系列功能障凝。此時，灸治一定的穴位，可以起到調和氣血、疏通經絡、平衡機能的作用，臨床上可用於腹痛、胃痛、凍瘡、凍傷、尿閉、腿痛、扭挫傷等病症。

扶陽固脫，回陽救逆

艾灸可以扶補人體的陽氣，而陽氣是人體生命活動的根本能量，《黃帝內經》說「陽氣者，若天與日，失其所則折壽而不彰」，意思是說人體的陽氣就像天上的太陽一樣重要！萬物生存離不開太陽的溫暖普照，人的生命也離不開陽氣的能量，陽氣充足，臟腑機能才能運轉；陽氣充足，氣血才能良好迴圈；陽氣充足，筋骨皮肉才能堅固靈活。如果失去了陽氣能量的正常運作，人就會虛弱、衰老、生病、死亡。

《素問．厥論》說「陽氣衰於下，則為寒厥」，意思是陽氣衰微，則陰氣獨盛；陽氣不通於手足，則手足冰冷。宋代《針灸資生經》也提到「凡溺死，一宿尚可救，解死人衣，灸臍中即活」。《傷寒論》指出「少陰病吐利，手足逆冷……脈不至者，灸少陰七壯」、「下利，手足厥冷，煩躁，灸厥陰，無脈者，灸之」。說明凡是出現嘔吐、下利、手足厥冷、脈弱等陽氣虛脫的重危患者，可用大艾炷重灸關元、神闕等穴急救。

升陽舉陷，補益脾腎

由於陽氣虛弱不固等原因可導致上虛下實、氣虛下陷，出現囟門不合，脫肛、久泄久痢等，《靈樞．經脈》提到「陷下則灸之」，故氣虛下陷，臟器下垂之症多用灸療。關於陷下一症，脾胃學說創始者李東垣還認為「陷下者，皮毛不任風寒」、「天地間無他，唯陰陽二者而已，陽在外在上，陰在內在下，今言下陷者，陽氣陷入陰氣之中，是陰反居其上而復其陽，脈證俱見在外者，則灸之」。因此，灸療可以起到益氣溫陽、升陽舉陷等作用，對衛陽不固、腠理疏鬆，易患感冒的人，施灸有很好的預防治療效果。

清熱散瘀，拔毒泄熱

歷代有不少醫家提出熱證禁灸的問題，近代不少針灸教材也把熱證定為禁灸之列。但古今醫家對此有不同見解。古代文獻中有很多「熱可用灸」的記載。

唐代孫思邈《備急千金要方》認為「小兒心痛之為病，面赤；心下有熱，短氣，息微數。灸心下第二肋端宛宛中，此為巨闕也」。宋代王執中《針灸資生經》記載「小兒食時頭痛，及五心熱，灸噫嘻各一壯」。明代醫家李梴《醫學入門》則闡明熱證用灸的機制「熱者灸之，引鬱熱之氣外發，火就燥之義也」。總之，灸法能以熱引熱，使熱外出。

艾灸療法具有溫補和瀉熱的雙重調節作用，也就是有補有瀉。很多人都知道艾灸能補元陽，對艾灸的瀉熱功能卻不太了解。

艾灸所用的材料主要是艾葉。關於艾葉的藥用，清代吳儀洛《本草從新》中有以下記載：「艾葉苦辛，生溫，熟熱，純陽之性，能回垂絕之陽，通十二經，走三陰（肝、脾、腎），理氣血，逐寒溼，暖子宮，以之灸療，能透諸經而除百病。」艾葉具有苦辛二味，辛能宣通，有溫補之力，故能溫經散寒，回陽救逆；苦味清下，有瀉熱之功，加上辛味宣散，所以能泄熱拔毒，消瘀散結。我們經常在臨床上用艾灸調理小兒麥粒腫、腮腺炎、扁桃腺炎、皰疹性咽峽炎、手足口病、咽炎、尿道發炎等表現為熱鬱的病，一般較嚴重的艾灸兩三次即好，輕度的一次就能痊癒，所以艾灸瀉熱的功效也很顯著。

防病保健，延年益壽

傳統中醫非常重視「治未病」，也就是在疾病的萌芽狀態就預防治療，而艾灸除了有治療作用外，還有預防疾病和保健的作用，是歷代醫家、養生家都非常喜愛的防病保健方法，古代文獻中多有記載。

早在《黃帝內經》就提到「犬所齧之處灸三壯，即以犬傷法灸之」，說明可以預防狂犬病。《備急千金要方》中提到「凡宦游吳蜀，體上常須三兩處灸之，勿令瘡暫瘥，則瘴癘溫瘧毒氣不能著人」，說明艾灸能預防傳染病。《針灸大成》中提到灸足三里可以預防中風。民間俗話亦說「若要身體安，三里常不乾」、「三里灸不絕，一切災病息」。

成書於宋代的《扁鵲心書》提到「人於無病時，常灸關元、氣海、命門、中脘，雖不得長生，亦可得百餘年壽矣」，因為灸療可溫陽補虛，所以灸足三里、中脘，可使胃氣常盛，而胃為水穀之海，榮衛之所出，五臟六腑，皆受其氣，胃氣常盛，則氣血充盈；命門為人體真火之所在，為人之根本；關元、氣海為藏精蓄血之所。艾灸以上穴位可使人胃氣盛，陽氣足，精血充，從而增強身體抵抗力，病邪難犯，達到防病保健之功。

當今，灸療已成為重要的保健方法之一。小兒的身柱灸就是預防兒科百病的方法，《養生一言草》說「小兒每月灸身柱、天樞，可保無病」。

近代人們對於灸法做過許多科學研究，國內外醫學資料和臨床實踐證實，艾灸能夠活躍臟腑功能，旺盛新陳代謝，產生抗體，提高免疫力，所以長期施行保健灸法能使人身心舒暢，精力充沛，祛病延年。

施灸對於血壓、呼吸、脈搏、心率、神經、血管均有調整作用；能使白血球、血紅蛋白、紅血球、血小板等明顯增高，膽固醇降低，血沉的沉降速率減慢，凝血時間縮短，對血糖、血鈣與內分泌系統的相應功能也有顯著的調節作用。

艾灸可以改變體液免疫功能，有雙向調節和免疫作用。艾灸後T淋巴細胞高值可以降低，低值可以升高，同時還能夠影響T淋巴細胞數目與功能，活躍白血球、巨噬細胞的吞噬能力，既能抑制身體的功能亢進，也能使衰退的機能興奮，趨向生理的平衡狀態。

艾灸對人體是一種良性刺激，對增強體質大有裨益，不論病體、健體都可以使用，尤其對衰弱兒童有促進發育的作用。

三、小兒艾灸的具體方法

小孩子生病，爸爸媽媽的通常反應是慌亂、憂慮和擔心，若發朋友圈問意見，有人說吃中藥好，有人說看西醫好。看西醫，擔心抗生素、激素的不良反應，看中醫，孩子不肯喝苦苦的湯藥，經常左右為難，寢食難安。

其實小兒常見病大多是感冒、發燒、咳嗽、腹痛、嘔吐、腹瀉之類，古代有幾種外治法常用於防治小兒病——按摩、艾灸、拔罐、刮痧、藥浴、貼敷中藥等，都可以在家中操作，效果也很好。如果家長肯花時間學習操作方法，一般的疾病都能第一時間在家預防和調理。古代民間有「家有艾火不求醫」的諺語，艾灸簡便實用，效果相當顯著。

古人常用的艾灸療法很多，小兒常用的方法有以下幾種：

艾炷灸療法

用手工製成的圓錐形艾絨小團或機器製作的艾炷商品，放置在穴位上點燃施灸。可以直接放在皮膚上面施灸，被稱為直接灸（又分化膿灸和非化膿灸）。小兒用的艾炷大小如小米粒，灸法書上說「炷如雀糞」，這種療法是古代主要的臨床灸法，既可保健，亦可治病，雖然有一點痛苦，但大多數孩子可以忍受。實施這種療法需要熟練掌握穴位和疾病辨證才能達到預期的治療效果。

艾條灸療法

用點燃的艾條在離開穴位或病變部位兩到三公分的距離施灸。操作常分為溫和灸、雀啄灸、迴旋灸等。這是臨床上應用最廣泛的施灸方法，溫熱、舒適、無痛苦，主要用於治療各種常見病症和預防保健。此法安全舒適，兒童易於接受，家長熟練掌握後，在家中操作也很方便。

藥艾條灸療法

藥艾條是在艾絨中添加多種中藥成分而製成的艾條，點燃其一端而施灸。常見的添加藥物成分有桂枝、高良薑、廣藿香、香附、白芷、陳皮、丹參、生川烏等。添加這些藥物成分能增加艾絨的治療功效，如雷火神針、太乙神針等即為藥艾條，一般用於醫院臨床治療風溼骨病及溼寒久痺證，不適合家庭保健。

溫針灸療法

先根據病情選穴施針，得氣後留針，然後將艾絨裹在針柄上點燃，使熱力透過針體傳入體內，直到艾絨燃盡，可達到疏通經絡、溫經散寒的目的，這個療法同樣需要專業醫生操作。

隔薑灸療法

取大約〇．二到〇．三公分厚生薑一塊，用牙籤扎滿孔，放置在選定的穴位上，再將艾炷放在薑片上，點燃施灸。艾炷燃燒完後，再放新的艾炷，反覆施灸，一般灸到局部皮膚潮紅為止。虛寒性疾病都可以用。

與隔薑灸療法大同小異的還有隔蒜灸、鋪灸（以蒜泥鋪於穴位上）、隔鹽灸、附子灸、隔蔥灸、花椒灸、黃土灸、硫黃灸、藥錠炎、藥撚灸等，民間一直都有使用，主治病症也都差不多。

燈火灸療法

以燈心草蘸香油，點燃，在孩子身上施灸。此法主要用於孩子驚風、昏迷等急性病症。通常由專業醫生或灸療師操作，不適合家庭保健。

在家給孩子施灸，艾條懸灸和艾絨隔物灸更容易操作，這兩種方法對穴位的精確度要求也沒有那麼高，但是要選擇好的艾條或艾絨，才能保證治療效果。

四、小兒艾灸的施灸材料和選擇細節

艾條灸是家庭保健中最常用的一種方法，小兒家庭保健常用的是純艾條施灸，即給小兒施灸的艾條成分只有艾絨，不加任何其他藥物。純艾條具有散寒止痛、溫經通絡、補益脾腎、清熱化瘀、回陽救逆的作用，無論虛寒、實熱都可以使用。

艾絨和艾條的品質優劣直接影響施灸效果，購買時要能分辨品質比較好的艾絨和艾條，才能保證治療和保健的效果。

現在市面上的艾絨和艾條種類繁多，價格高低不等，品質也參差不齊，有黃金絨、十比一、十五比一、三十比一、三年陳、五年陳、十年陳等。這麼多指標到底哪個好？該怎麼辨別和挑選給孩子用的好艾條呢？

讓我們先了解艾絨和艾條。

今日的市售艾絨產品，按照艾絨加工（搗篩）程度的不同有粗、細之分，常見比例有八比一、十比一的粗艾絨，多用於製作艾條和隔薑灸；十五比一、二十五比一的細艾絨，多用於製作艾炷直接灸。

按照存放時間和用途的不同，艾絨大致又被分為青艾絨、陳艾絨。

青艾絨，指採用當年的新艾葉製作而成，氣味芳香，揮發油含量高，藥性猛烈，施灸時火力較強，但灸感不適，滲透力不足，所以不用來施灸。

純度低的青艾絨可用於洗澡、泡腳，純度較高、細膩鬆軟的青艾絨適合做褥子、肚兜、坐墊和香囊等艾草保健用品。

陳艾絨，指在乾燥通風的環境下正常存放一兩年的艾絨，是艾灸中使用最廣泛的。陳艾絨適合捲艾條，適合做艾絨灸盒灸、隔薑灸等，大多數灸法都適用。李時珍說「凡用艾葉，需用陳舊者，治令細軟，為之熟艾。若用生艾，灸火則以傷人肌膚」。

很多人對於艾絨的純度和陳度的認識仍然存在誤解，認為艾絨愈精細愈好，存放時間愈久愈好，其實不然。

所謂艾絨的純度，就是乾艾葉生產成艾絨的比例，比例愈高，純度愈大，比如十比一，是指十斤乾艾葉可加工成一斤艾絨。艾絨愈精細，火力愈柔和，燃燒起來速度愈快，對於經絡的滲透性就會差一些。灸者久也，長時間的溫熱刺激才能「透諸經

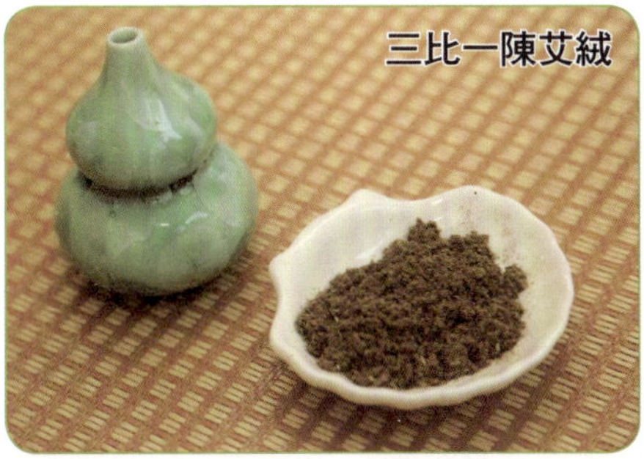

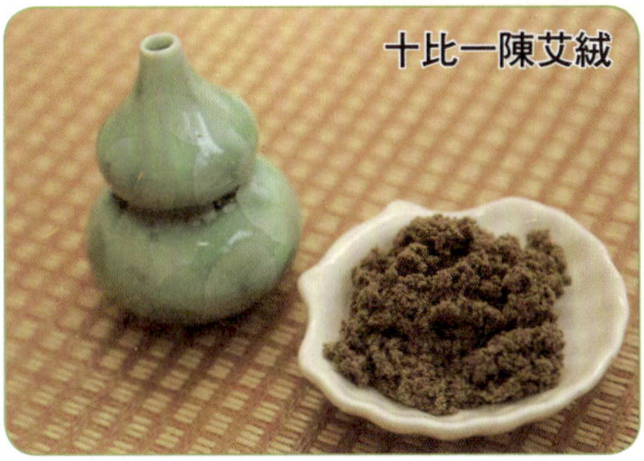

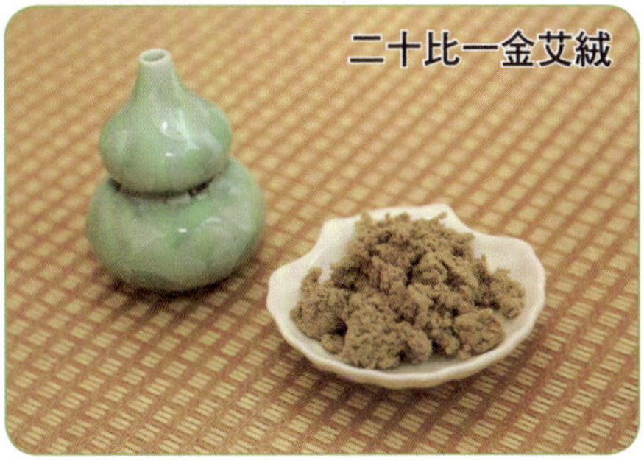

而治百種病邪」，經常更換艾炷和刮灰也會中斷經絡的感傳或者不容易產生經絡的感傳，治病效果就會降低。

至於艾絨的陳度，目前普遍存在的誤解是認為艾絨愈陳愈好，這是因為《孟子．離婁》說「今之欲王也，猶七年之病，求三年之艾」，所以很多人都認為艾絨愈陳愈好，一些商家推出三年陳艾，七年陳艾，甚至還有十年陳艾。其實，這裡說的「七年之病，求三年之艾」，除了指治病要使用陳艾，還指患了時間較久的病（現在叫慢性病），要艾灸好幾年才治得好。

將艾絨存放一段時間後，裡面焦油類的物質會揮發掉，艾性就會變得柔和些，一般存放三年就足夠，時間太久，藥效也會打折扣。上等的艾絨乾淨、柔軟、乾燥、無雜質、易燃燒、易成團，燃燒速度緩慢，溫熱時間長，熱滲透力強，療效好。劣質的艾絨燃燒速度快，火力暴躁，容易使人有灼痛感，感覺剛剛溫熱就開始灼痛，滲透力弱，讓人難以忍受。

艾條與隔物灸的艾絨一般建議十比一左右就好。優質的艾條由細棉紙或桑皮紙捲成，緊實、圓潤。艾條中的艾絨是土黃色的陳艾絨，手感乾淨，雜質少，無塵土、粗梗，細膩、柔軟，燃燒時火力溫和、均勻，溫熱時間長，燃燒時艾煙較淡、發青白色，燃燒後的艾灰呈灰白色，艾煙的味道溫和、清香、不刺鼻，久聞不厭。

總之，建議大家選購品質好的艾條，這樣才能保證為孩子保健治療的效果，但也不必在艾絨的精細度上過於講究，一味追求過高精細度的艾絨，不僅是資源的浪費，也不會取得更好的療效。

五、小兒艾灸的注意事項和禁忌

艾灸的操作比較簡單，家庭操作也方便，是一種被愈來愈多家長接受的家庭保健方法。但這種專業的中醫治療方法，尤其在給孩子艾灸時，仍有許多事項和禁忌需要注意。

專心致志並堅持

施灸時集中精神，不要分散注意力，盡量在穴位上施灸。體質虛弱的兒童進行養生保健灸需要定期堅持，偶爾艾灸一次是無法收到預期效果的。對於易感冒、易積食及患慢性病的孩子一般要堅持艾灸一到六個月，直到恢復健康為止。

取得孩子的配合

若孩子不願意艾灸，不要強迫他，可以先在自己身上施灸，示範給孩子看。家長放鬆享受地給自己灸，並且耐心引導，讓孩子知道艾灸沒有痛苦，很快就會接受。

我們每天接待六到十個孩子，每回給第一次接受艾灸的小朋友施灸前，一定會細心、耐心地讓孩子看見艾灸是安全的，再讓孩子把小手放在施灸者的手心，給孩子的小手灸兩分鐘，讓他體驗到安全和舒服，然後孩子就會接受施灸過程。

此外，媽媽或爸爸為孩子施灸，另一個人可以坐在旁邊為孩子講故事，這是特別美好的親子時光，孩子和大人都會很享受。

避免燙傷

孩子的皮膚很細很嫩，家長要細心體會施灸部位的溫熱感，懸灸時每隔三到五分鐘就刮除艾條上的灰，以免煙灰掉下來燙到孩子。當孩子覺得灼燙時及時調整艾條的高度，以溫暖舒適為宜。

如果不小心燙到孩子也不必過度緊張，先道歉，讓孩子表達情緒，在燙傷處塗抹燙傷膏或蛋清後會很快止痛，不要碰到水，傷口會癒合得很快，一般不會留疤痕。也因此為孩子施灸時，心神專注非常重要。

找準穴位

施灸時體位一方面要注意舒適、自然，同時一定要適合艾灸的需要，要根據處方找準部位、穴位，以保證艾灸的效果。

按順序施灸

一般來說，先背部，後胸腹，先頭身，後四肢，最好依次進行，不可顛倒亂灸。

注意防火

施灸時要注意防止落灰，可選擇捲製良好的艾條施灸，每隔三到五分鐘刮一次灰。艾條灸用完後，可將燃燒的艾條塞入空的鐵質帶蓋的奶粉罐或茶葉罐內，蓋好蓋子隔絕空氣就可以熄滅艾條了。

循序漸進

初次使用灸法要注意掌握好刺激量，先少量、小劑量灸，可用小艾炷進行艾灸，或減短艾灸的時間，以後再加大劑量，切忌一開始就大劑量進行。

飯後不可以馬上給孩子艾灸

需要在飯後過三十到六十分鐘再灸。

艾灸後三十分鐘內不宜用冷水洗手，建議六個小時之後再洗澡。

艾灸後三小時內不宜喝冷開水，吃涼菜、瓜果。

極度疲勞、過飢、過飽、大汗淋漓、情緒過激等情況不宜施灸

某些傳染病、高熱昏迷、抽風期間或身體極度衰弱時，不宜施灸。

施灸過程中保持房間溫度適宜，不宜吹空調、對流風

艾灸調理後，要注意防風保暖。

六、小兒艾灸家庭保健的方法

在家中艾灸比醫師操作更便利，一來更容易獲得孩子的合作，同時能增強親子之情，二來更容易隨時隨地施灸。父母只要掌握了艾灸的方法及注意事項，便可以為孩子做保健灸了。

家庭常用的灸法有艾炷隔物灸和艾條懸起灸。

艾炷隔物灸就是將薑片等物擱置在艾炷和皮膚之間，使艾炷不至於直接在皮膚上燒灼。艾炷隔物灸火力溫和，易於接受。擱置之物可用薑片、蒜、鹽等。這個方法需要被灸者保持一定的姿勢，比較適用於大一些的孩子，一般是五歲以上，能夠好好和家長溝通的小朋友。

艾條懸起灸是將艾條點燃後懸垂於穴位上方施灸，又分為溫和灸、雀啄灸和迴旋灸，適合各個年齡段的孩子。

溫和灸

艾條點燃的一端懸垂於穴位上方施灸，讓艾火與皮膚之間的距離保持在兩到三公分，以孩子感覺溫熱而無灼痛為宜。操作時，家長可將另一手的手指放在施灸部位附近，藉此感知局部的溫熱狀態，以免燙傷孩子的皮膚。若熱了就讓艾條遠離皮膚；若不熱，則可以距離皮膚再近點，根據手指的感覺調整艾條的高度。

雀啄灸

艾條點燃後，在施灸穴位上方，做一上一下的連續移動，接近穴位約兩到三公分時，立即拿開，如此反覆，宛如小鳥啄食。這種方法會比較快地感受到熱。

迴旋灸

點燃艾條，在施灸穴位上面與皮膚保持一定的距離，均勻地做往復迴旋的移動，或做圓形移動。迴旋灸可以讓穴位周圍較大範圍產生溫熱的感覺。

七、艾條懸灸的用具和步驟

艾條懸灸是非常舒服又便於操作的艾灸方法，居家、旅行都可以使用。只要掌握好方法和施灸步驟，就可以隨時隨地讓孩子享受暖暖的愛護。

艾灸用具

艾條一根，瓷碗一個，小鐵勺一把，打火機一個，蠟燭一根，浴巾一條，帶蓋鐵質茶葉罐或奶粉罐一個。

施灸步驟

1. 選擇在空間大些、相對乾燥且溫度適宜的房間裡施灸，風大、寒冷的季節可以開暖氣和空氣清淨機；氣溫比較高的季節可以在通風良好的房間裡施灸，開遠端的單側窗戶，以免穿堂風吹到孩子。

2. 讓孩子放鬆身體或躺或坐或趴，露出穴位，用浴巾蓋好其他部位。

3. 用蠟燭的火點燃艾條，找準穴位，調整好高度，然後在穴位上方，與皮膚保持一定距離施灸。

為孩子施灸時常用的背部穴位是身柱穴和大椎穴。如果是精氣神比較足的孩子，可以坐在小板凳上畫畫或做美勞，施灸者坐在孩子後面。疲乏無力的孩子可以側躺著施灸，灸腰部穴位如脾俞、大腸俞等穴位時可以趴著，也可以側躺。灸四肢穴位時可以坐著，也可以躺著。

總之原則是一定要讓孩子在舒適、放鬆的姿勢中施灸。施灸者也要讓自己在施灸過程中保持精神專注、身體放鬆。

4.背部和腹部的穴位可以用迴旋灸，這種手法溫和、舒適，孩子都非常喜歡。四肢的穴位可以選擇溫和的懸定灸，或者迴旋灸、雀啄灸。

5.每隔三分鐘左右，用小鐵勺將艾條燃燒後的灰燼刮入小碗內。

6.施灸結束後，將艾條放入鐵罐內，蓋好蓋子，燃燒的艾條會自己慢慢熄滅，沒有用完的下次可以繼續拿出來用，安全又節約。

八、小兒艾灸後可能出現的排病反應

什麼是排病反應

人體都有自我修復的能力，針灸或藥物是用來幫助或調動人體自有的康復能力。艾灸治病的過程，是幫助人體補充元陽，疏通經絡，利用人體自身的能力，把補充的陽氣不斷地輸向全身經絡、臟腑，鼓動體內的正氣趕出病氣。

比如遇到冷氣侵犯皮毛，人體就會打噴嚏，這是肺氣的排邪反應；如果吃到不易被人體接受的食物，胃腸就會促進排泄，產生腹瀉，這是胃氣的排邪反應；如果皮膚接觸到傷害正氣的物質，局部會產生紅腫熱痛等反應，這是正氣鼓動的局部祛邪反應……西醫認為這些症狀是過敏反應，是疾病，中醫卻認為是正氣的正常排邪反應，並非疾病。

有些人在進行艾灸的過程中也會出現這類反應，這類宛如生病症狀的反應有些頗為嚴重，其實都是病邪從人體內被排出來的表現。不只艾灸會有排病反應，吃湯藥、紮針灸、練瑜伽、站樁、按摩等，都會有排病現象。這其實不是壞事，罹患慢性病長期接受艾灸調理的人，通常都會經歷這個過程，有些孩子也會在調理過程中出現排病反應。大家可以放心給孩子繼續艾灸，幫助其身體早日排出病氣。

小兒艾灸後會有哪些排病反應

小兒身體相對大人更清透，更藏不住病，在艾灸調理的過程中，有些孩子同樣會出現排病反應。

1.體質虛寒的孩子，艾灸後會有排風寒的反應，具體可能會出現打噴嚏、流鼻涕、感冒、咽喉疼痛、四肢冰冷、多穿不暖、怕風寒等症狀。

2.患慢性病，比如疳積、肥胖、鼻炎、哮喘的孩子，艾灸後可能會出現排痰溼的反應，具體表現為咳嗽、排痰、嘔吐痰涎、輕微腹瀉、排黏便、四肢和頭面浮腫、四肢出黏汗等症狀。

3.肝鬱氣滯的孩子，艾灸後可能會出現排鬱氣的反應，具體表現為悲傷、打嗝、放屁、情緒反常、易哭急躁等症狀。

4.長期輸液、用抗生素治療的孩子，艾灸後可能會出現反覆發燒，起蕁麻疹、溼疹、膿皰疹、玫瑰糠疹等症狀。

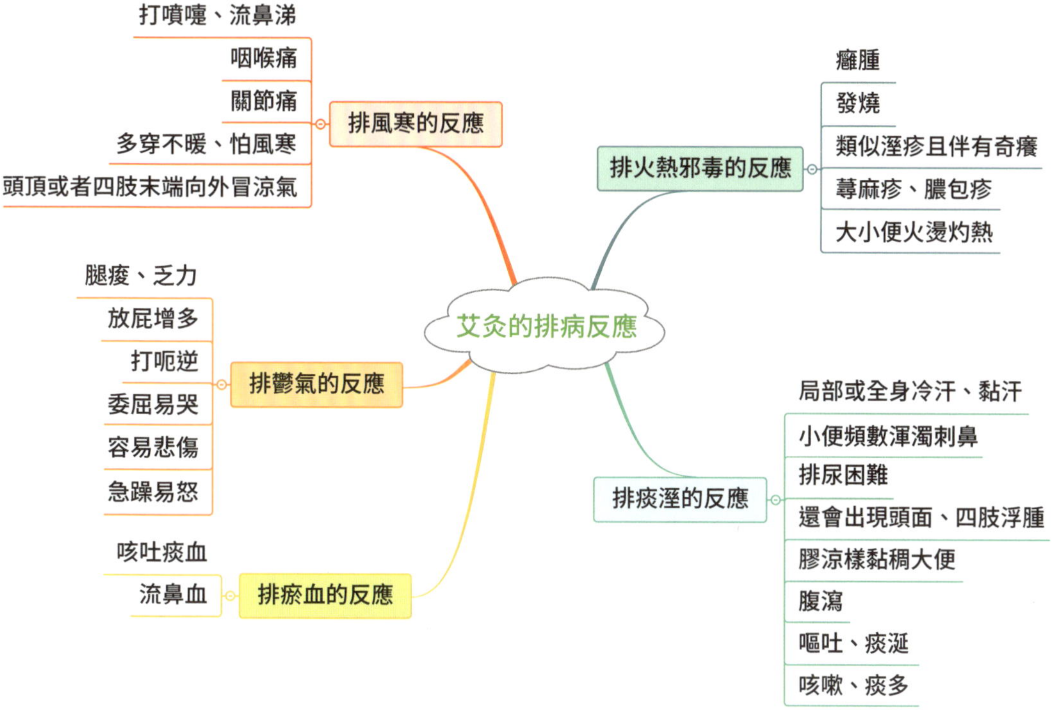

遇到小兒排病反應如何處理

排病反應是疾病被排出的反應，代表此時人體正氣比邪氣充足。不用緊張，繼續艾灸，爭取早日趕走病邪。如果感覺孩子很不舒服也可以配合拔罐、按摩或者艾葉煮水泡腳來緩解，這種情況多見於鼻炎、哮喘和痰溼體質及患慢性疾病的孩子。一般久咳無力和哮喘的孩子施灸後，前兩次咳聲會比之前洪亮，頻率變多，但孩子的精力、吃飯、睡覺等不受症狀影響。一般情況下的排病反應持續時間是三天到一周左右，要讓孩子多休養。經歷過這個過程後，孩子的體質、面色、脾氣會有較大的改善。

九、簡易的小兒艾灸家庭保健法

常常有媽媽說自己不懂穴位，怕自己做不了家庭保健。其實真的不用擔心，艾灸的特點是操作簡單方便，容易掌握；保健治療效率好、安全、舒適。晉代陳延之在《小品方》中說「夫針須師乃行，其灸凡人便施」，艾灸從古代沿用至今，幾千年來在民間廣泛傳播和流行，在醫家手裡治病救人，起死回生，在普通百姓手裡消除病痛，保健強身。

給孩子做保健灸，只要掌握兩個穴位的位置和施灸手法就能開始。

身柱穴

身柱穴被稱為「小兒百病之灸點」，屬督脈。所謂「身柱」為全身支柱的意思，在項後第三胸椎與第四胸椎之間。

艾灸身柱穴可以通陽理氣，祛風退熱，降逆止咳，防治呼吸系統、神志系統的疾病，對小兒的胃腸道疾病，如消化不良、吐乳、泄瀉、食欲不振等也有防治作用。

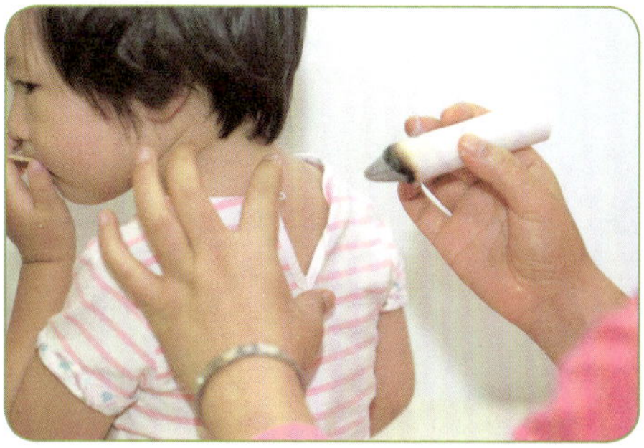

此外，對精神萎靡、夜哭，呼吸系統的哮喘、氣管炎、百日咳、感冒、肺炎等都有防治作用。家庭保健灸身柱能溫補元陽，調和氣血，促進孩子的生長發育。

天樞穴

中醫認為，臍以上者天氣主之，臍以下者地氣主之；而天地之間，負責傳導輸送的，就是這個調控的樞紐——天樞穴。

人體攝入的各種物質所產生的諸多代謝產物，都要經胃腸排泄而出，如果人體的消化、吸收、排泄機能受到障礙，則溼、熱、痰、淤毒素聚集就會引起疾病。尤其是小兒消化吸收功能較弱，再加上病從口入，稍有不當即可誘發疾病。艾灸天樞穴可以溫通腸胃、理氣行滯。

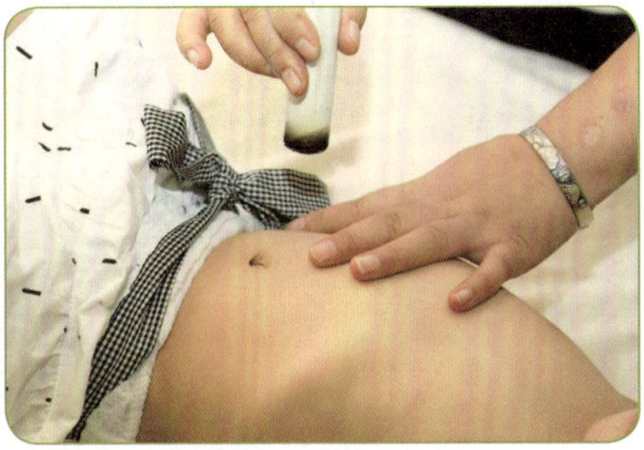

十、小兒家庭保健施灸的時間和療程

《日用灸法》記載「身柱灸，小兒必灸者也」，認為孩子若無病時，在其出生七十五天以後，即可開始灸身柱等穴，以保健康。若是有病時，則時間不限、隨時可灸。

根據現代臨床實踐，如果治療需要，嬰幼兒一般可在出生後三到六個月開始施用灸法。但也要根據兒童實際體質決定，體質較差者可早灸、多灸，體質強健、營養又好者可晚灸、少灸。

給孩子日常保健可灸身柱、天樞，用艾條溫和灸即可。

古代養生家非常重視在二十四節氣時，用艾灸養生保健。臨床中我觀察到，由於大自然陽氣在節氣時變動比較大，很多元氣不足、體質虛弱的小孩會生病，正在生病的孩子有的病情會加重，所以每逢節氣給孩子連續施灸三天——節氣前一天，節氣當天、節氣後各一天，可以順應天時，防病保健，強身益智。

其他時間可以每星期做一到兩次保健。如果帶孩子外出旅行，可以在旅行前給孩子連續灸兩到三次，到達目的地後再施灸一到兩次，這樣可以讓孩子更好地適應兩地的飲食習慣和氣候變化。

艾條溫和灸

小兒保健施灸時間和療程如下：

◎〇～三歲每次每穴施灸十分鐘。
◎三～六歲每次每穴施灸十到十五分鐘。
◎六歲以上每次每穴施灸十五分鐘。

第四章

小兒艾灸的常用保健穴位與經絡

小兒慢驚風，灸尺澤穴，各七壯，炷如小麥大。

——元・羅天益《衛生寶鑒》

一、經絡和穴位是人體的天然藥庫

《扁鵲心書》提到「學醫不明經絡，開口動手便錯」，如果你想學了就能用，用了就有效果，學習經絡就是進入中醫養生之門的最佳捷徑。因為經絡穴位都在我們自己身上，身體哪裡不舒服，經絡系統就會透過某些敏感穴位反映出來。

人體有五臟（心、肝、脾、肺、腎）加上心包以及六腑（小腸、大腸、胃、膽、膀胱、三焦）共十二個臟腑，每個臟腑都連接著一條經絡，一共有十二條正經，另外人體還有奇經八脈，我們常用的有督脈和任脈。這些經絡「內屬於臟腑，外絡於肢節，如環無端」，是人體運行氣血、溝通內外的通道。人體氣血一日一夜運行環周身五十次，人體五臟就能夠全都稟受精氣的灌注與營養，保證身體的健康。當身體處於病理狀態時，人體氣血不和，經絡的循行就會受到影響，在相應的經絡穴位上會出現壓痛或者痠、脹、麻等異常感覺。

人體的經絡穴位是氣血能量流注的地方，所以，中醫利用各種方法來刺激經絡，調整氣血的虛實，達到養生保健的目的。我們學會認穴、找穴，知道穴位的主治作用後，就可以透過按摩、艾灸、刮痧、拔罐等方法刺激經絡穴位，調動身體的本能來強身健體和治療疾病。而了解經絡的作用不僅僅是治療已經發生的疾病，更重要的是透過刺激經絡穴位來預防疾病，強身健體。

二、身體上最主要的十四條經絡

人體的經絡系統縱橫交錯，像一張大網內連臟腑、外接四肢百骸，可以說身體的各個部位，臟腑器官，骨骼肌肉，皮膚毛髮，無不包括其中。十二正經和督脈、任脈是人體最重要的十四條經絡，學會認識和使用這十四條經絡的穴位，就能輕鬆成為孩子的「家庭保健醫生」。

（下文的十四條經絡循行圖僅為示例圖，未標識全部穴位，具體可參照人體標準經絡圖）

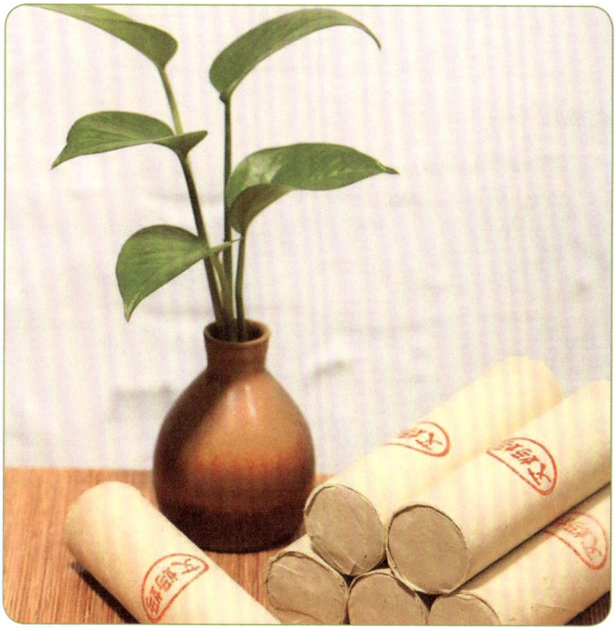

手太陰肺經

人的氣血從凌晨三點到五點開始充盈肺經，此時小兒如果出現咳嗽、出汗或口渴，通常就要考慮到孩子的肺部或肺系有問題。

透過肺的呼吸功能，人體從自然界吸入清氣，又把體內的濁氣排出體外，從而保證了新陳代謝的順利進行。肺主一身之氣，宣發肅降，調節全身氣機，使體內清氣、濁氣、血液、水液正常升降出入。肺為嬌臟，孩子的肺還沒有發育完善，最易感受外邪內傷，發生咳喘，如果父母能夠及時運用按摩或艾灸應對補救，就能呵護孩子敏感的身體。

肺經關係到孩子的呼吸、體內水分調節和皮膚健康。

主治鼻炎、感冒、咳嗽、胸悶、哮喘、咽喉腫痛、頭痛、心煩、手心熱、流鼻血、溼疹、蕁麻疹等。

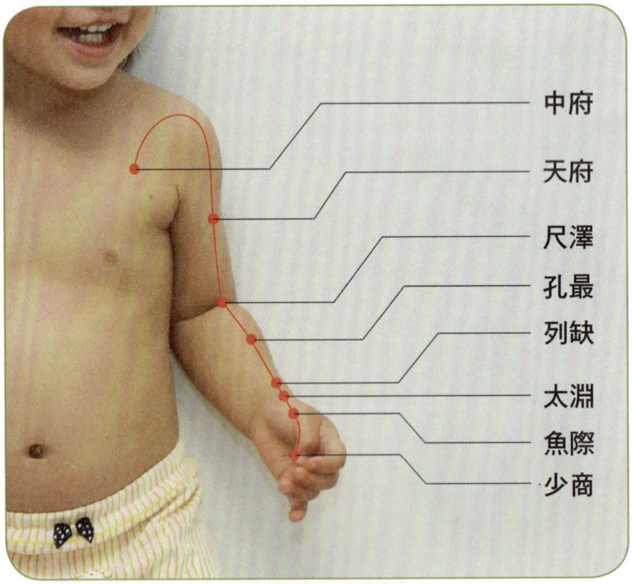

肺經常用穴位圖

中府穴：位於胸前壁的外上方，雲門下一寸，平第一肋間隙，距前正中線六寸。是脾肺氣血匯聚之處，可兼治脾肺兩臟之病。主治咳嗽、氣喘、氣不足、肺脹滿、胸痛、腹脹、消化不良、水腫等。

天府穴：腋橫紋下四指，或手臂平伸，用鼻尖觸手臂處。主治咳嗽、哮喘、胸悶、過敏性鼻炎、支氣管炎等。

尺澤穴：肘橫紋外側一拇指寬的凹陷處。肺經屬金，本穴屬水，金生水，是補腎的要穴，對小兒咽喉炎和扁桃腺炎有特效。主治氣喘、肺熱咳嗽、鼻出血、遺尿、哮喘、胸部脹痛、肘關節痙攣等。

孔最穴：肘橫紋下三指。是肺經的郄穴，此穴統領人體九竅，凡九竅不通的病症都可以調治。主治急性咳嗽、急性咽喉痛、扁桃腺炎、鼻出血、熱病發汗。

列缺穴：兩手虎口相對，食指下凹陷處，是肺經的絡穴，也是八脈交會穴，通任脈。主治外感咳喘、小兒遺尿、偏頭痛，外感風寒引起的頭痛、落枕，小便不利。

太淵穴：腕橫紋外側凹陷處。肺經的原穴，補氣穴，脈之會穴。艾灸此穴對小兒虛寒咳嗽，肺脾兩虛咳嗽，特別是咳聲無力，遇寒即咳，吐青白痰者效果最好。主治咳嗽、哮喘、咯血、胸悶、目赤發熱、支氣管炎、肺炎等。

魚際穴：手掌魚肚邊緣。此穴為肺經滎穴，「滎主身熱」，本穴可以清肺熱，利咽喉，滋陰涼血，艾灸此穴對小兒食積引起的發熱、咽喉腫痛、咳嗽效果非常好。主治熱咳、心中煩熱、食積咳嗽、消化不良、咽喉腫痛等。

少商穴：大拇指指甲根邊緣。主治咽喉腫痛、扁桃腺炎。常用於治療咳嗽、感冒發熱、肺炎。點刺出血效果最佳。

手陽明大腸經

大腸經關係到人體水分吸收與食物排泄。主治便祕、腹瀉、腹痛、腹脹、胃腸疾病、皮膚病、五官疾病及發熱病等。常用保健穴位有：

商陽穴：在手食指內側指甲邊緣。主治咽喉腫痛、牙痛、便祕。

合谷穴：手背第一、第二掌骨間。主治目赤腫痛、腹痛、泄瀉、痢疾、小兒驚風、便祕、牙痛等。

曲池穴：手臂彎曲，在肘橫紋末端。主治腹痛、吐瀉、風疹、瘧疾、發燒、目赤腫痛、麥粒腫等。

肩髃穴：手臂平伸在肩膀的凹陷處。最容易受風寒的穴位。主治臂痛、肘痛、上肢痠軟、風疹、蕁麻疹等。

迎香穴：鼻孔旁開一指。主治鼻塞、鼻竇炎、聞不到氣味、鼻出血等。

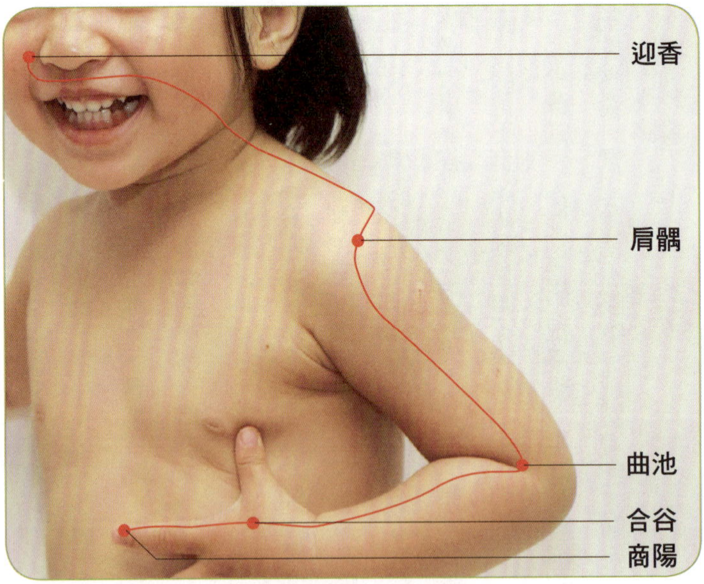

大腸經常用穴位圖

足陽明胃經

胃為後天之本，胃經有消化食物、促進吸收、強壯身體的功效。

主治消化系統、神經系統、呼吸系統、循環系統某些病症以及咽喉、頭面、口、牙、鼻等器官病症。常用保健穴位有：

承泣穴：在面部瞳孔直下眼眶邊，是給眼睛周圍供血的要穴。主治眼袋、小兒近視、夜盲、黑眼圈、目赤腫痛等。

頭維穴：在頭側部，當額角髮際上〇．五吋，頭正中線旁開四．五寸。主治頭痛、目眩、迎風流淚、小兒驚風、結膜炎等。

缺盆穴：位於鎖骨上窩中央，胸正中線旁開四寸處。主治咳嗽、氣喘、缺盆中痛、胸部滿悶、喉痺、瘰鬁、咽喉腫痛等。

天樞穴：肚臍旁開兩寸。主治雙向調節腹痛、腹脹、便祕、腹瀉。它是大腸經的募穴（募集氣血的穴位），能促進腸道蠕動，增強胃動力等。

足三里穴：膝眼（膝蓋外側凹陷處）下四指旁開一指。胃經的合穴，長壽穴、強壯穴、消氣穴，消胃腸之氣。主治嘔吐、腹瀉、腹脹、腸鳴、下肢痿痺、便祕、痢疾、疳積、慢性胃痛、身體虛弱等。

豐隆穴：位於小腿外側，當外踝尖上八寸，距脛骨兩橫指。主治頭痛、眩暈、癲狂、痰多、咳嗽、下肢痿痺、便祕、痢疾、疳積等。

內庭穴：在足背當第二、第三蹠骨結合部前方凹陷處。主治積食、齒痛、咽喉腫痛、口歪、鼻衄、胃病吐酸、腹脹、泄瀉、痢疾、便祕、熱病、足背腫痛等。

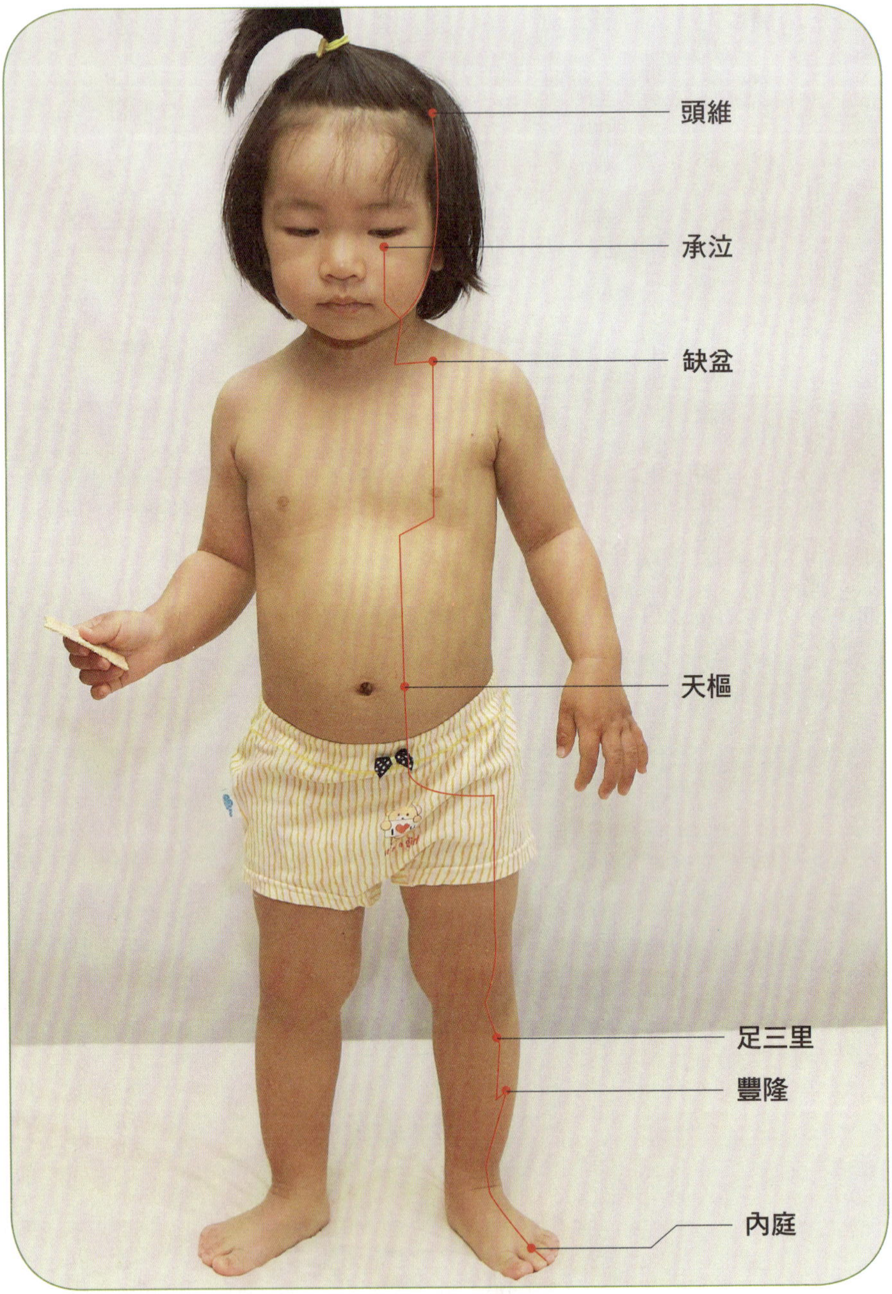

胃經常用穴位圖

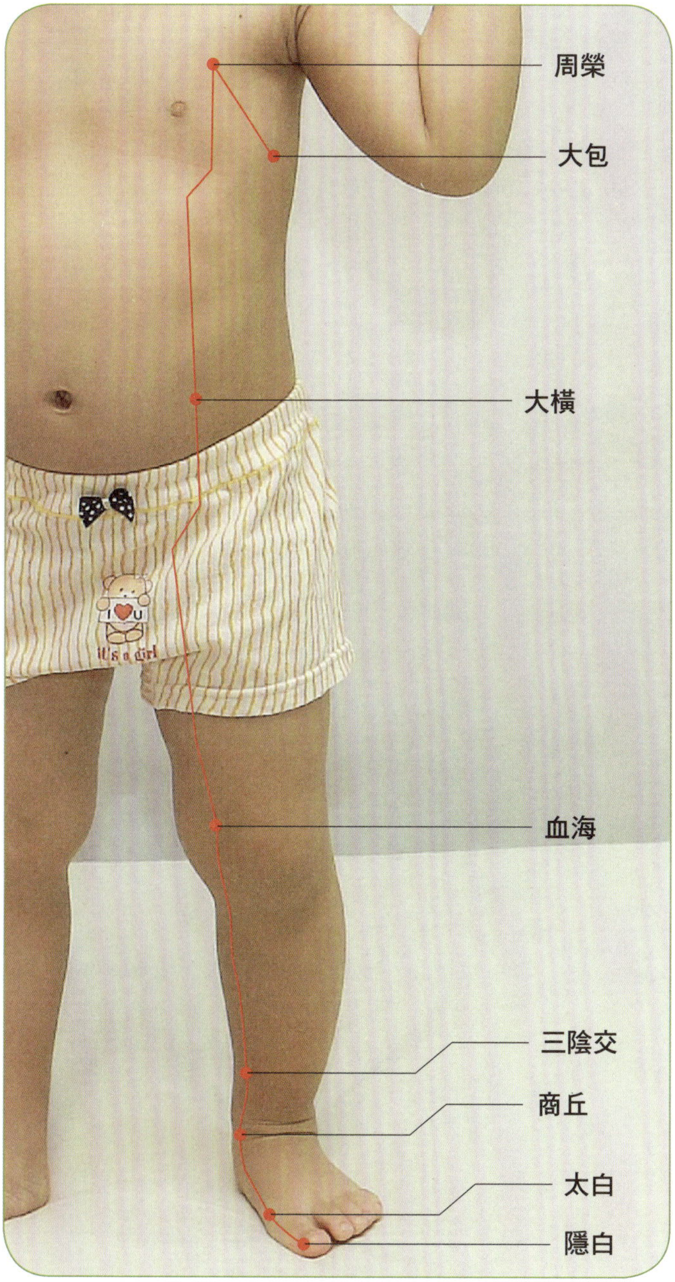

脾經常用穴位圖

足太陰脾經

脾與胃相表裡，主運化，幫助胃吸收消化食物，將營養輸送到全身，調整全身水分，統率全身血液。

主治泌尿生殖系統疾病，消化系統疾病及肢體痛、腹痛等。常用保健穴位有：

隱白穴：足大趾內側趾甲根旁。主治腹脹、暴泄、肺氣不足、鼻出血，有止血效果。

太白穴：腳大趾骨節後下方凹陷處。主治腹脹、胃痛、完穀不化、腸鳴、腹瀉等。它是脾經的原穴，透過脾來補肺，艾灸此穴可以健脾補肺。

商丘穴：在內踝前下方凹陷中。主治腹脹、腸鳴、便祕、食欲不振等。

三陰交穴：在內踝尖直上三寸、脛骨後緣。主治遺尿、小便頻數、下肢痿軟、貧血乏力、食欲不振、入睡困難、腹脹、腹痛、足冷等。

血海穴：手掌倒覆在膝蓋上，大拇指所在的位置。主治出血、貧血、血瘀、癮疹、腹脹、膝痛、蕁麻疹、溼疹等。

大橫穴：在腹中部，距臍中四寸。主治腹痛、泄瀉、便祕、痢疾，以及蛔蟲症等。

周榮穴：在胸外側部，位於第二肋間隙，距前正中線六寸。主治咳嗽、氣喘、食欲不振等。

大包穴：側胸部，腋中線上，當第六肋間隙處。主治胸肋滿痛、氣喘、全身疼痛、四肢無力等。

手少陰心經

心為一身之主，是五臟的中心，主要影響神經及情志系統的活動。心與小腸相表裡，可調節心理、安神。

主治胸悶、心痛、咽乾、口渴、神志病、受驚嚇等。常用保健穴位有：

極泉穴：在腋窩終點。可調節心律，治療兩肋疼痛，也可以探測心血管疾患。主治心痛、胸悶、心悸等。

少海穴：肘橫紋內側邊緣。主治心痛、目眩、前臂麻木、狂躁不安、肘痛等。

神門穴：在小指一側腕橫紋凹陷處。主治失眠、手腕痛、前臂麻木、便祕、暈車、安神等。

少沖穴：在小指內側指甲根旁。主治急證、熱證（發燒、癲狂、昏厥），放血效果更佳。

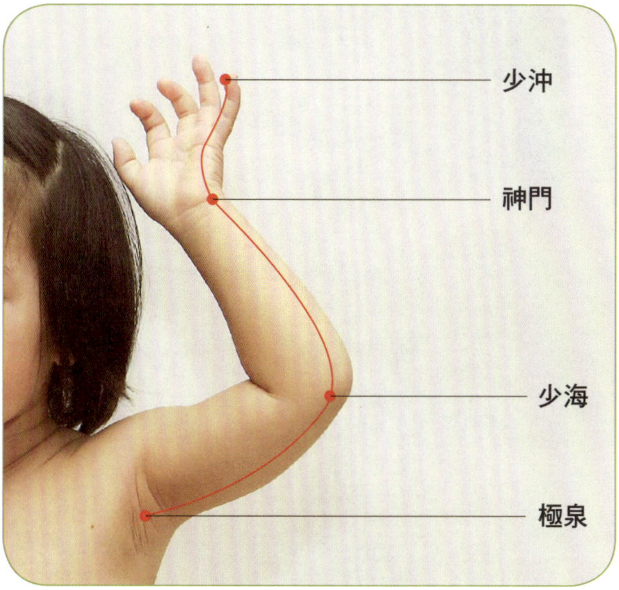

心經常用穴位圖

手太陽小腸經

小腸經是食物消化吸收的主要場所，可將胃消化後的食物中的營養和渣滓區分開。

主治五官病、熱病、耳鳴、齒痛、咽喉腫痛、肩背痠痛、頸椎病等。常用保健穴位有：

少澤穴：在小手指末端，小腸經的井穴。主治熱證（咽喉痛、發燒、牙腫），用刺血效果更好。

小海穴：在肘橫紋處，撥動時手指會發麻。主治頸項痛、前臂疼痛、牙齦炎、頰腫、貧血、牙痛、耳鳴等。

天宗穴：在後背肩胛骨凹陷處，按摩有痠脹感傳到肩膀。主治小兒腦癱、小兒肌性斜頸、肩膀痠痛、頸項痛、胸背痛等。

聽宮穴：在耳旁張嘴時凹陷處。主治耳聾、耳鳴、聽力下降、中耳炎、外耳道炎、頭痛、牙痛、目眩等。

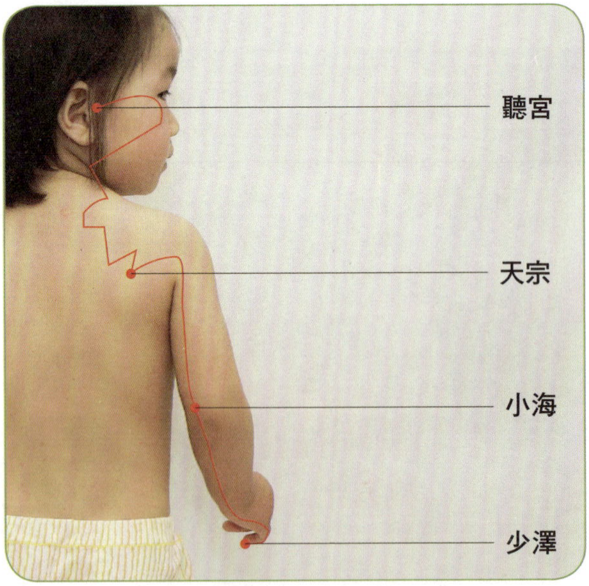

小腸經常用穴位圖

足太陽膀胱經

膀胱經是人體排毒的通道，主要功能是排毒。主治泌尿生殖系統、神經系統、呼吸系統、循環系統、消化系統的病症。常用保健穴位有：

睛明穴：在鼻根部兩眼間。主治視物不明、夜盲、近視眼、色盲、目赤腫痛、眼部疲勞等。

肺俞穴：在背部，當第三胸椎棘突下，旁開一・五寸。主治發熱、咳嗽、流鼻涕等。外感症狀及痰鳴、咳喘、胸悶、胸痛等。

厥陰俞：在背部，當第四胸椎棘突下，旁開一・五寸。主治咳嗽、胸悶、嘔吐、失眠及風溼性心臟病，心動過速，心律不齊，心絞痛等。

脾俞：在背部，當第十一胸椎棘突下，旁開一・五寸。主治嘔吐、腹瀉、疳積、食欲不振、四肢乏力、消化不良等。

腎俞：在背部，當第二腰椎棘突下，旁開一・五寸。主治腰背痠痛、頭昏、耳鳴、耳聾、小便不利、水腫、喘咳少氣等。

大腸俞：在背部，當第四腰椎棘突下，旁開一・五寸。主治便祕、腹脹、腸鳴、腹瀉、痢疾、消化不良、痔瘡等。

承山穴：位於人體的小腿後面正中，當伸直小腿或足跟上提時，腓腸肌肌腹下出現的尖角凹陷處即是。主治驚風、抽搐、下肢萎軟、腿痛轉筋、腹瀉、腹脹、便祕、腰腿痛、痔瘡等。

昆侖穴：在外踝後方，當外踝尖與跟腱之間的凹陷處。主治頭痛、小兒驚風、小兒癲癇、腸結石、流鼻血、腰痛、便祕。

金門穴：位於人體的足外側部，當外踝前緣直下，骰骨下緣處。主治小兒驚風、眩暈、腰膝痛、腰扭傷、急性頭痛等。

至陰穴：在小腳趾外趾甲邊緣。孕婦艾灸至陰穴可起到調整胎位不正的作用。主治頭痛、目痛、鼻塞、鼻出血、熱病等。

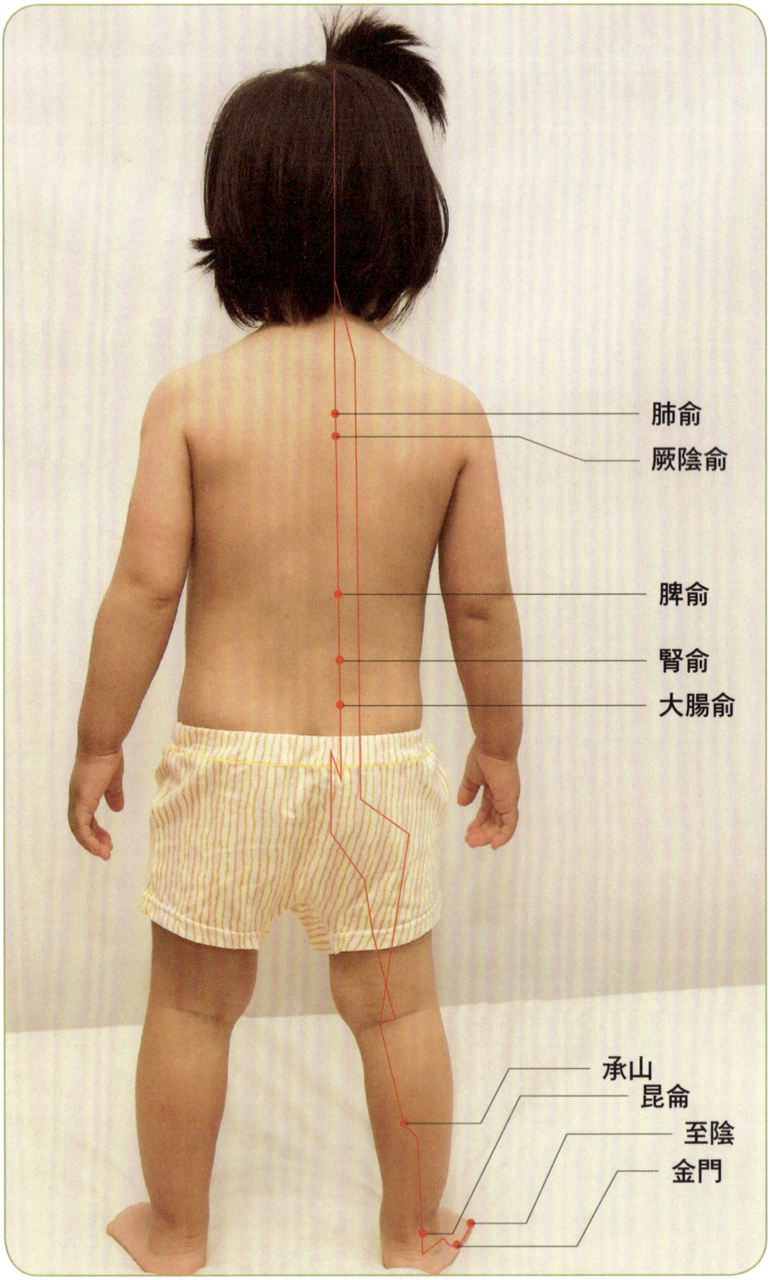

膀胱經常用穴位圖

足少陰腎經

腎經主要作用是儲存生命的基本能量「元氣」，代謝水分和液體，調節呼吸。

主治泌尿生殖系統疾病、神志病及經脈循行部位的其他病症。常用保健穴位有：

湧泉穴：前腳掌凹陷處。主治發熱、嘔吐、腹瀉、口舌生瘡、小便不利、便祕、小兒驚風等。

太溪穴：內踝後方與腳跟骨筋腱之間的凹陷處。主治頭痛、目眩、咽喉腫痛、牙痛、耳聾、耳鳴、咳嗽、氣喘、胸痛咳血、失眠、小便頻數、腰脊痛、下肢厥冷、內踝腫痛等。

陰谷穴：位於膕窩內側，屈膝時，在半腱肌肌腱與半膜肌肌腱之間。主治小兒遺尿、尿頻、生長痛、尿路感染、陰囊溼疹、疝氣、小便不利等。

俞府穴：喉窩平開三指。主治咳嗽、氣喘、胸痛、嘔吐、呃逆等。

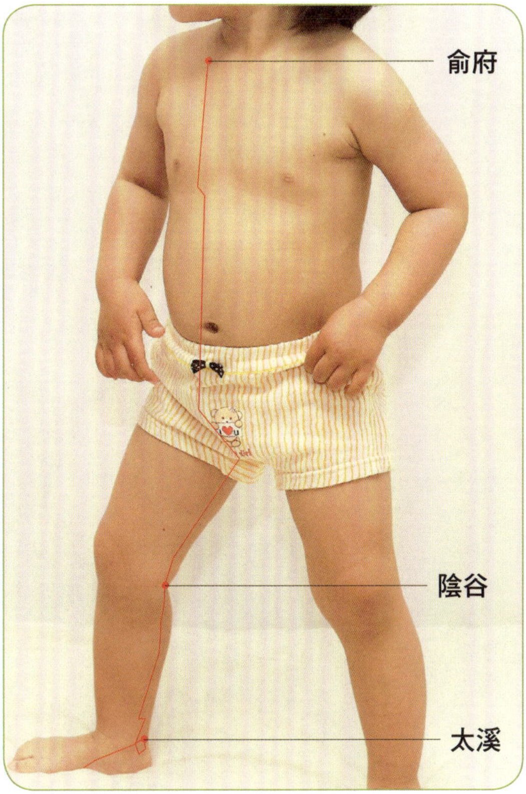

腎經常用穴位圖

手厥陰心包經

心包經主要保護心臟，維護心臟功能。主治心悸、心煩、胸悶、胸痛、氣喘、咳嗽等。常用保健穴位有：

天池穴：在胸部乳頭外側。主治胸痛、胸悶、咳嗽、痰多、氣喘等。

曲澤穴：肘橫紋中。主治心悸、胸悶、憋氣、心痛、嘔吐、煩躁、胃痛、肘臂痛、咳嗽等。

郄門穴：腕橫紋上五寸。主治心悸、胸痛、疔瘡、急病和熱病等。

勞宮穴：掌心凹陷處。主治中暑、心慌氣短、口舌生瘡、口臭等。

中沖穴：中指指甲根旁。主治舌下腫痛、中暑、小兒驚風、昏厥、口瘡等。

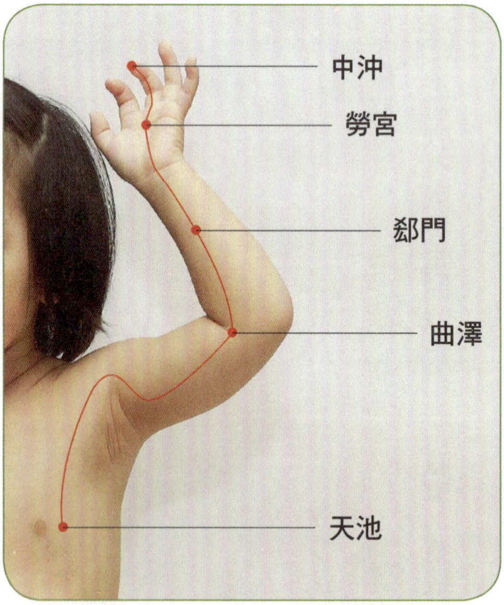

心包經常用穴位圖

手少陽三焦經

手少陽三焦經是氣和水的主要通道，調節水分代謝的重要經絡。

主治偏頭痛、耳痛、目眩、眼病、頭面熱病、中耳炎、耳聾耳鳴以及經脈循行所經過部位的其他病症。常用保健穴位有：

關沖穴：在無名指指甲根旁。主治頭痛、熱病、口乾、喉痛等。

中渚穴：當第四掌指關節的後方，第四、第五掌骨間凹陷處。主治口乾舌燥、夜裡口渴、小便淋瀝、久咳久喘、陰虛內熱、煩躁不安、牙痛、小便赤澀等。

陽池穴：在腕背橫紋中，當指伸肌腱的尺側緣凹陷處。主治食積腹痛、腸鳴、感冒、小兒驚風、癮疹、溼疹、手腳冰涼等。

外關穴：腕背側遠端橫紋上兩寸，尺骨與橈骨間隙中點。主治目赤腫痛、耳鳴、喉痺、頭面五官熱病、胸脅痛、臂痛、腕痛等。

絲竹空穴：眉梢末端凹陷處。主治頭痛、目眩、目赤痛、齒痛、癲癇、視物不明、面神經麻痺、小兒驚風、眼瞼跳動等。

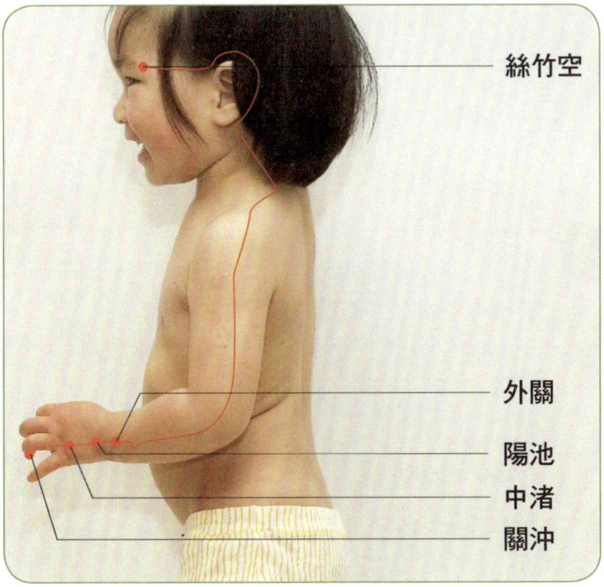

三焦經常用穴位圖

足厥陰肝經

足厥陰肝經主要調節氣血的流動、儲存血液，為肌腱輸送營養。

主治胸脅痛、小腹痛、疝氣、遺尿、小便不利、頭痛目眩、下肢痺痛、肝膽疾病、泌尿生殖系統疾病、眼科疾病和足厥陰肝經所過部位的疾病。

常用保健穴位有：

大敦穴：足大趾末節外側，距趾甲角○．一寸。主治遺尿、疝氣、癲狂、癲癇等。

太沖穴：在大腳趾與二趾交匯上兩指處。主治頭暈、遺尿、貧血、臍疝、四肢抽搐、癲癇等。

中封穴：位於人體的足背側，當足內踝前，商丘穴與解溪穴連線之間，脛骨前肌腱的內側凹陷處。主治疝氣、腰痛、小便不利、腹脹、小腹痛等。

曲泉穴：屈膝，在膝內側橫紋上方凹陷中。主治疝氣、小便不利、頭痛、目眩、癲狂、膝臏腫痛、下肢痿痺等。

章門穴：在側腹部，當第十一肋游離端的下方。主治消化不良、肝脾腫大、小兒疳積、腹痛、腹脹、嘔吐等。

期門穴：位於胸部，當乳頭直下，第六肋間隙，前正中線旁開四寸。主治膽囊炎、胸脅脹痛、嘔吐、黃疸、食欲不振、呃逆、泄瀉、完穀不化等。

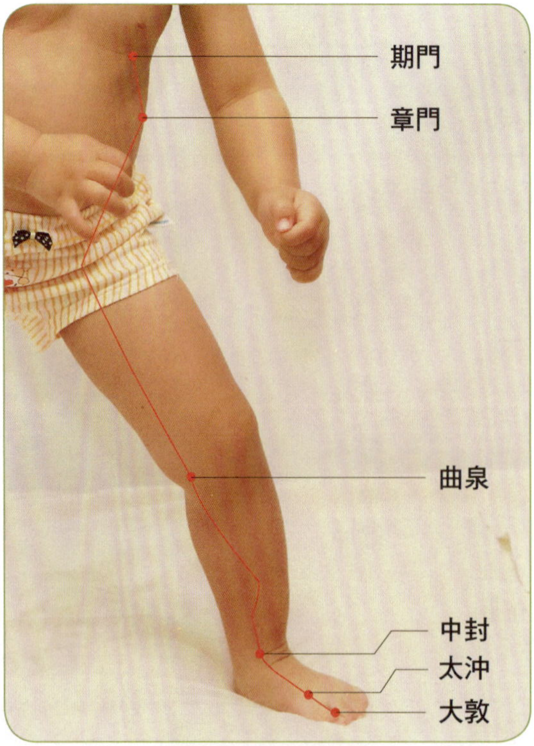

肝經常用穴位圖

足少陽膽經

足少陽膽經主要儲存膽汁，支配人的意識、行動。

主治頭面五官、胸脅等部位病症，肝膽疾病、熱病、神經系統以及本經脈所經過部位的病症。常用保健穴位有：

瞳子髎：眼魚尾紋旁。主治頭痛、目赤、迎風流淚、目痛、近視、眼睛脹痛等。

風池穴：耳後髮際邊凹陷處。主治小兒感冒、頭痛、發熱、無汗、眼睛痠澀、疲勞、頭眩暈、頸項強痛等。

肩井穴：在大椎穴與肩峰穴連線中點，肩部最高處。主治小兒感冒、頸項強痛、驚厥、頭痛、眼痛、肩膀痛、牙痛、上肢抬舉不利等。

京門穴：在側腰部，章門穴後一．八寸，當十二肋骨游離端的下方。主治腸鳴、泄瀉、腹脹、腰脅痛、腎虛腰痛、脊強脊痛等。

陽陵泉穴：膝蓋橫紋下一指，腓骨下邊緣。主治小兒驚風、肝炎、膽囊炎、口苦、嘔吐、黃疸、小兒多動症等。

丘墟穴：腳外踝骨前側處。主治頸項痛、腋下腫、外踝腫痛、腳扭傷、疝氣、瘧疾、目赤腫痛、目生翳膜、黃疸、口苦等。

俠溪穴：位於足背第四、第五趾之間的趾縫端，趾蹼緣後方赤白肉際處。主治頭痛、熱病、狂疾、偏頭痛、目外眥赤痛、目癢泣出、耳鳴、耳聾、胸脅支滿、膝外廉痛、小腹腫痛、腳背腫等。

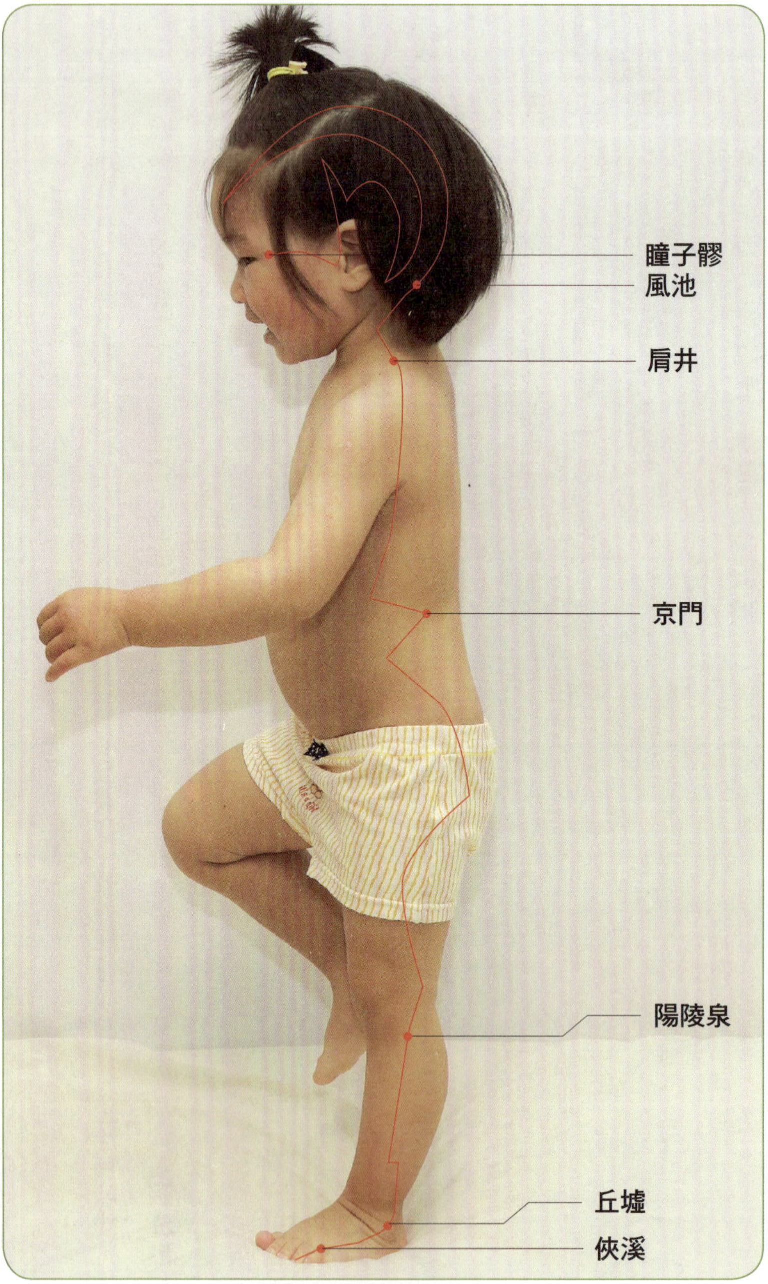

膽經常用穴位圖

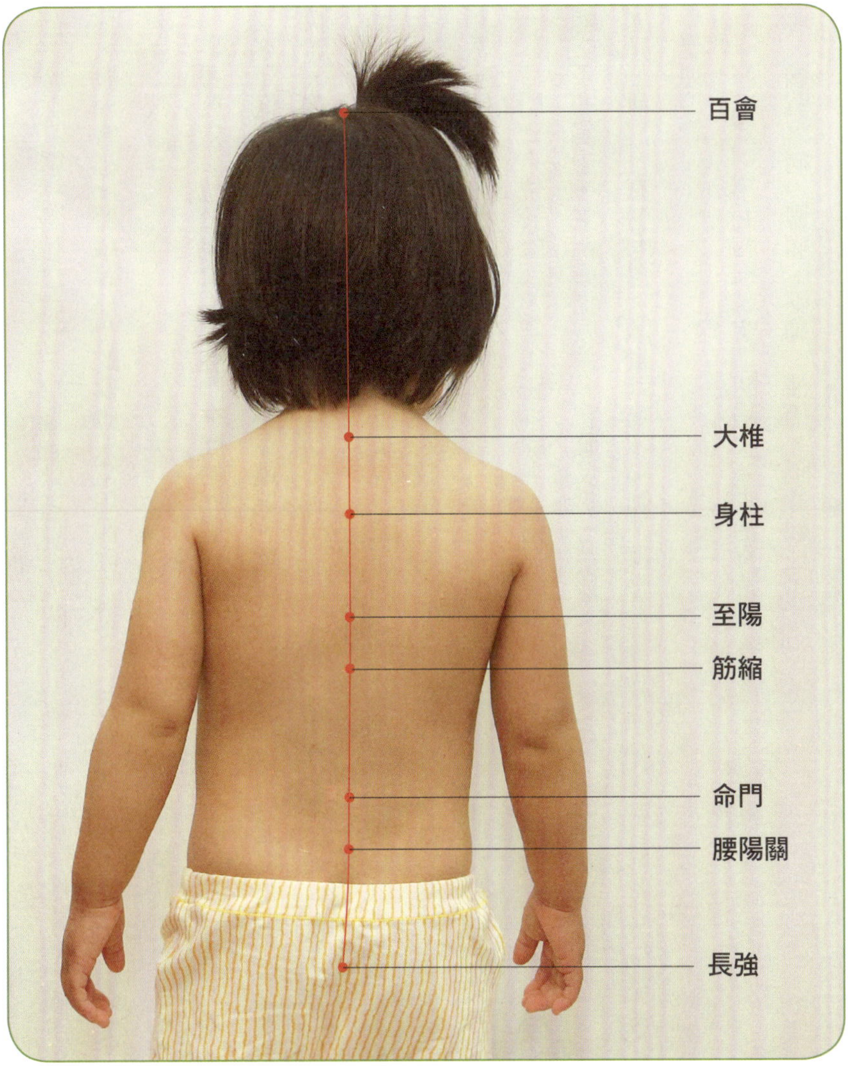

督脈常用穴位圖

督脈

督脈又稱「陽脈之海」，總督一身之陽經，關係大腦、脊椎、腎臟等部位的健康。常用保健穴位有：

長強穴：位於尾骨端與肛門之間的一個穴道，又名尾閭穴。主治腹瀉、便祕、小兒驚風、遺尿、脫肛、發燒等。

腰陽關穴：第四腰椎棘突下凹陷中，後正中線上，約以髂棘相平。主治腰脊痛、四肢厥冷、小便頻數、腰腿痛、遺尿等。

命門穴：位於腰部，當後正中線上，第二腰椎棘突下凹陷中。主治虛損腰痛、脊強反折、遺尿、尿頻、泄瀉、五勞七傷、頭暈耳鳴、癲癇、驚恐、手足逆冷等。

筋縮穴：第九胸椎棘突下凹陷中。主治脊背強急、腰背疼痛、胃痛、癲癇、抽搐、腰背神經痛、胃痙攣、胃炎、黃疸、癔病等。

至陽穴：第七胸椎棘突下凹陷中。主治胃痙攣、膽絞痛、膽囊炎、膈肌痙攣、肋間神經痛等。

身柱穴：第三胸椎棘突下凹陷中。主治身熱頭痛、咳嗽、氣喘、驚厥、癲狂癇證、腰脊強痛、疔瘡發背。

大椎穴：第七頸椎棘突下凹陷中。主治感冒、熱病、瘧疾、咳嗽、喘逆、項強、肩背痛、腰脊強、角弓反張、小兒驚風、癲狂癇證、五勞虛損、中暑、霍亂、嘔吐、黃疸、風疹等。

百會穴：當前髮際正中上五寸。主治頭痛、頭重腳輕、痔瘡、目眩、失眠、焦躁、脫肛、泄瀉、心悸、健忘等。

任脈

任脈又稱「陰脈之海」，總任一身之陰經，關係胸部、腹部、子宮等疾病。

主治少腹、臍腹、胃脘、胸、頸、咽喉、頭面等局部病症和相應的內臟病症以及神志病。常用保健穴位有：

承漿穴：在面部，當頦唇溝的正中凹陷處。主治口眼歪斜、唇緊、面腫、齒痛、齒衄、齦腫、流涎、口舌生瘡、暴喑不言、小兒口噤、小便不禁、癲癇等。

膻中穴：位於兩乳頭連線的中點。主治咳嗽、氣喘、咯唾膿血、胸痺心痛、心悸、心煩、噎嗝等。

中脘穴：位於人體上腹部，前正中線上，當臍中上四寸。主治胃脘痛、腹脹、嘔吐、呃逆、食不化、疳積、黃疸、腸鳴、泄利、便祕、哮喘、頭痛、失眠、驚悸、癲狂、驚風等。

神闕穴：即肚臍，又名臍中。主治腹痛、泄瀉、脫肛、水腫、虛脫、腹脹、嘔吐、食積等。

氣海穴：臍下一．五寸，腹中線上。主治虛脫、形體羸瘦、臟氣衰憊、乏力、水穀不化、繞臍疼痛、腹瀉、痢疾等。

關元穴：在臍下三寸，腹中線上。主治遺尿、尿頻、尿瀦留、尿道痛、失眠症、手腳冰冷、蕁麻疹等。

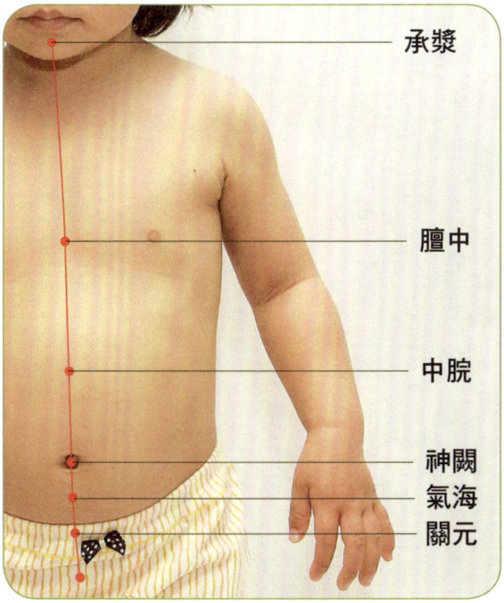

任脈常用穴位圖

三、小兒艾灸同身寸取穴法

同身寸取穴法是針灸推拿取穴的比量方法，是以患者的手指做為比量標準，確定腧穴位置的方法。同身寸取穴法在臨床上分為三種：中指同身寸、拇指同身寸、橫指同身寸等。

中指同身寸

是以患者的中指中節屈曲時，手指內側兩端橫紋頭之間的距離看作一寸，可用於四肢頭部縱向比量取穴和背部橫向比量取穴。

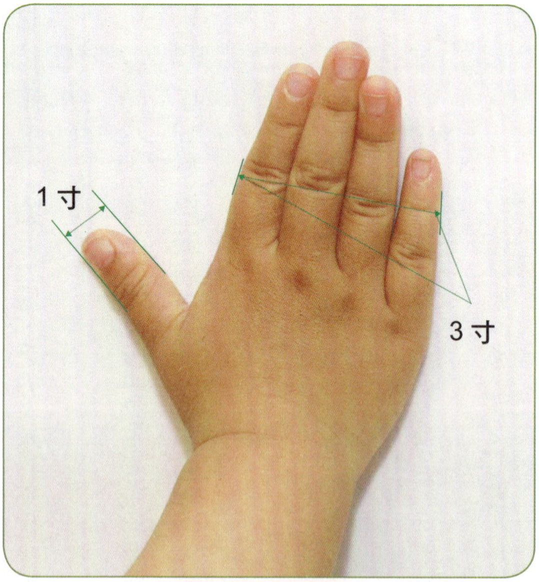

同身寸取穴法

拇指同身寸

是以患者伸直的拇指指骨關節橫紋兩端之間的距離做為一寸，主要適用於四肢部的直寸取穴。

橫指同身寸

也叫「一夫法」，是讓患者將食指、中指、無名指和小指這四指併攏，以中指中節（第二節）橫紋處為準，四指橫寬做為三寸，用於四肢部與腹部取穴。

以上所說的「寸」，並沒有具體數值。「同身寸」中的「一寸」在不同的人身體上都是不同長短的；較高的人「一寸」要比較矮的人「一寸」要長，這是由身體比例決定的。所以「同身寸」只適用於個人身上，不能用自己的「同身寸」在別人身上找穴位，這樣做是找不準穴位的。

四、小兒艾灸常用穴位

頭面部穴位——

百會穴

取穴：位於頭部，當前髮際正中直上五寸或取兩耳尖連線與頭正中線相交處，按壓有凹陷，即為此穴。

功效：升陽舉陷，益氣固脫。

主治：小兒頭痛、頭重腳輕、目眩、失眠、焦躁、驚風、脫肛、遺尿等病症。

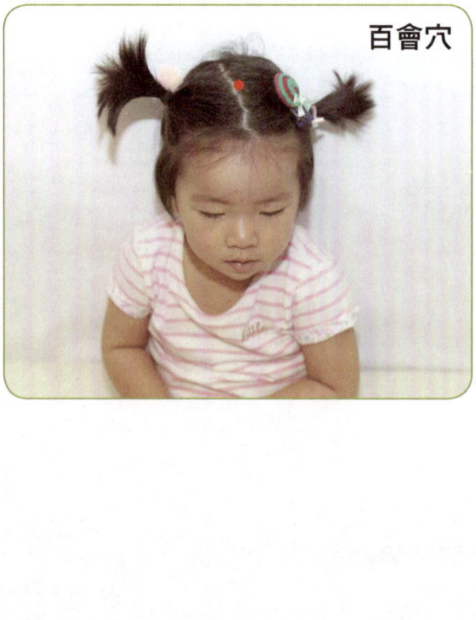

通天穴

取穴：位於頭部，前髮際正中直上四寸，旁開一．五寸。

功效：清熱袪風，通利鼻竅。

主治：小兒頭痛、頭重眩暈、鼻塞、鼻出血、鼻淵等病症。

印堂穴

取穴：位於額部，兩眉頭連線中點即是。

功效：清頭明目，通鼻開竅。

主治：小兒頭痛、感冒、鼻塞、驚風、流鼻水、鼻炎、目眩、目赤腫痛等病症。

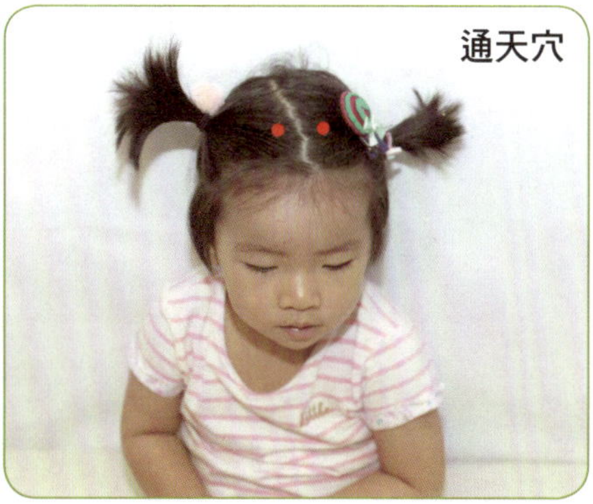

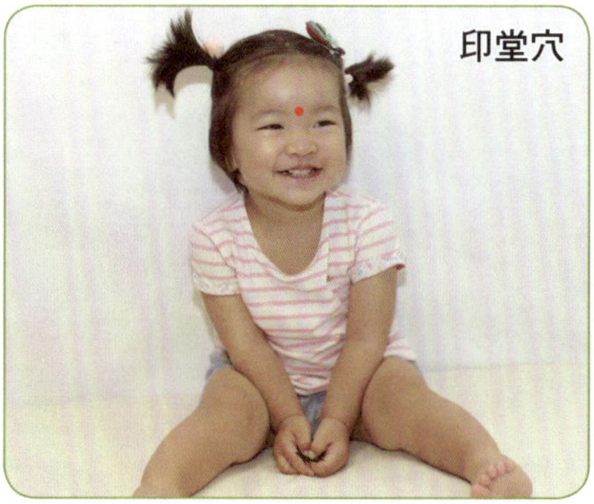

上星穴

取穴：位於頭部，當前髮際正中直上一寸處。

功效：息風清熱，寧神通鼻。

主治：小兒頭痛、目赤腫痛、迎風流淚、面赤腫、鼻淵、鼻衄、鼻息肉、鼻癰、癲狂、癇證、小兒驚風、瘧疾、熱病等病症。

聽宮穴

取穴：位於面部，耳屏前，下頜骨髁狀突的後方，張口時呈凹陷處。

功效：聰耳開竅，祛風止痛。

主治：小兒耳鳴、耳聾、中耳炎、外耳道炎、聾啞、牙痛、頭痛、目眩頭昏等病症。

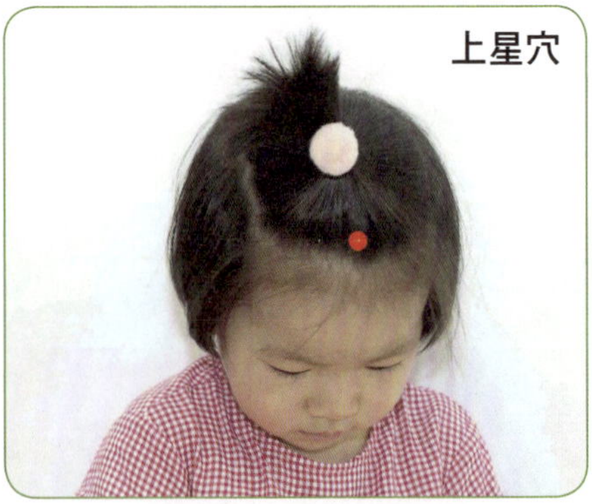

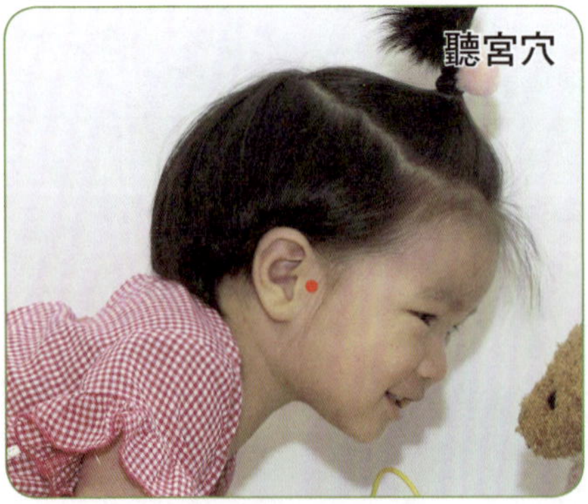

角孫穴

取穴：位於頭側部，折耳廓向前，當耳尖直上入髮際處。

功效：清頭明目，消腫止痛。

主治：小兒耳部紅腫、腮腺炎、牙齦炎、目赤腫痛、目翳等病症。

風池穴

取穴：位於項部，當枕骨之下，與風府相平，胸鎖乳突肌與斜方肌上端之間的凹陷處。

功效：發汗解表，祛風散寒。

主治：小兒感冒、頭痛、眩暈、發熱無汗、頸項強痛、目赤腫痛、目淚出、鼻淵、鼻衄、耳聾、口眼歪斜、瘧疾、熱病等病症。

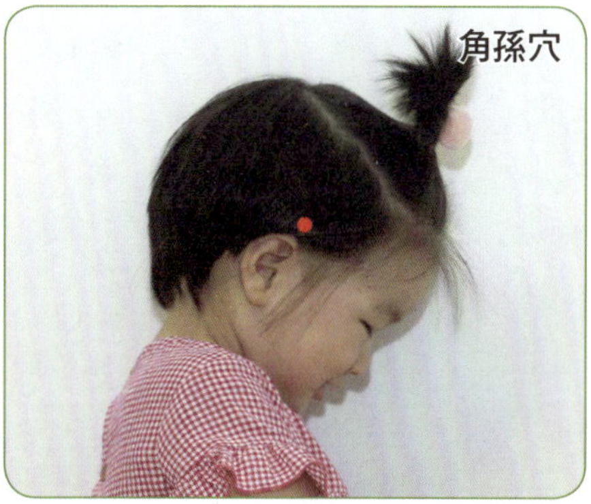

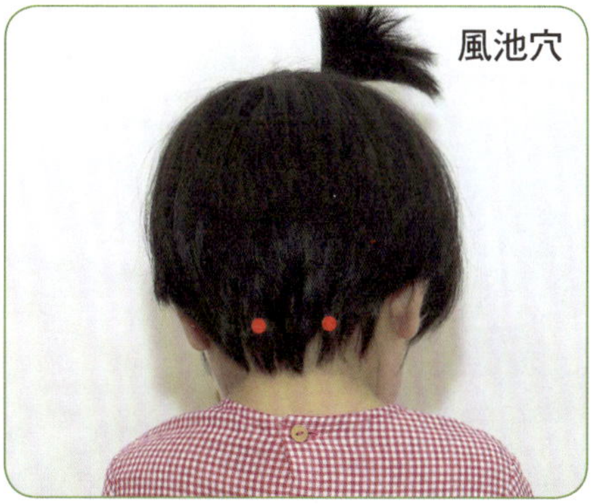

天柱穴

取穴：位於項部，斜方肌外緣之後髮際凹陷中，後髮際正中旁開一．三寸。

功效：發汗解表，祛風散寒。

主治：小兒頸椎痠痛、落枕、目眩、頭痛、項強、鼻塞、肩背痛、熱病、眼睛疲勞等病症。

頰車穴

取穴：位於面頰部，下頷角前上方，大約一橫指處，咀嚼時肌肉隆起時出現的凹陷處。

功效：祛風清熱，消炎止痛。

主治：小兒牙痛、牙髓炎、冠周炎、急慢性腮腺炎、面神經麻痺、牙關緊閉、口眼歪斜、下頷關節炎等病症。

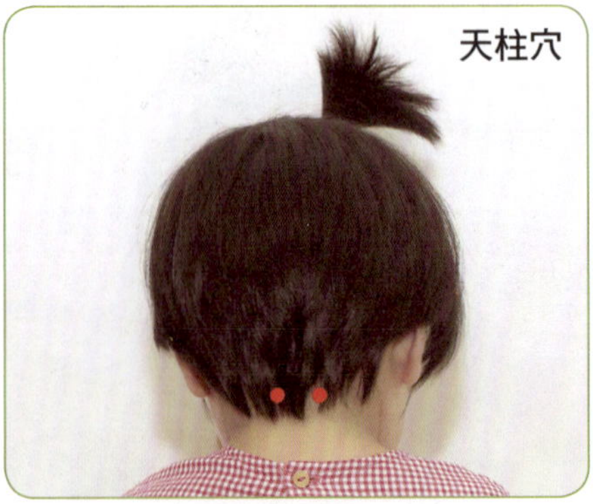

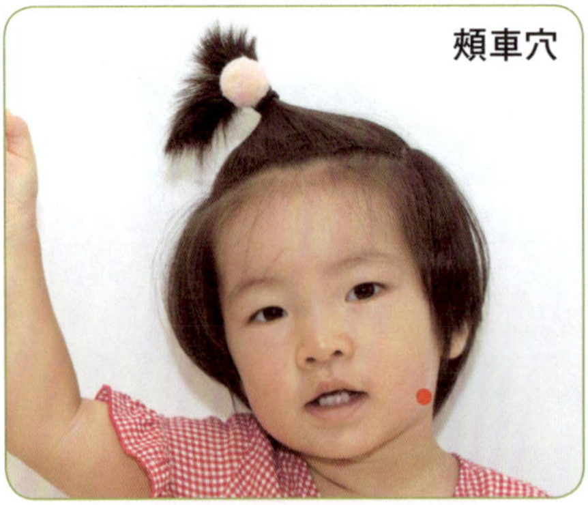

胸腹部穴位——

天突穴

取穴：位於頸部，當前正中線上胸骨上窩中央。

功效：降逆止嘔，理氣平喘。

主治：小兒咳嗽、哮喘、嘔吐、咽喉腫痛、舌下急、咽喉炎、扁桃腺炎等病症。

膻中穴

取穴：位於胸部，前正中線，平第四肋間，兩乳頭連線的中點。

功效：理氣止痛，止咳平喘。

主治：小兒氣喘、咳嗽、吐奶、胸痛、哮喘、心煩、胸悶等病症。

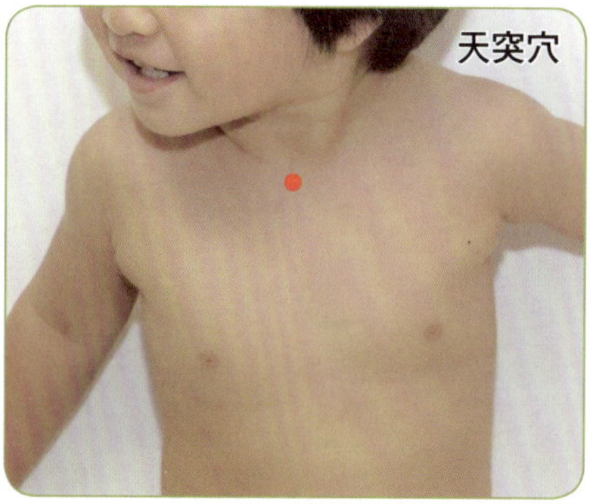

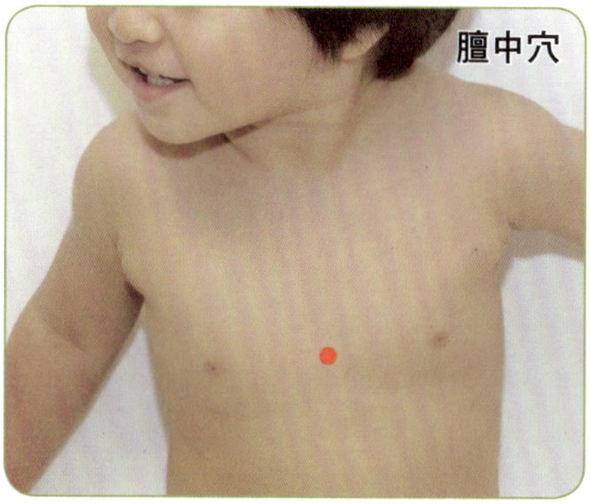

中庭穴

取穴：位於胸部，當前正中線上，平第五肋間，即胸劍結合部。

功效：寬胸理氣，和胃降逆。

主治：小兒吐乳、胸脅支滿、胸腹脹滿、嘔吐、心痛、梅核氣、食管炎、食管狹窄、賁門痙攣等病症。

中府穴

取穴：位於胸部，胸前壁的外上方，雲門穴下一寸，前正中線旁開六寸，平第一肋間隙處。

功效：清肺散熱，止咳平喘。

主治：小兒咳嗽、氣喘、胸悶胸痛、中氣不足、腹脹、消化不良、水腫、肩背痛等病症。

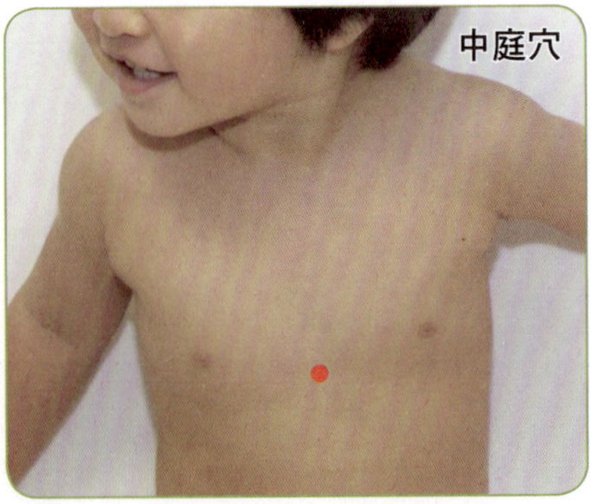

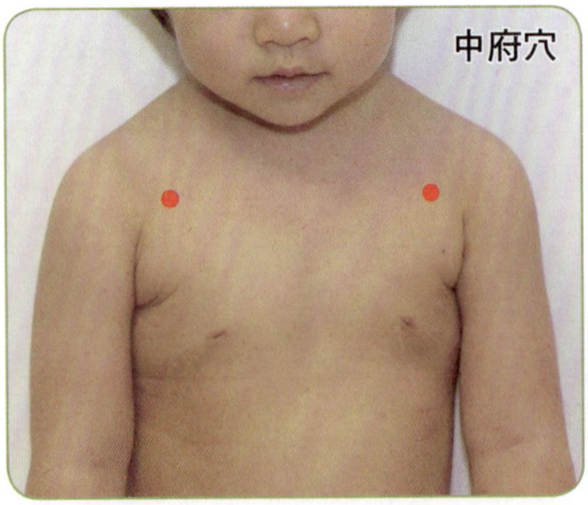

缺盆穴

取穴：位於胸部，鎖骨上窩中央，距前正中線四寸。

功效：宣肺止咳，調理氣血。

主治：小兒咽喉腫痛、咳嗽、氣喘、胸悶、胸痛、中氣不足、頸肩痛等病症。

巨闕穴

取穴：位於上腹部，前正中線上，當臍中上六寸。

功效：寬胸理氣，舒經止痛。

主治：小兒胸痛、心痛、心煩、驚悸、癲狂、癇證、胸滿氣短、咳逆上氣、腹脹暴痛、嘔吐、呃逆、噎嗝、吞酸、黃疸、泄利等病症。

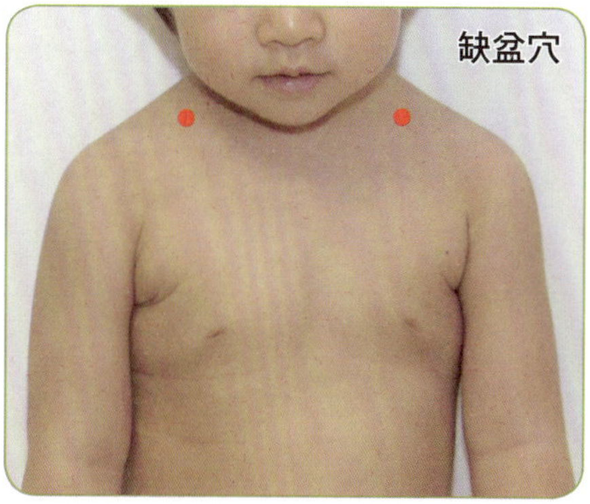

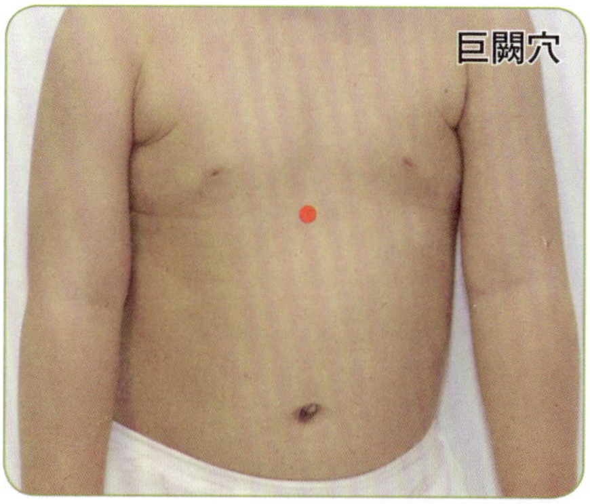

中脘穴

取穴：位於上腹部，前正中線上，當臍中上四寸。

功效：健脾養胃，降逆利水。

主治：小兒腹脹、腹瀉、腹痛、腹鳴、吞酸、嘔吐、便祕、黃疸等病症。

下脘穴

取穴：位於上腹部，前正中線上，當臍中上兩寸。

功效：健脾養胃，疏導水溼。

主治：小兒便祕、腹瀉、腹痛、胃痛、嘔吐、呃逆、食穀不化、腸鳴、痞塊、虛腫等病症。

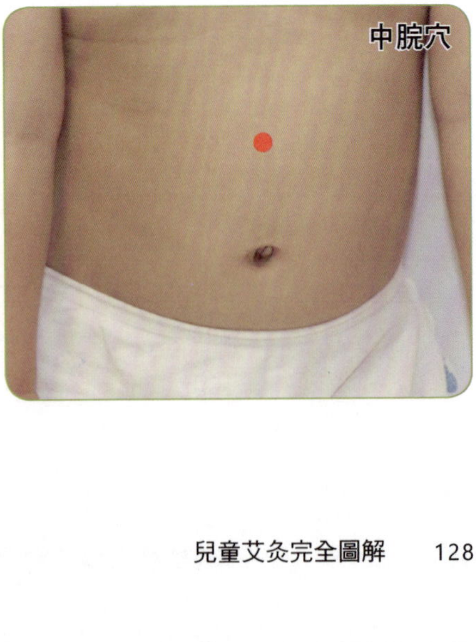

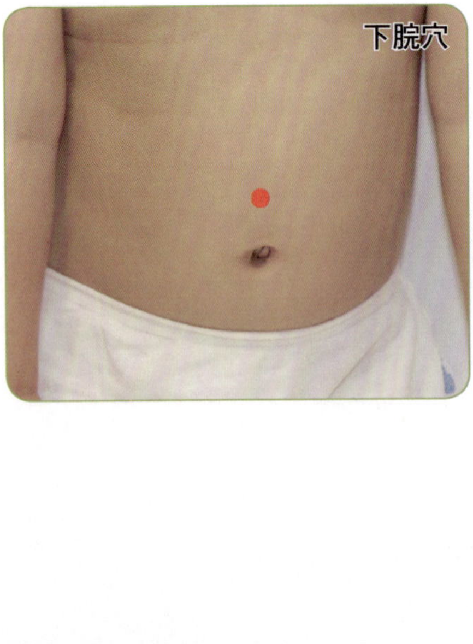

水分穴

取穴：位於上腹部，前正中線上，當臍中上一寸。

功效：健脾化溼，利水消腫。

主治：小兒水腫、小便不通、尿路感染、腹水、腸鳴、腹瀉、腹痛、反胃、吐食、小兒囟陷等病症。

神闕穴（肚臍）

取穴：位於腹中部，臍中央。

功效：溫陽散寒，消食導滯。

主治：小兒腹痛、久瀉、脫肛、水腫、虛脫、消化不良、疳積、腹脹等病症。

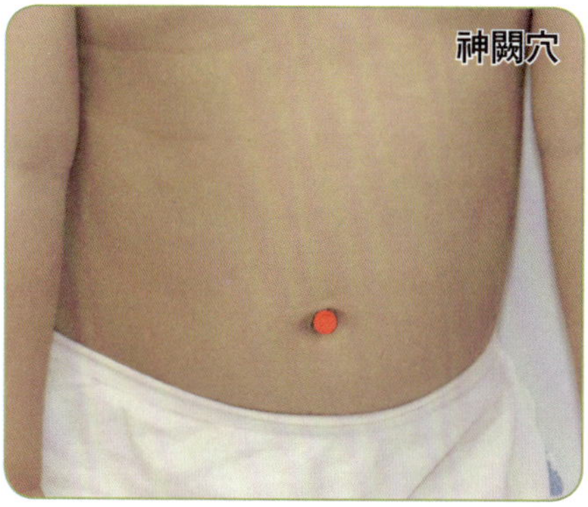

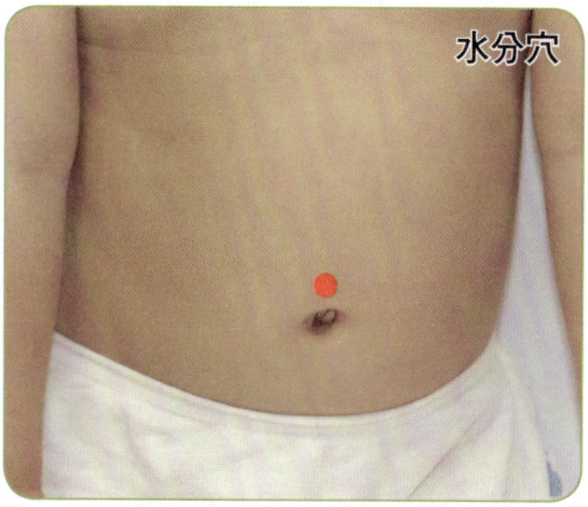

章門穴

取穴：位於側腹部，當第十一肋游離端的下方。屈肘合腋時肘尖正對的地方就是。

功效：舒肝健脾，理氣散結。

主治：小兒消化不良、肝脾腫大、疳積、腹痛、腹脹、腹瀉、脅痛、痞塊、腎炎等病症。

天樞穴

取穴：位於腹中部，臍中旁開兩寸。

功效：消食導滯，通便止痛。

主治：小兒腹痛、腹脹、便祕、腹瀉、痢疾、食積不化、急慢性腸胃炎等病症。

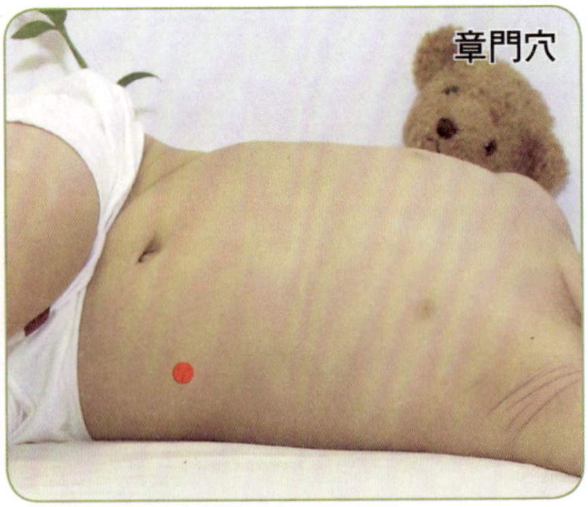

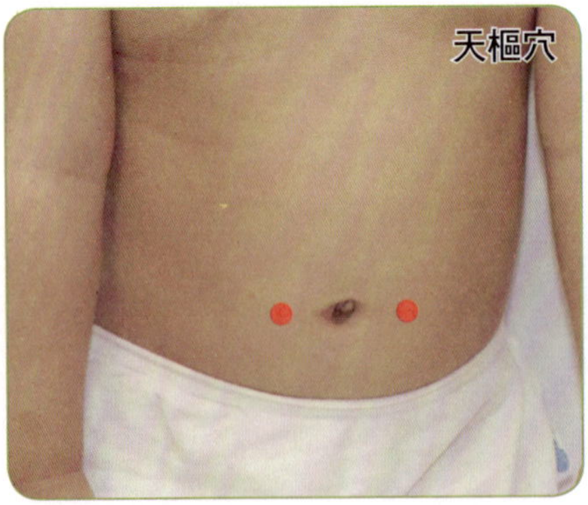

氣海穴

取穴：位於下腹部，前正中線，臍下一・五寸。

功效：補益氣血，強健脾腎。

主治：小兒發育不良、形體羸瘦、臟氣衰憊、乏力、水穀不化、繞臍疼痛、腹瀉、痢疾、便祕、小便不利、遺尿、疝氣等病症。

關元穴

取穴：位於下腹部，前正中線，臍下三寸。

功效：培補元氣，泄濁通淋。

主治：小兒遺尿、尿血、尿頻、尿瀦留、尿道痛、手腳冰冷、蕁麻疹、小腹疼痛、疝氣、消化不良、吐瀉、食欲不振、慢性腹瀉、虛性腹脹、脫肛等病症。

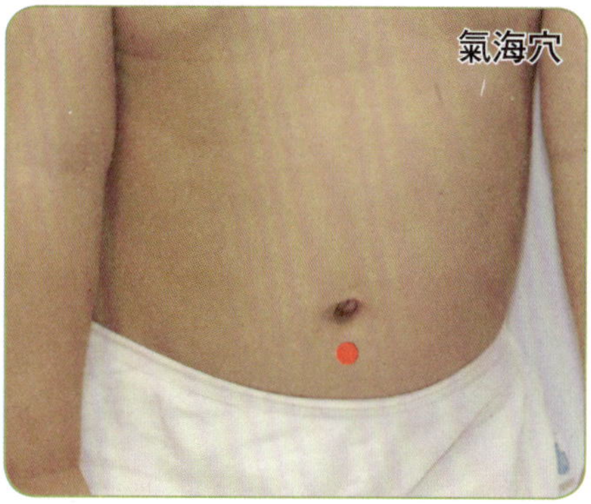

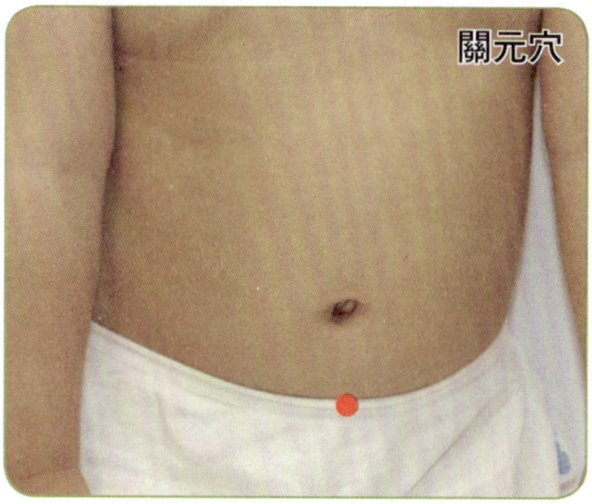

大橫穴

取穴：位於腹中部，臍中旁開四寸。

功效：溫中散寒，調理腸胃。

主治：小兒脾胃虛寒、泄瀉、便祕、腹痛等病症。

水道穴

取穴：位於下腹部，當臍中下三寸，距前正中線兩寸。

功效：清熱利溼，利水消腫。

主治：小兒小腹脹滿、睪丸鞘膜積液、小便不利、膀胱溼熱、水腫、尿瀦留、小腹脹痛、遺尿、疝氣、腎炎等病症。

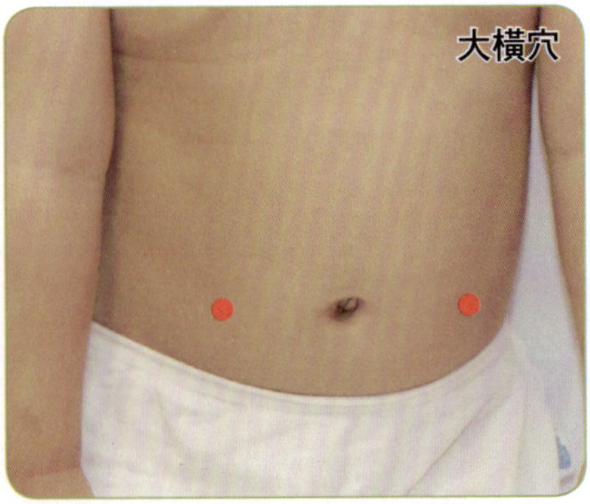

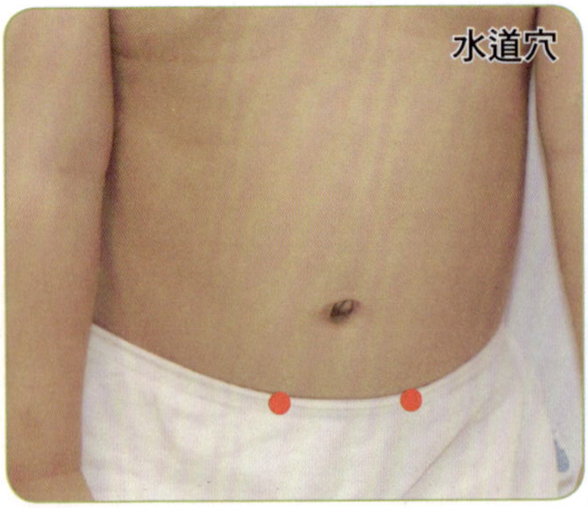

肩背腰骶部穴位——

大椎穴

取穴：位於頸部，第七頸椎棘突下凹陷處。

功效：清熱解表，升陽補虛。

主治：小兒感冒、熱病、瘧疾、咳嗽、喘逆、項強、肩背痛、腰脊強、角弓反張、小兒驚風、癲狂癇證、五勞虛損、七傷乏力、中暑、霍亂、嘔吐、黃疸、風疹、小兒麻痺後遺症、小兒舞蹈病等病症。

肩井穴

取穴：位於肩部，當大椎與肩峰端連線的中點，即乳頭正上方與肩線交接處。

功效：祛風清熱，通經活絡。

主治：小兒肩痠痛、頭痠痛、頭重腳輕、眼睛疲勞、耳鳴、上肢抬舉不利、落枕等病症。

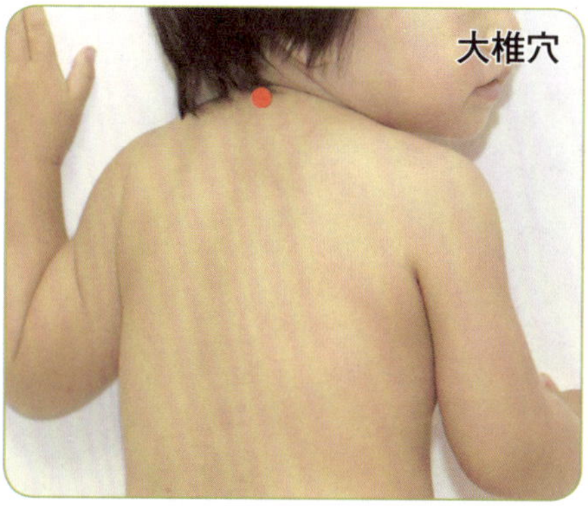

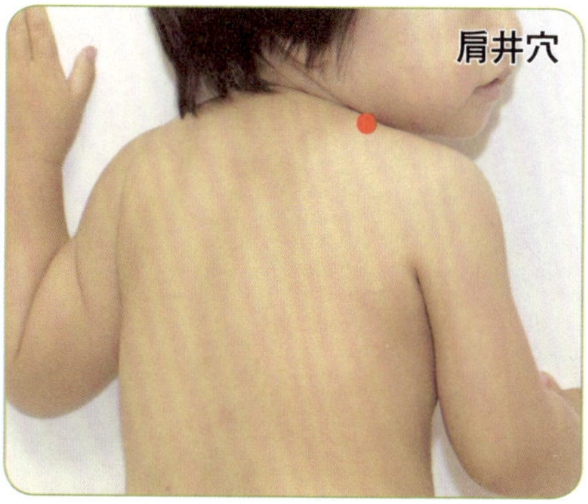

定喘穴

取穴：位於背部，第七頸椎棘突下（大椎穴），旁開〇・五寸處。

功效：止咳平喘，宣肺理氣。

主治：小兒哮喘、支氣管炎、支氣管哮喘、百日咳、落枕、肩背痛等病症。

風門穴

取穴：位於背部，當第二胸椎棘突下，旁開一・五寸。

功效：解表通絡，祛風散寒。

主治：小兒傷風、咳嗽、發熱、頭痛、項強、胸背痛等病症。

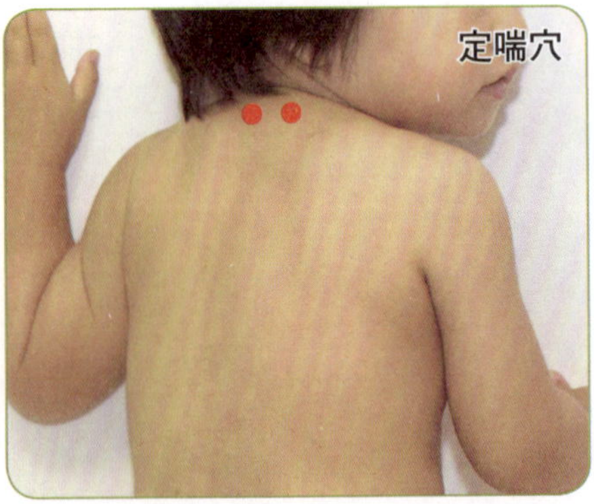

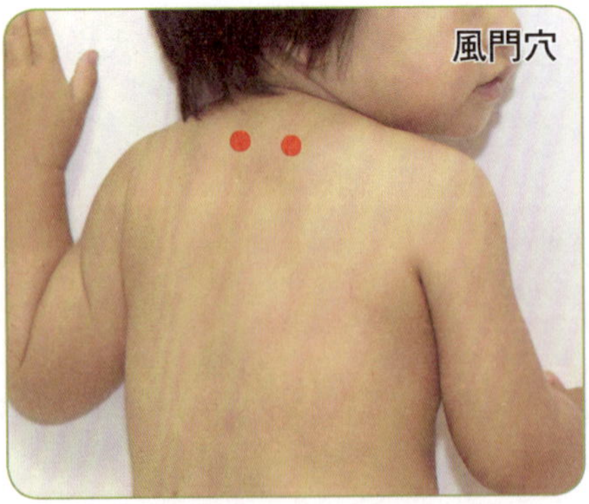

身柱穴

取穴：位於背部，第三胸椎棘突下凹陷處。

功效：補氣益陽，強身健腦。

主治：小兒身熱、咳嗽、氣喘、驚厥、癲癇、脊背強痛、疔瘡、百日咳、支氣管炎、肺炎、肺結核、消化不良、吐乳、食欲不振、驚風、癔病等病症。

天宗穴

取穴：位於肩胛部，大致在肩胛骨的正中，岡下窩中央凹陷處，與第四胸椎相平。

功效：舒經活絡，理氣消腫。

主治：小兒腦癱、小兒麻痺後遺症、小兒肌性斜頸、假性發育、肩背疼痛、項強、胸脅支滿等病症。

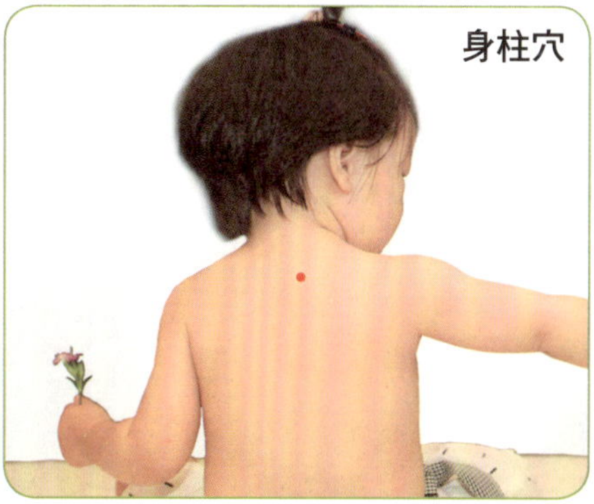

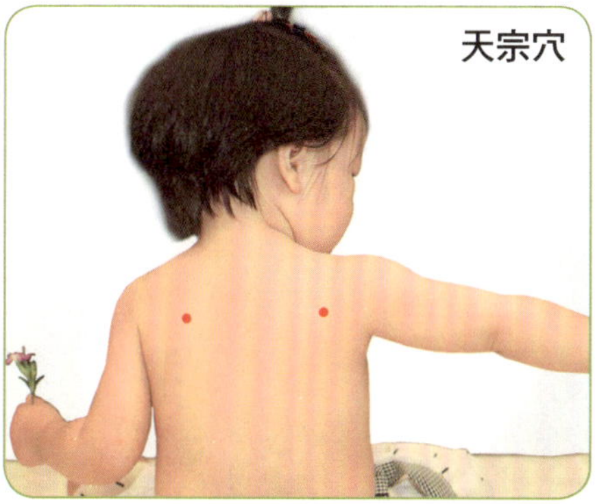

肺俞穴

取穴：位於背部，第三胸椎棘突下，旁開一・五寸。

功效：舒風解表，宣肺止咳。

主治：小兒咳嗽、氣喘、吐血、流涕、胸悶、胸痛、龜背、骨蒸、潮熱、盜汗、鼻塞、鼻炎等病症。

靈台穴

取穴：位於背部，第六胸椎棘突下凹陷中。

功效：益氣補陽，祛風散寒。

主治：小兒喘哮久咳、脊痛項強、寒熱感冒、脾熱、癰疽疔瘡等病症。

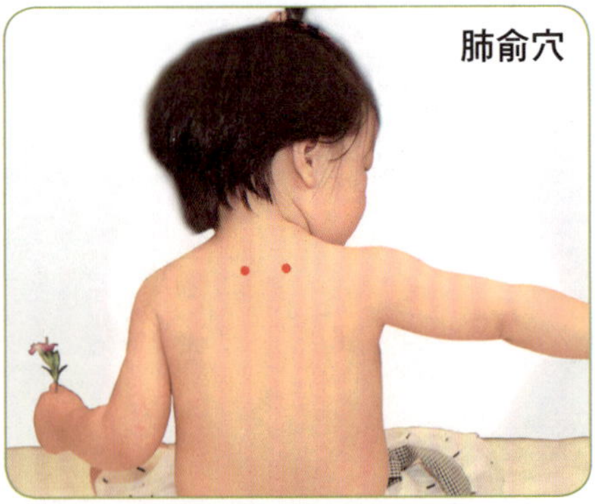

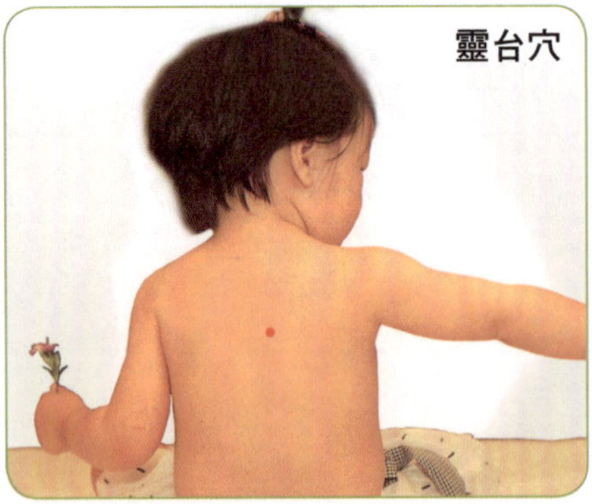

膈俞穴

取穴：位於背部，第七胸椎棘突下，旁開一．五寸處。

功效：理氣寬胸，活血通脈。

主治：小兒慢性出血性疾病、貧血、呃逆、神經性嘔吐、蕁麻疹、皮膚病、潮熱、盜汗等病症。

肝俞穴

取穴：位於背部，第九胸椎棘突下，旁開一．五寸。

功效：疏肝理氣，行氣止痛。

主治：小兒黃疸、脅痛、胃痛、吐血、衄血、眩暈、夜盲、目赤痛、青光眼、癲狂、癇症、脊背痛、急慢性肝炎、膽囊炎、神經衰弱、肋間神經痛等病症。

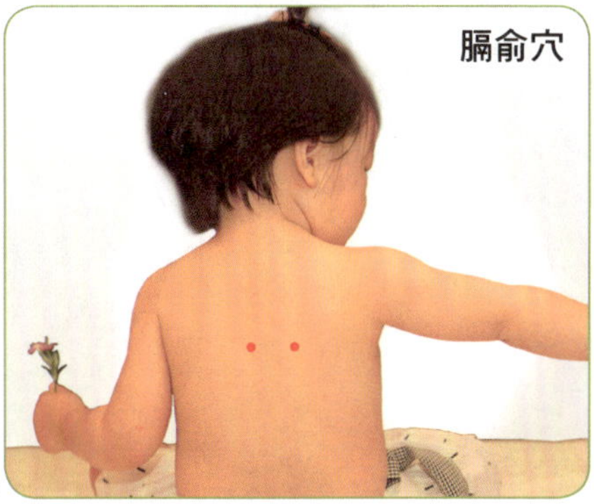

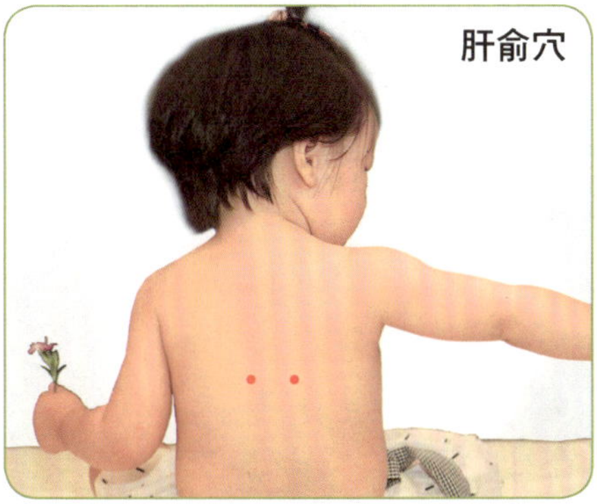

膽俞穴

取穴：位於背部，第十胸椎棘突下，旁開一．五寸。

功效：寬胸理氣，清利溼熱。

主治：小兒膽囊炎、肝炎、黃疸、口苦、脅痛、胸悶、胸膜炎、貧血、肺結核、潮熱等病症。

脾俞穴

取穴：位於背部，第十一胸椎棘突下，旁開一．五寸。

功效：健脾利溼，和胃益氣。

主治：小兒胃潰瘍、胃炎、胃下垂、胃痙攣、胃擴張、胃出血、神經性嘔吐、消化不良、腸炎、痢疾、肝炎、貧血、進行性肌營養不良、肝脾腫大、慢性出血性疾病、腎下垂、腎炎、小兒夜盲、蕁麻疹、背痛以及其他慢性虛損性疾病等病症。

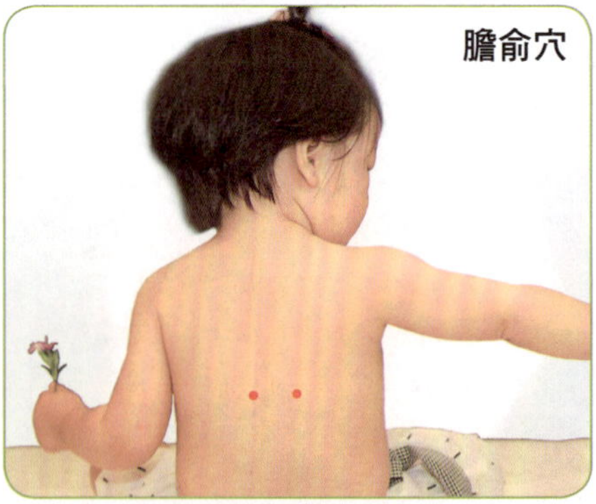

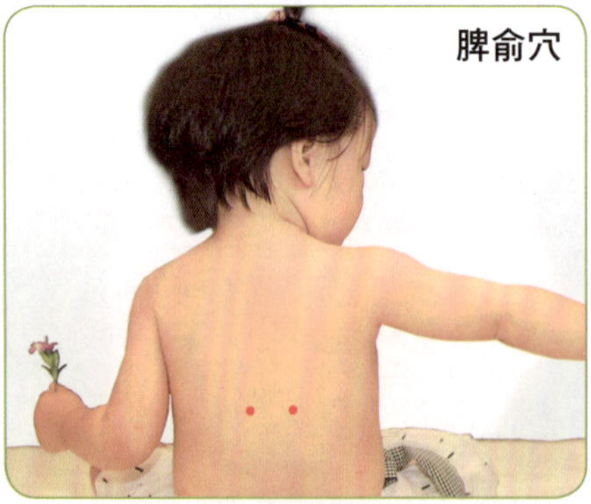

命門穴

取穴：位於腰部，第二腰椎棘突下凹陷處。

功效：溫腎壯陽，利水消腫。

主治：小兒遺尿、五更瀉、手腳冰涼、耳鳴、耳聾、頭痛、水腫、哮喘、脫肛、腹脹、腹痛、發育不良、疳積、肥胖、五軟五遲（五軟：頭項軟、口軟、手軟、足軟、肌肉軟；五遲：立遲、行遲、語遲、髮遲、齒遲）等病症。

腎俞穴

取穴：位於腰部，第二腰椎棘突下，旁開一．五寸。

功效：益腎壯陽，聰耳定喘。

主治：小兒腹痛、腹瀉、佝僂病、便祕、遺尿、水腫、耳鳴、耳聾、腰痛、下肢痿軟無力等病症。

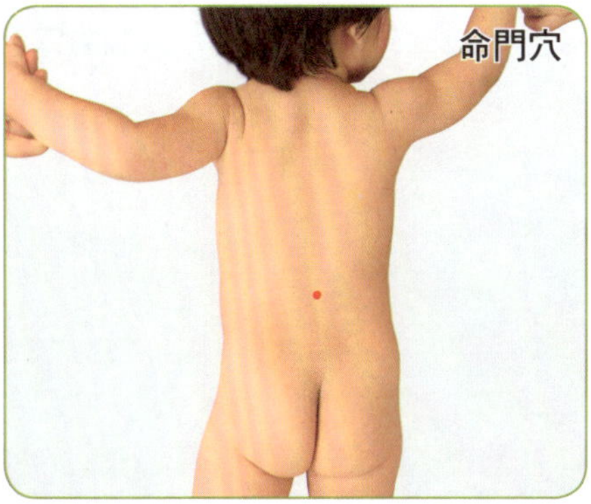

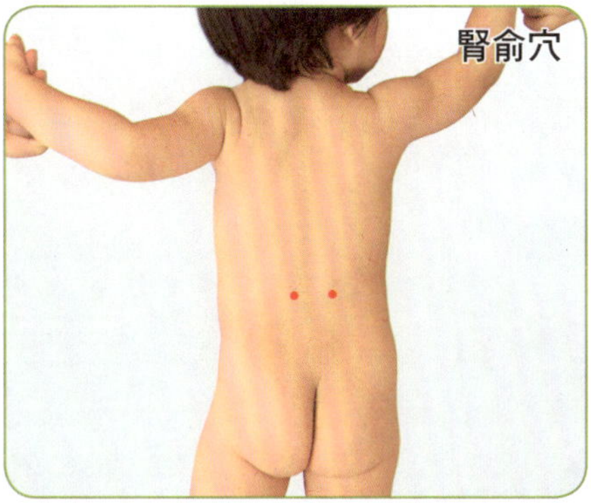

腰陽關穴

取穴：位於腰部，第二腰椎棘突下凹陷處。

功效：補腎強腰，強健骨骼。

主治：小兒麻痺症、腹痛、腹瀉、佝僂病、便祕、遺尿、水腫、耳鳴、耳聾、腰痛、下肢痿軟無力等病症。

大腸俞穴

取穴：位於腰部，第四腰椎棘突下，旁開一・五寸。

功效：理氣降逆，調和腸胃。

主治：小兒消化不良、坐骨神經痛、腎炎、腹脹、腹瀉、便祕、咳嗽、腰痛等病症。

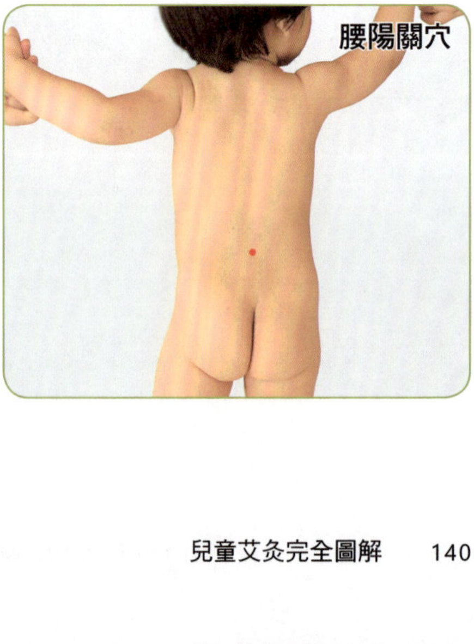

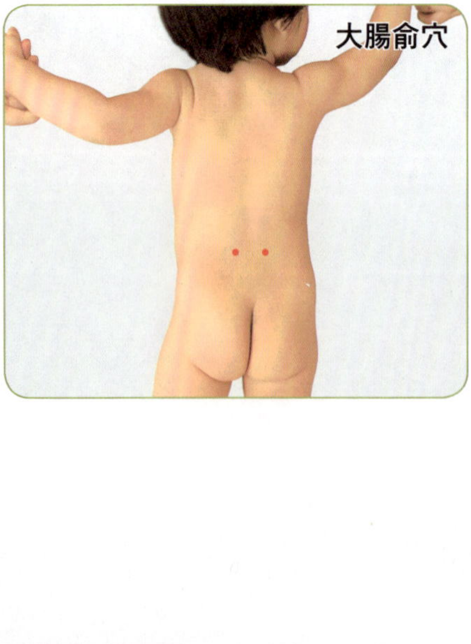

小腸俞穴

取穴：位於骶部，當骶正中脊旁一．五寸，平第一骶後孔。

功效：行氣利溼，通經散熱。

主治：小兒遺尿、尿血、小腹脹痛、泄瀉、痢疾、疝氣、腰腿疼等病症。

長強穴（龜尾穴）

取穴：位於尾骨尖端與肛門連線的中點處。

功效：通調督脈，通經散熱。

主治：小兒發熱、便血、遺尿、痔瘡、脫肛、泄瀉、便祕、腰脊痛、驚風、尾骶骨痛、癇症、腰神經痛等病症。

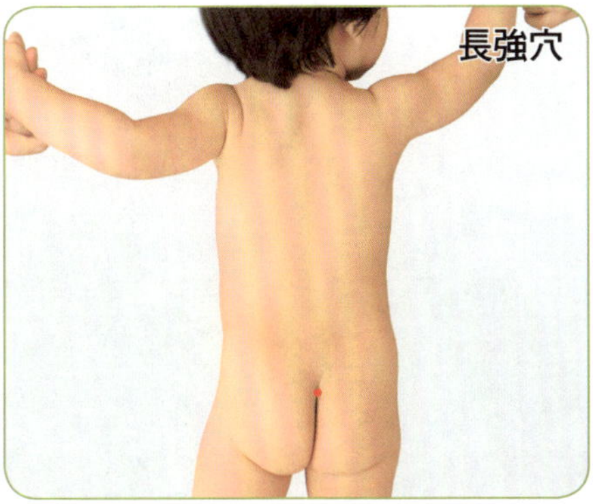

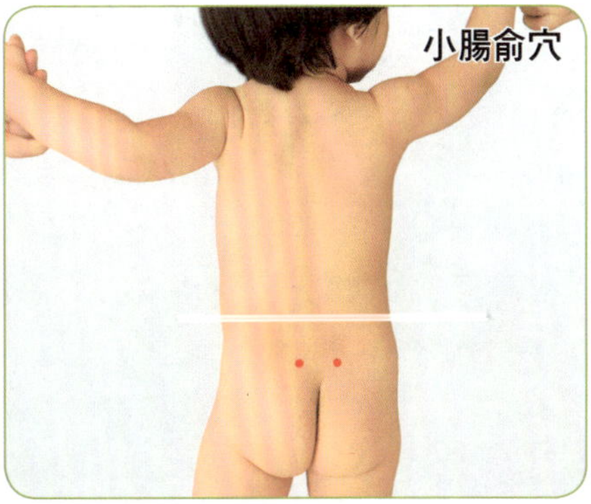

上肢部穴位——

天府穴

取穴：位於前臂內側面，肱二頭肌橈側緣，腋前紋頭下三寸處。

功效：舒經活絡，寬胸理肺。

主治：小兒咳嗽、喘息、鼻衄、癭氣、熱病汗不出、咽腫、過敏性鼻炎、上臂前外側痛等病症。

曲池穴

取穴：位於肘橫紋外側端，屈肘，當尺澤穴與肱骨外上髁連線中點。

功效：散風清熱，調和營衛。

主治：小兒皮膚粗糙、手肘疼痛、眼疾、牙疼；上肢癱、麻、痛；貧血、咽喉腫痛、牙痛、目赤腫痛、瘰鬁、癮疹、熱病上肢不遂、手臂腫痛、腹痛、吐瀉、癲狂等病症。

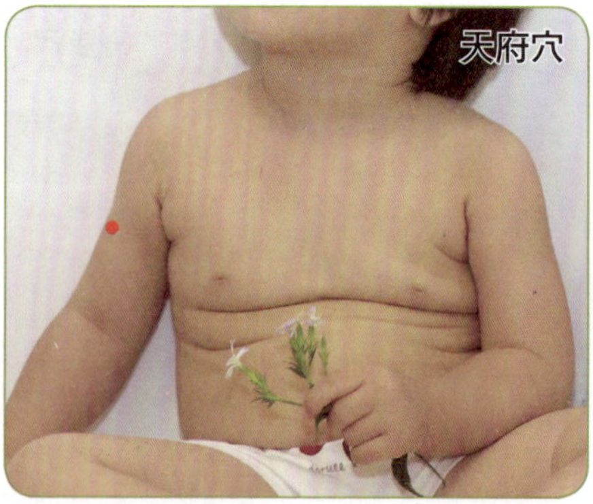

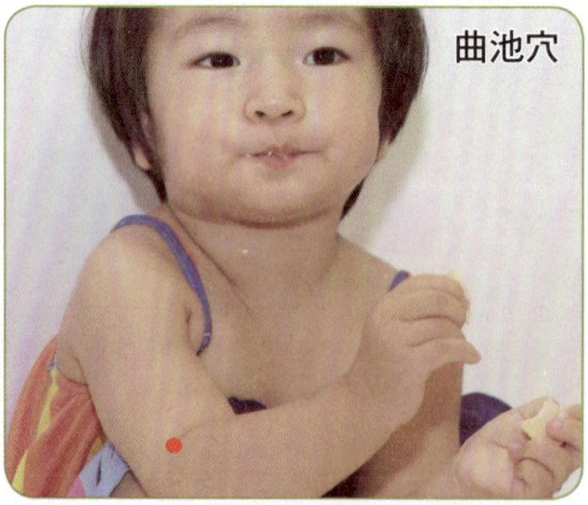

尺澤穴

取穴：位於肘橫紋中，肱二頭肌腱橈側凹陷處。

功效：清肺散熱，止咳平喘。

主治：小兒喉嚨疼痛、咳嗽、咳血、哮喘、感冒、肘部疼痛、手臂疼痛、心悸、肺炎、氣管炎、心煩、過敏、午後潮熱等病症。

內關穴

取穴：位於前臂正中，腕橫紋上兩寸。

功效：寧心安神，理氣止痛。

主治：小兒暈車、手臂疼痛、頭痛、眼睛充血、噁心想吐、胸肋痛、上腹痛、心絞痛、胃痛、嘔吐、失眠、呃逆、腹瀉、精神異常等病症。

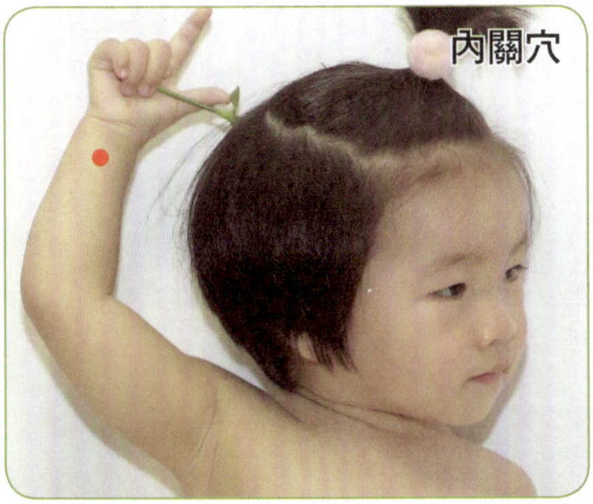

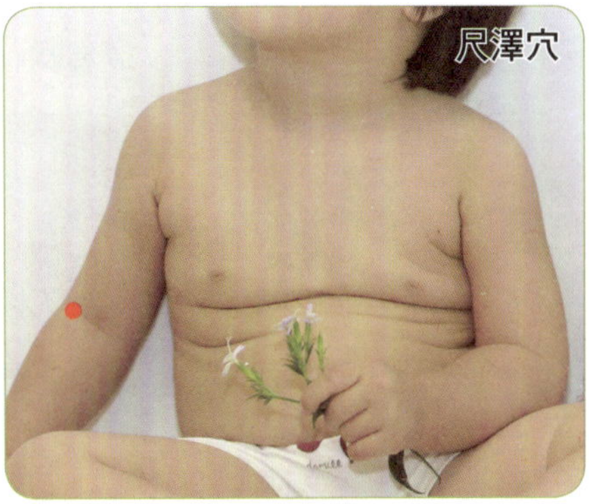

神門穴

取穴：位於腕部，腕掌側橫紋尺側端，尺側腕屈肌腱的橈側凹陷處。

功效：寧心安神，助眠益智。

主治：小兒心煩、驚悸、怔忡、健忘、失眠、失神、胸脅痛、神經衰弱、便祕、掌中熱等病症。

勞宮穴

取穴：位於手掌心，當第二、第三掌骨之間偏於第三掌骨，握拳屈指時中指尖處。

功效：清熱除煩，疏風解表。

主治：小兒昏迷、煩躁不安、發熱、受驚、感冒、中暑、癔症、口腔炎、齒齦糜爛、多夢盜汗等病症。

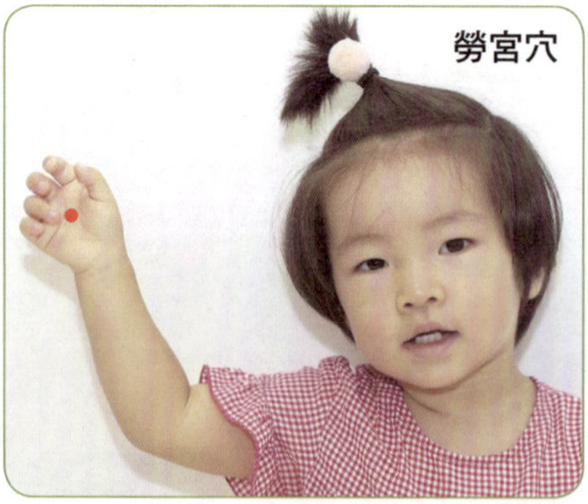

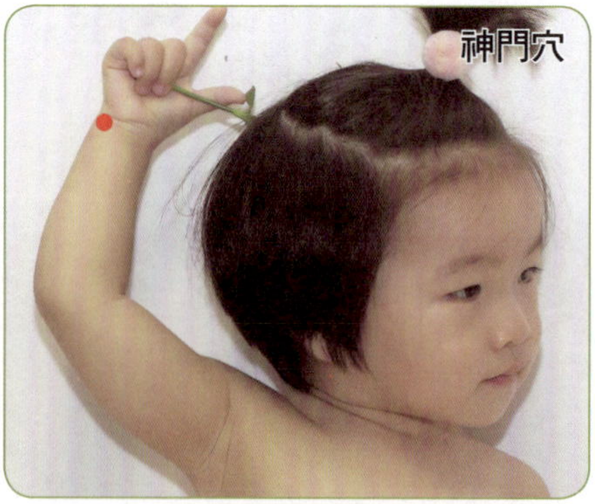

魚際穴

取穴：位於手拇指本節（第一掌指關節）後凹陷處，約當第一掌骨中點橈側，赤白肉際處。

功效：健脾和胃，止咳化痰。

主治：小兒咳嗽、氣喘、咯血、胸痛、發熱、咽喉腫痛、失音、食欲不振、嘔吐、肘臂手指攣痛、小兒疳積等病症。

太淵穴

取穴：位於人體腕掌側橫紋橈側，橈動脈搏動處。

功效：通調血脈，止咳化痰。

主治：小兒氣喘、咯血、目赤發熱、氣管炎、胸悶、咳嗽、手腕痛、咽喉腫痛等病症。

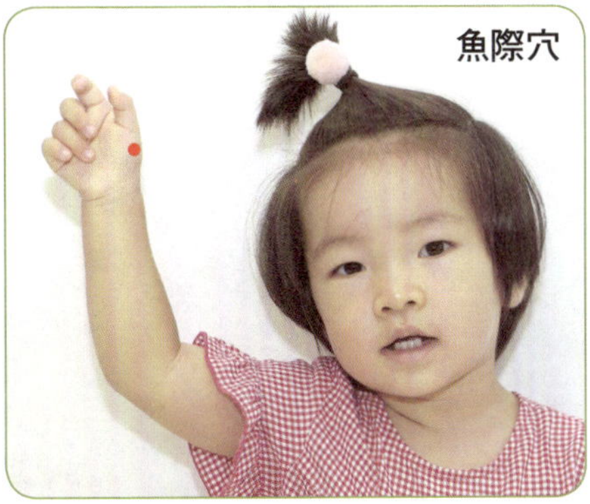

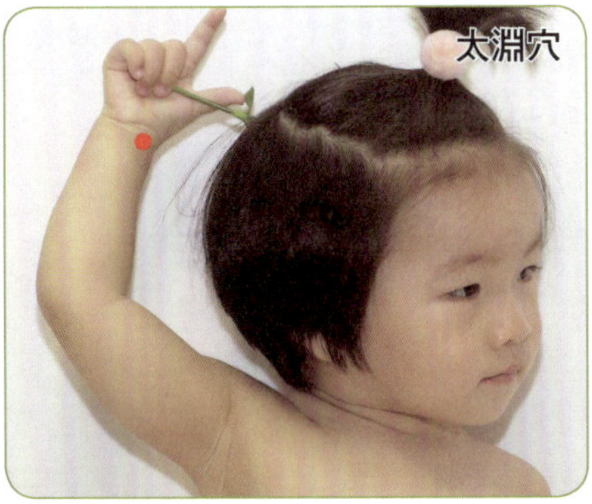

少商穴

取穴：位於拇指橈側指甲角旁〇・一寸。

功效：宣肺解鬱，清熱止咳。

主治：小兒咽喉腫痛、鼻衄、高熱、昏迷、癲狂、心煩不安、胸悶、嘔吐、掌熱、口瘡等病症。

外關穴

取穴：位於前臂背側，腕背側遠端橫紋上兩寸，尺骨與橈骨間隙中點。

功效：疏風解表，補陽益氣。

主治：小兒目赤腫痛、熱病、耳聾、耳鳴、瘰鬁、脅肋痛、上肢痿痺不遂等病症。

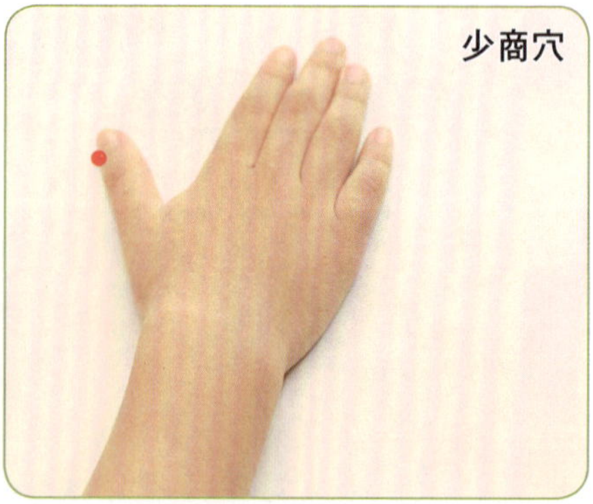

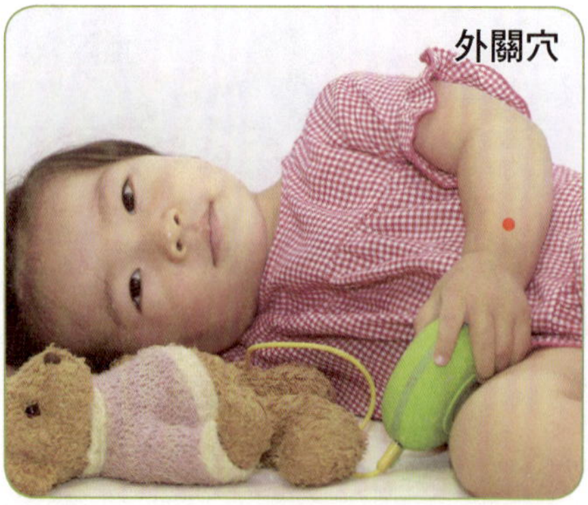

陽池穴

取穴：位於腕背部橫紋中，當指伸肌腱的尺側凹陷處。

功效：升發陽氣，溝通表裡。

主治：小兒溼疹、瘧疾、消渴、目赤腫痛、耳聾、遺尿、熱病、腕痛等病症。

合谷穴

取穴：位於第一、第二掌骨之間，當第二掌骨橈側之中點處。

功效：宣熱降濁，疏通氣血。

主治：小兒消化不良、牙痛、身熱、頭痛、眩暈、目赤腫痛、鼻衄鼻淵、咽喉腫痛、齒痛面腫、耳聾、失音、牙關緊閉、口眼歪斜、痄腮（腮腺炎）、發熱、惡寒、咳嗽、無汗或多汗、瘧疾、脘腹疼痛、嘔吐、便祕、痢疾、小兒驚風、抽搐、癲狂、癲癇、癮疹、皮膚搔癢、疔瘡、丹毒；肩臂疼痛、手指腫痛、麻木、半身不遂等病症。

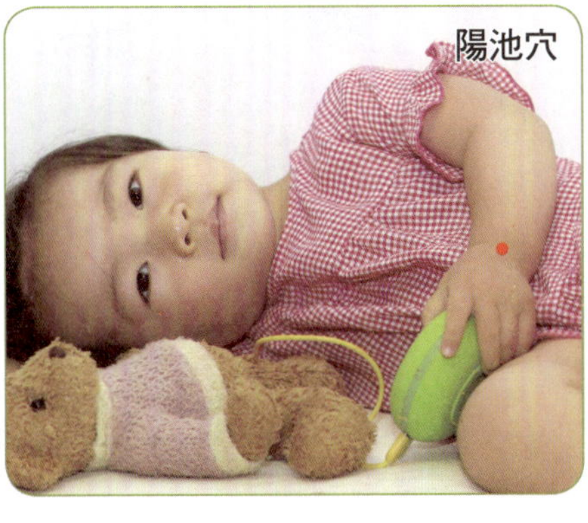

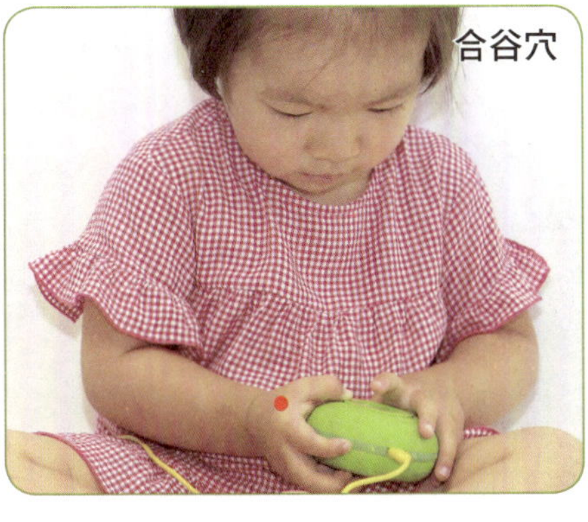

中渚穴

取穴：位於手背，第四、第五掌骨小頭後緣之間凹陷中，當液門穴直上一寸處。

功效：通絡清熱，開竅益聰。

主治：小兒頭痛、目赤、耳鳴、耳聾、咽喉腫痛、中耳炎、熱病、肩背肘臂痠痛、手指不能屈伸等病症。

下肢部穴位——

環跳穴

取穴：位於臀外下部，當股骨大轉子最凸點與骶管裂孔連線的外三分之一與中三分之一交點處。

功效：祛風化溼，強健腰膝。

主治：小兒腰腿痛、下肢痿痺、半身不遂、坐骨神經痛、遍身風疹、膝踝腫痛等病症。

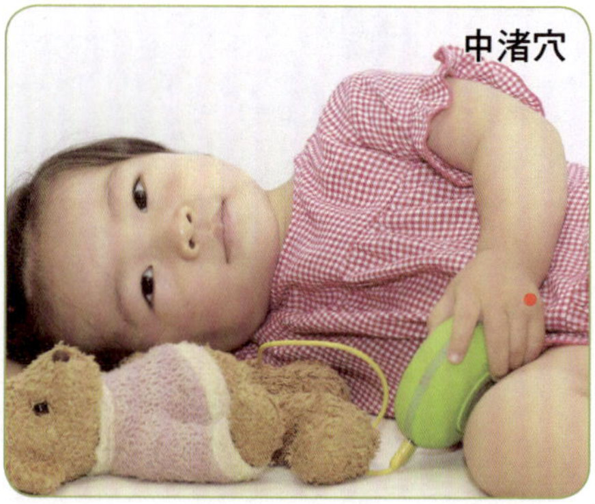

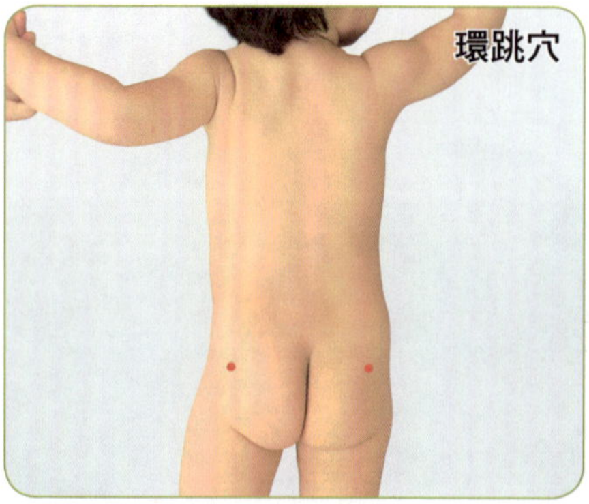

委中穴

取穴：位於人體的膕橫紋中點，當股二頭肌腱與半腱肌肌腱的中間。

功效：舒經通絡，散瘀活血。

主治：小兒腰背痛、下肢痿痺、腹痛、急性吐瀉、小便不利、遺尿、生長痛、發育遲緩等病症。

承山穴

取穴：位於小腿後面正中，委中穴與昆侖穴之間，當伸直小腿或足跟上提時腓腸肌肌腹下出現尖角凹陷處。

功效：通經活絡，理氣止痛。

主治：小兒小腿肚抽筋、腳部勞累、膝蓋勞累、腰背痛、腰腿痛、便祕、脫肛、腹瀉、痔瘡等病症。

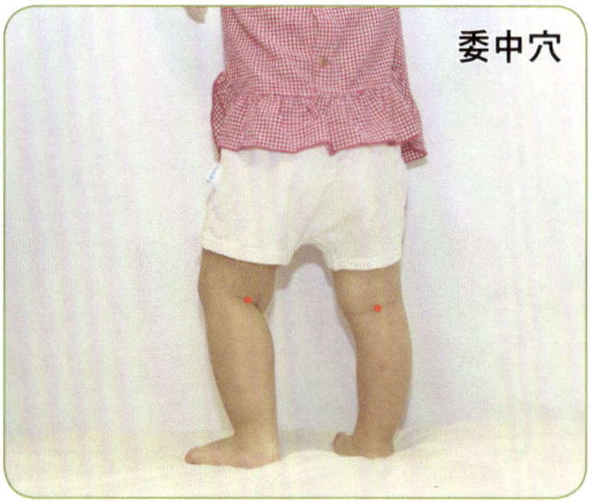

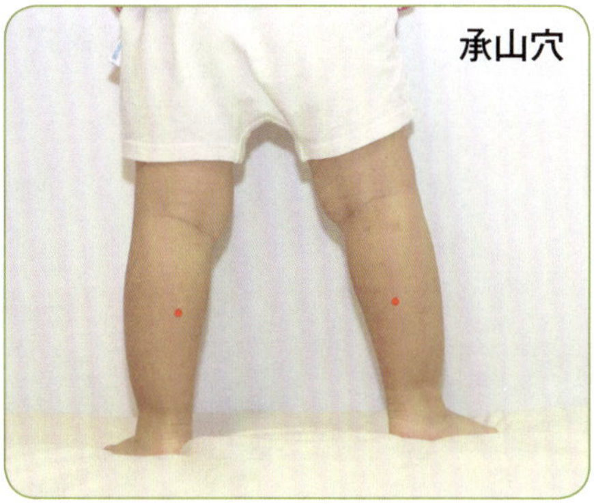

昆侖穴

取穴：位於外踝後方，當外踝尖與跟腱之間的凹陷處。

功效：祛溼散熱，舒經活絡。

主治：小兒頭痛、項強、目眩、鼻衄、瘧疾、肩背拘急、腰痛、熱病、腳跟痛、小兒癇症、眼疾、怕冷、腹氣上逆、腸結石、下痢等病症。

光明穴

取穴：位於人體的小腿外側，當外踝尖上五寸，腓骨前緣。

功效：疏散氣血，明目通絡。

主治：小兒目痛、近視、偏頭痛、小腿痠痛、青光眼、白內障、癲癇、夜盲、膝痛、下肢痿痺、頰腫等病症。

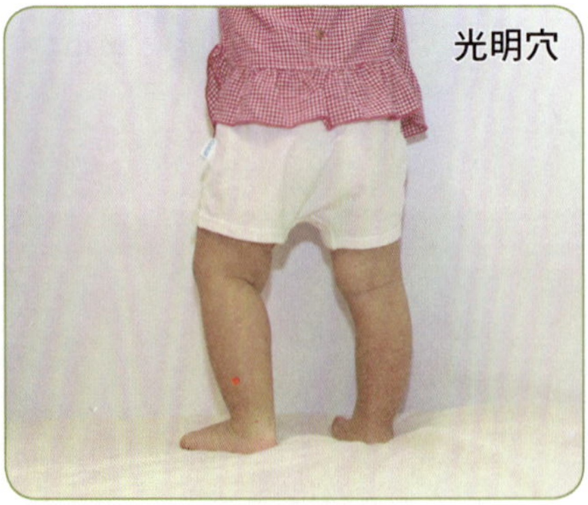

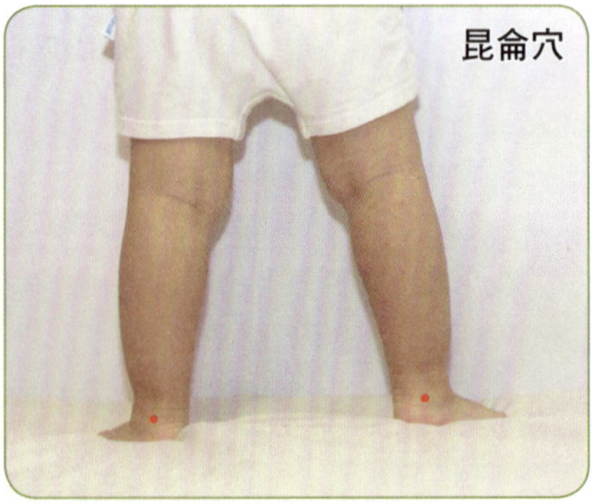

血海穴

取穴：位於大腿內側，髕底內側端上兩寸，當股四頭肌內側頭的隆起處，屈膝取穴。

功效：祛瘀止痛，健脾化溼。

主治：小兒生長痛、皮膚搔癢、癮疹、溼疹、蕁麻疹、膝痛、腹脹、脾虛腹瀉等病症。

陽陵泉穴

取穴：位於小腿外側，當腓骨頭前下方凹陷處。

功效：清熱利溼，舒經通絡。

主治：小兒半身不遂、下肢痿痺、麻木、膝臏腫痛、脅肋痛、口苦、嘔吐、黃疸、小兒驚風、坐骨神經痛、肝炎、膽囊炎、膽道蛔蟲症、膝關節炎、小兒舞蹈病等病症。

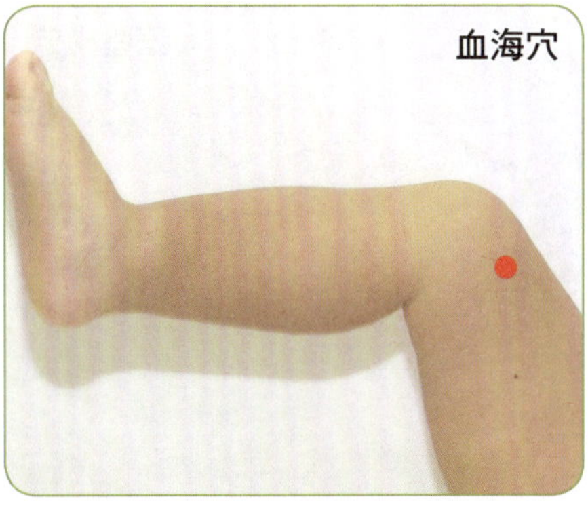

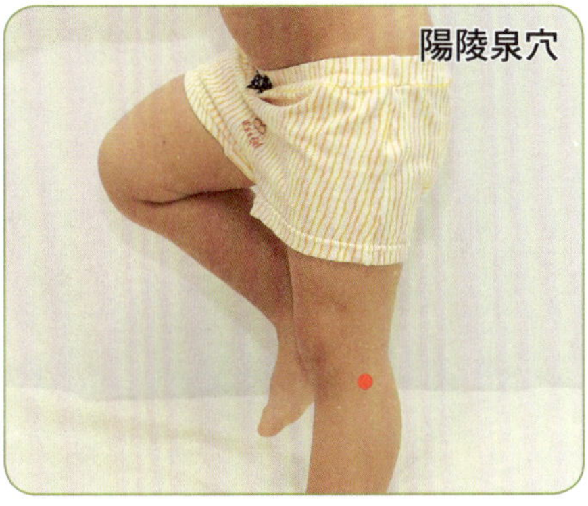

曲泉穴

取穴：位於膝內側橫紋端上方凹陷中。

功效：除溼降濁，疏肝理氣。

主治：小兒小腹痛、泄瀉、臍疝、小便不利、癃閉、膝股疼痛、下肢痿痺、眩暈、心腹疼痛等病症。

三陰交穴

取穴：位於小腿內側，當足內踝尖上三寸，脛骨內側緣後方。

功效：通經活絡，調和氣血。

主治：小兒腹痛、腸鳴、腹脹、泄瀉、便溏、遺尿、疝氣、足痿、失眠、神經衰弱、癮疹、蕁麻疹、神經性皮炎、貧血、乏力、消化不良、四肢冰涼等病症。

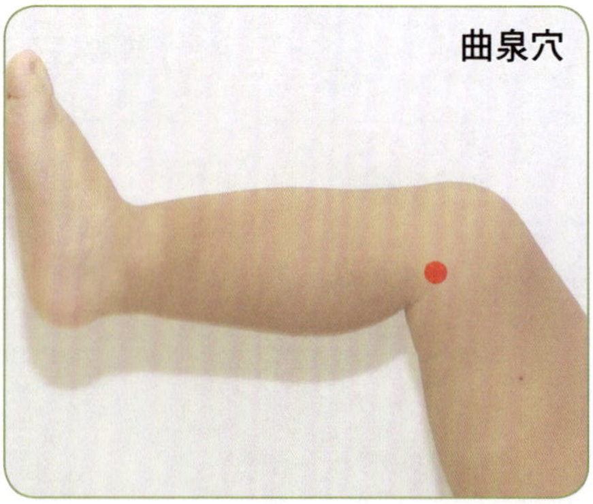

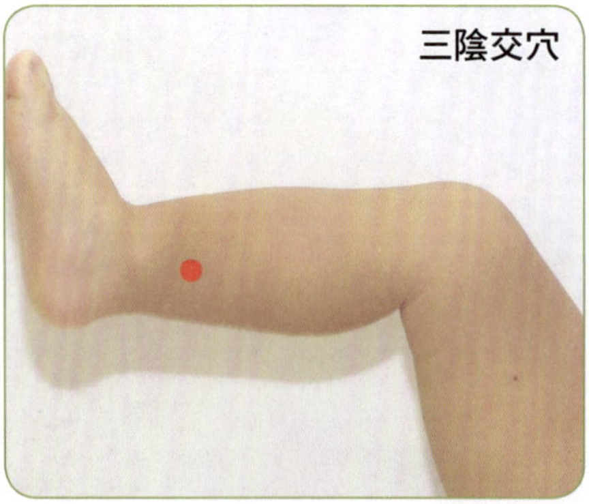

太溪穴

取穴：位於足踝區，內踝尖與跟腱之間的凹陷處。

功效：清熱止渴，補腎益陽。

主治：小兒頭痛、目眩、咽喉腫痛、牙痛、耳聾、耳鳴、咳嗽、腰脊痛、下肢厥冷、內踝腫痛、哮喘、小便頻數、便祕等病症。

中封穴

取穴：在足背側，當足內踝前，商丘與解溪連線之間，脛骨前肌腱的內側凹陷處。

功效：息風行氣，活血散熱。

主治：小兒肝病、浮腫、瘧疾、低熱、疝氣、脅痛、身黃有微熱、不嗜食、繞臍痛、鼓脹、遺尿、小便不利、腰痛、足厥冷、內踝腫痛、行步艱難、咽乾、喉腫、痙攣、膝腫等病症。

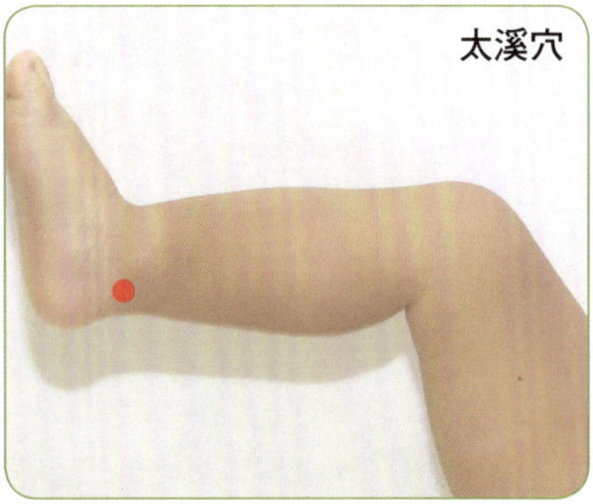

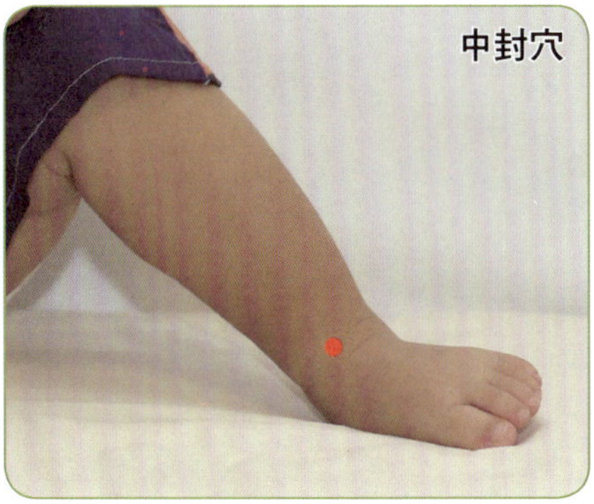

上巨虛穴

取穴：位於小腿前外側，當犢鼻下六寸，距脛骨前緣一橫指。

功效：調和腸胃，通經活絡。

主治：小兒下肢痿痺、膝痛、腹脹、腹痛、闌尾炎、胃腸炎、膝脛痠痛、腳氣、泄瀉、痢疾、腸鳴、便祕等病症。

下巨虛穴

取穴：位於小腿前外側，當犢鼻下九寸，距脛骨前緣一橫指。

功效：調和腸胃，安神定志。

主治：小兒下肢痿痺、膝痛、小腹疼痛、泄瀉、痢疾、腸鳴、便祕等病症。

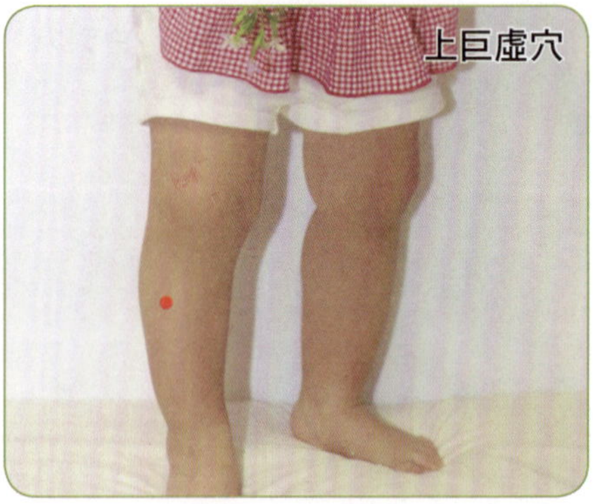

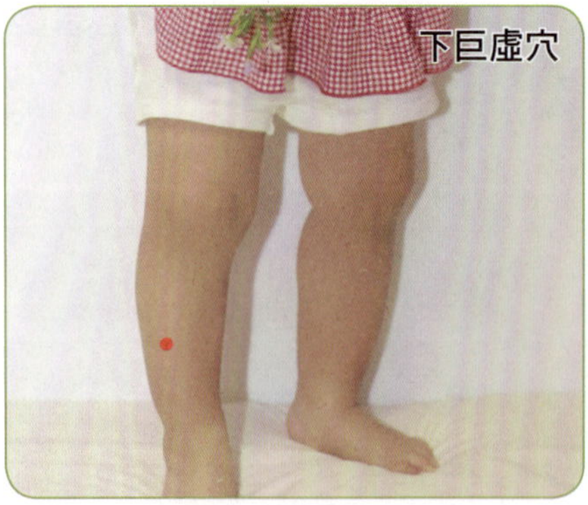

豐隆穴

取穴：位於小腿前外側，當外踝尖上八寸，條口外，距脛骨前緣二橫指。

功效：調理腸胃，通經活絡。

主治：小兒頭痛、眩暈、痰多咳嗽、嘔吐、腹脹、腹痛、便祕、水腫、癲癇、驚風、下肢痿痺等病症。

丘墟穴

取穴：位於足外踝的前下方，當趾長伸肌腱的外側凹陷處。

功效：疏肝利膽，舒經活絡。

主治：小兒頸項痛、腋下腫、胸脅痛、下肢痿痺、外踝腫痛、瘧疾、疝氣、目赤腫痛、目生翳膜、足跟痛、腳扭傷等病症。

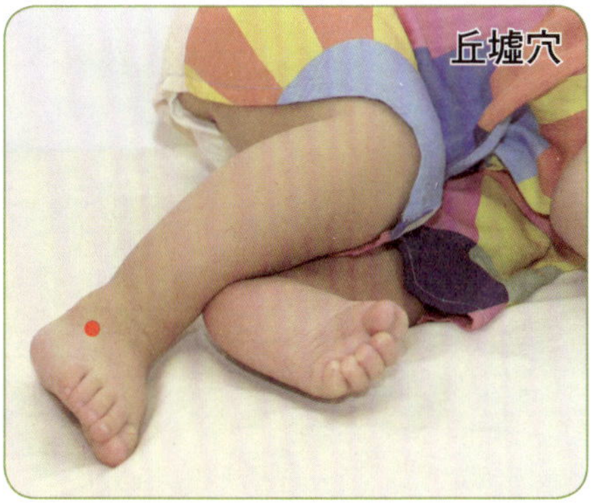

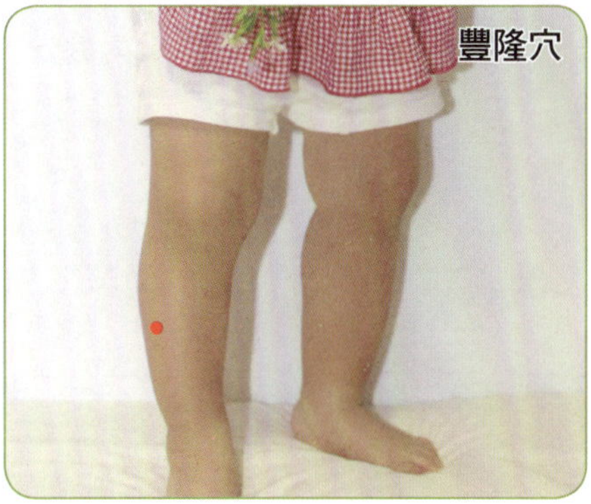

俠溪穴

取穴：位於足背，第四、第五趾之間的趾縫端，趾蹼緣後方赤白肉際處。

功效：疏肝利膽，消腫止痛。

主治：小兒頭眩、頷痛、熱病、狂疾、目外眥赤痛、目癢淚多、耳鳴、耳聾、胸脅支滿、膝外廉痛、小腹腫痛、足跗腫等病症。

內庭穴

取穴：位於足背，當第二、第三蹠骨結合部前方凹陷處。

功效：消食導滯，理氣止痛。

主治：小兒食積、齒痛、咽喉腫痛、小兒驚風、抽搐、癲癇、消化不良、食物中毒、急慢性胃腸炎、扁桃腺炎、口臭、鼻衄、胃病吐酸、腹脹、泄瀉、痢疾、便祕、熱病、足背腫痛等病症。

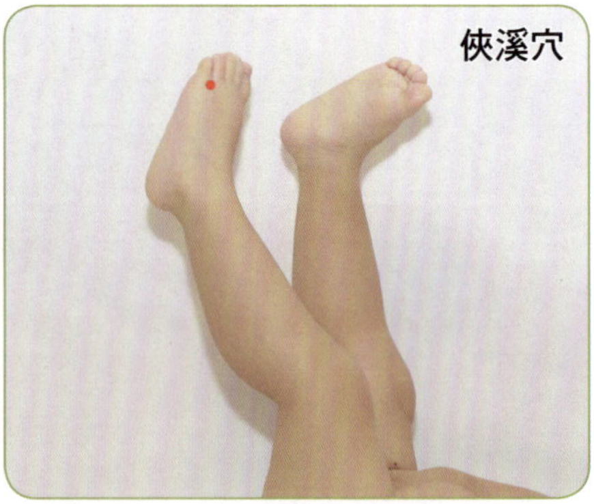

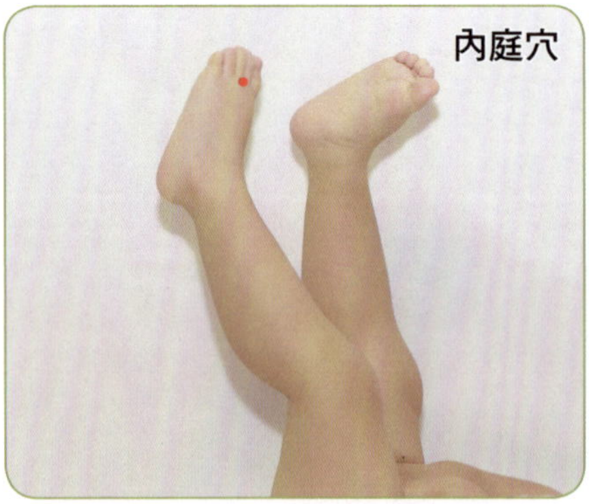

太沖穴

取穴：位於足背側，第一、第二蹠骨結合部之前凹陷處。

功效：疏肝養血，安神定志。

主治：小兒頭痛、眩暈、疝氣、癃閉、遺尿、小兒驚風、癲狂、癇證、脅痛、腹脹、黃疸、嘔逆、咽痛嗌乾、目赤腫痛、膝股內側痛、足跗腫、下肢痿痺、夜晚磨牙等病症。

太白穴

取穴：在足內側緣，當足大趾本節（第一蹠趾關節）後下方赤白肉際凹陷處。

功效：清熱止痛，補益脾胃。

主治：小兒腸鳴、腹瀉、腹脹、胃痛、消化不良、咳嗽、便祕、痢疾等病症。

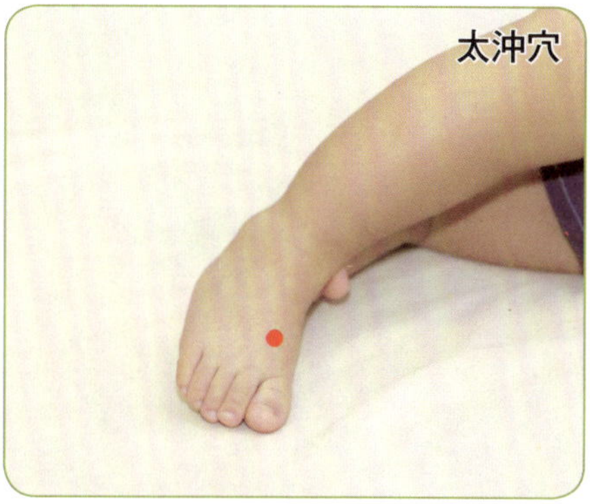

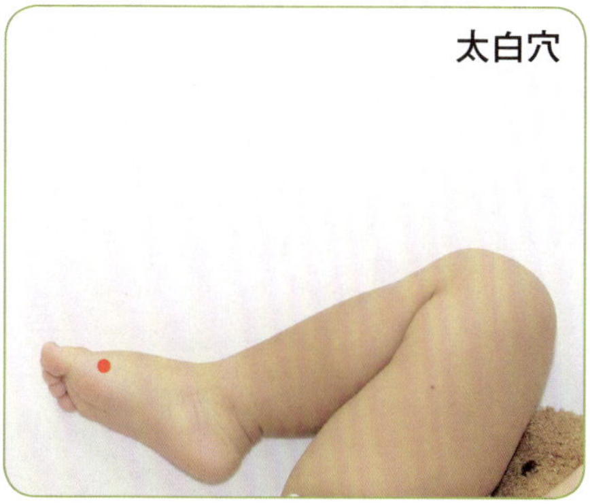

公孫穴

取穴：在足內側緣，第一蹠骨基底部的前下方，赤白肉際處。

功效：疏利氣機，健脾和胃。

主治：小兒嘔吐、積食、口瘡、胃炎、消化不良、腹脹、胃痛腹痛、泄瀉、痢疾等病症。

然谷穴

取穴：在足內側緣，足舟骨粗隆下方，赤白肉際處。

功效：升清降濁，清熱利咽。

主治：小兒喉痺、咯血、咽喉腫痛、扁桃腺炎、咽喉炎、消渴、小兒臍風、小便不利、口噤不開、下肢痿痺、足跗痛、扭挫傷等病症。

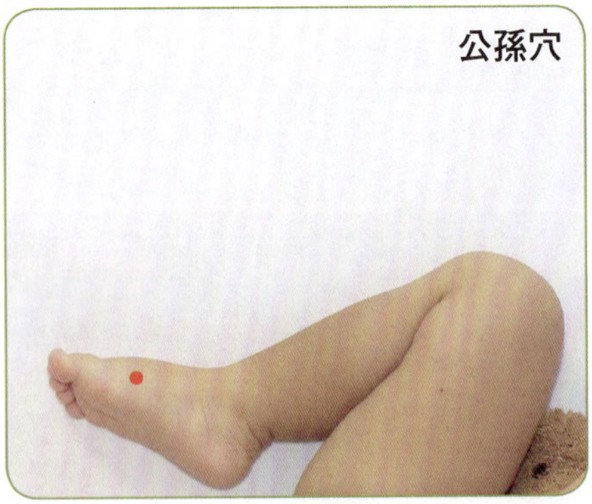

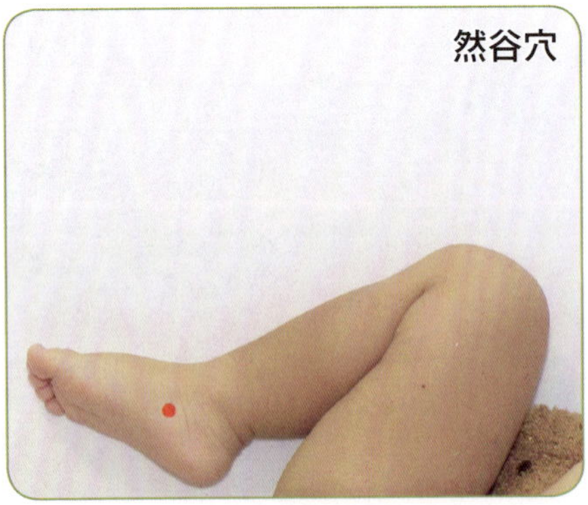

照海穴

取穴：在足內側部，內踝正下方凹陷處。

功效：滋陰清熱，安定神志。

主治：小兒急性扁桃腺炎、慢性咽喉炎、熱病、咽喉乾燥、癇證、失眠、嗜臥、驚恐不寧、目赤腫痛、疝氣、小便頻數等病症。

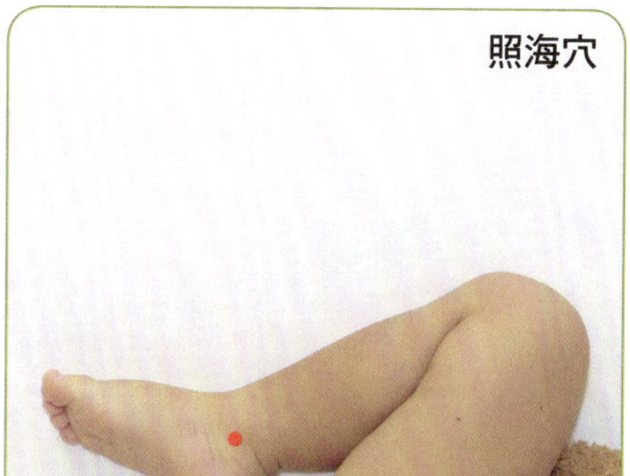

灸胃俞二穴，各一壯。

小兒羸瘦，飲食少進，不生肌肉，

——明．彭用光《原幼心書》

第五章

二十八種小兒常見疾病艾灸調理方法

小兒的臟腑功能還沒有發育成熟，身體的防禦機制還沒有發育完備，所以會比大人更容易出現感冒、發燒、咳嗽、肚子痛、腹瀉、消化不良等症狀。無論是外感還是內傷，新病還是舊疾，疾病的治療和身體的恢復都需要一個過程，少則兩三天，多則幾個月，沒有經驗的家長只會乾著急，手足無措。

此時，如果爸爸媽媽能夠學習使用小兒艾灸，在孩子生病時幫助支持孩子的身體解決這些常見的小問題，孩子的身體就會在第一時間獲得正氣的補充，疾病也會更快地被治癒。

尤為重要的一點是，父母還經由孩子的生病獲得了學習和了解身心運轉、深入實踐中醫的機會，能在實踐中成為更有力量、有方法的父母。

本章針對小兒常見二十八種疾病，在辨證的基礎上，給予具體的艾灸穴方，並搭配施灸步驟圖，供大家更加直觀地學習和參考。

一般來說，小兒常見的風寒感冒，如發燒、咳嗽、頭痛、鼻塞等生病症狀，連續施灸兩三次就可以痊癒，有些慢性症狀，比如百日咳、慢性溼疹、鼻炎、哮喘、疳積、妥瑞氏症等，則需要更久時間，一般按照療程施灸一到三個月就會得到很大的改善。

為孩子施灸頭面及胸、腹、腰、背的穴位時，〇～三歲的孩子每次每穴需灸十分鐘，三～六歲孩子每次每穴需灸十到十五分鐘，六歲以上孩子每次每穴需灸十五分鐘，四肢穴位則每次每穴灸八到十分鐘即可。

感冒

引起小兒感冒的原因很多，尤其與氣候變化的關係最為密切。因孩子臟腑嬌嫩，形氣未足，抵抗能力較差，易受寒、受風、受熱而致感冒。

風熱感冒

症狀：發熱身重、頭脹痛、咽喉腫痛、咳嗽、痰黏且黃、鼻塞、流黃涕。

艾灸：大椎、肝俞、肚臍、魚際。

配合：1.風熱初起，可以先在孩子脖子和後背膀胱經俞穴刮痧。

2.可以用真空拔罐器拔背部膀胱經俞穴散風驅熱。

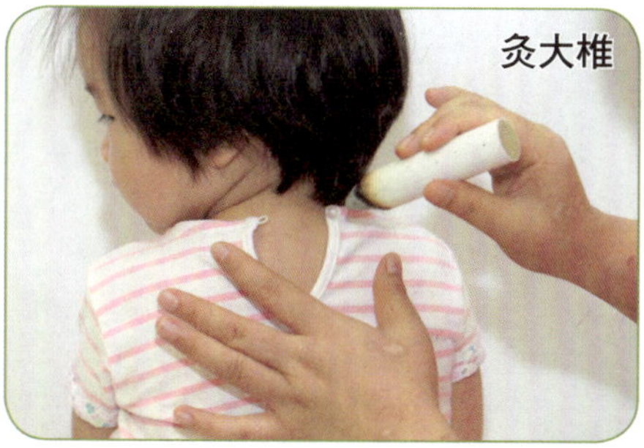

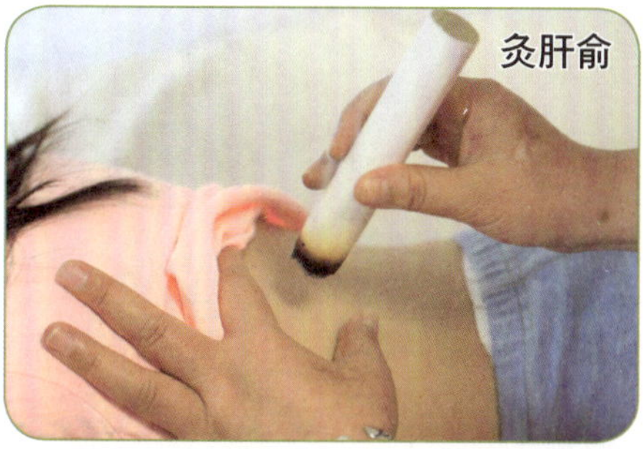

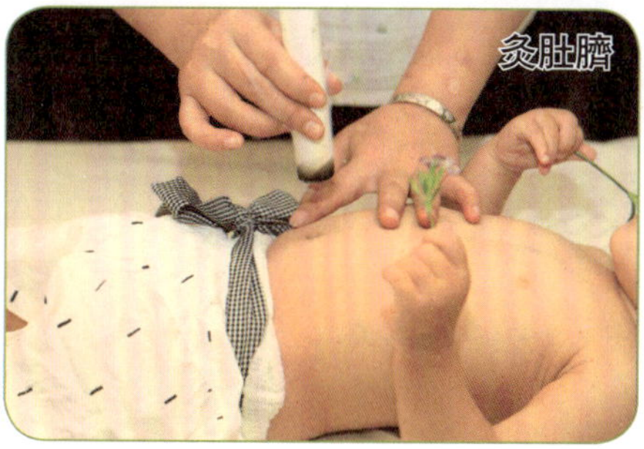

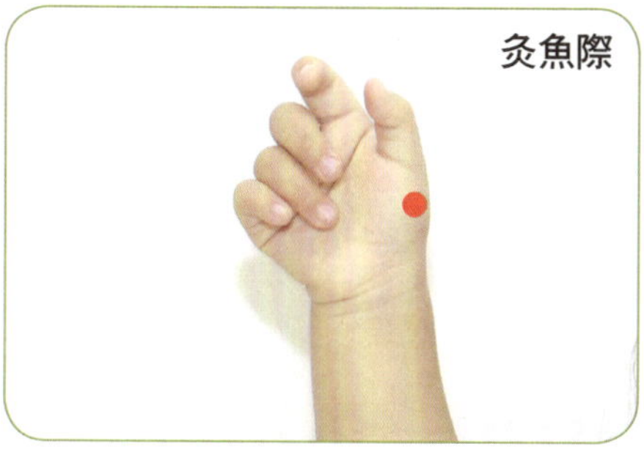

風寒感冒

症狀：渾身痠痛、鼻塞、流清鼻涕、打噴嚏、流眼淚、咳吐清痰。

艾灸：大椎、命門、肚臍、外關。

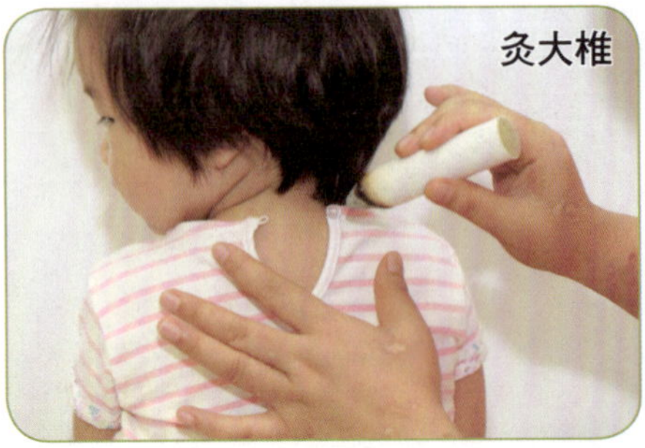

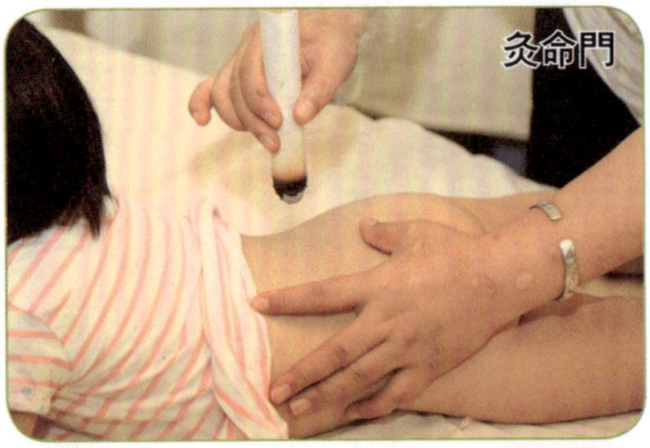

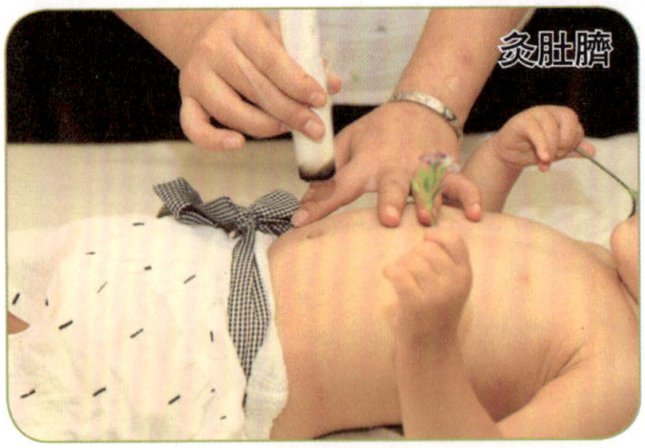

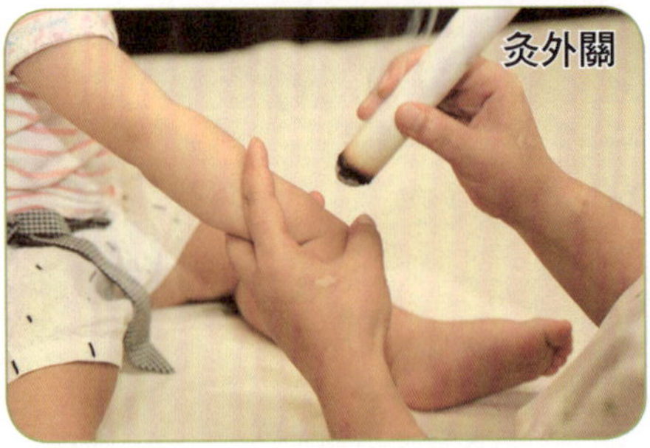

調理療程：感冒要及時調理，常常施灸一兩次感冒症狀就消失了。可以根據孩子實際受風寒或風熱狀況來調整艾灸次數。

預防護理：飲食要清淡，盡量吃溫暖好消化的食物，少食肉、水果、甜飲料。

發熱

小孩常見的發熱原因有三種，一是外感發熱，小兒體質偏弱，抵抗能力較差以及小兒冷熱不能自我調節，易被風寒溼熱邪氣侵襲；二是積食發熱，由於後天營養失調或飲食不節導致飲食積鬱而化熱；三是陰虛內熱，孩子因為久病而致五臟氣血兩虛或又感受外邪內傷，導致陰液虧損而引起發熱。

外感發熱

症狀：突然高熱、頭痛、怕冷、鼻塞流清涕、舌苔薄白、指紋鮮紅。

艾灸：大椎、脾俞、肚臍、列缺。

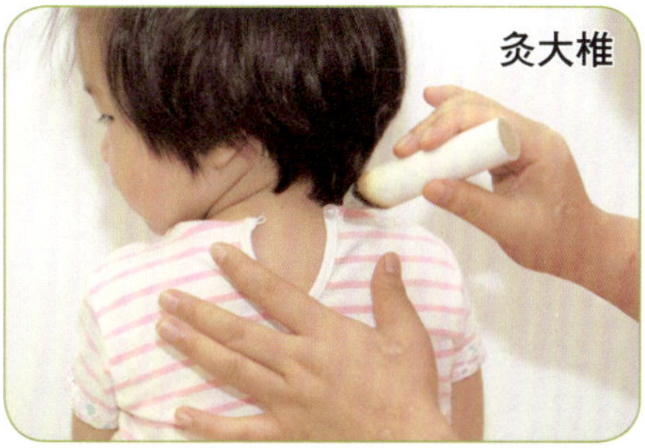

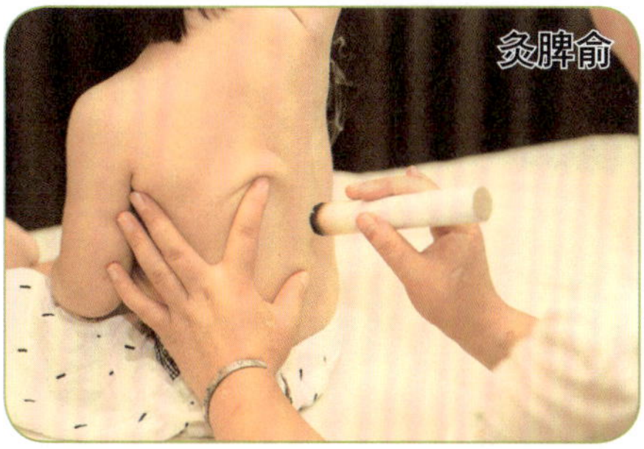

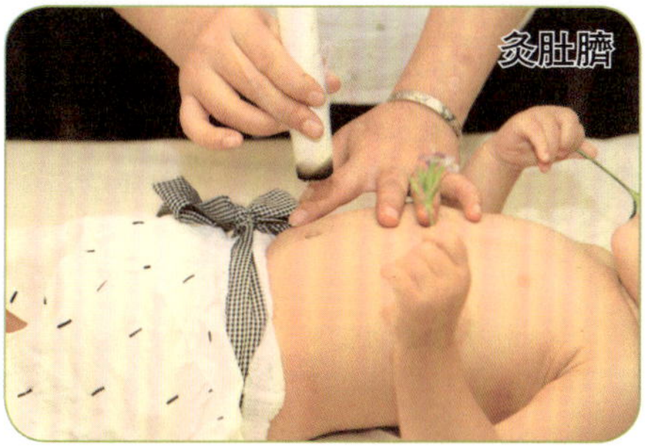

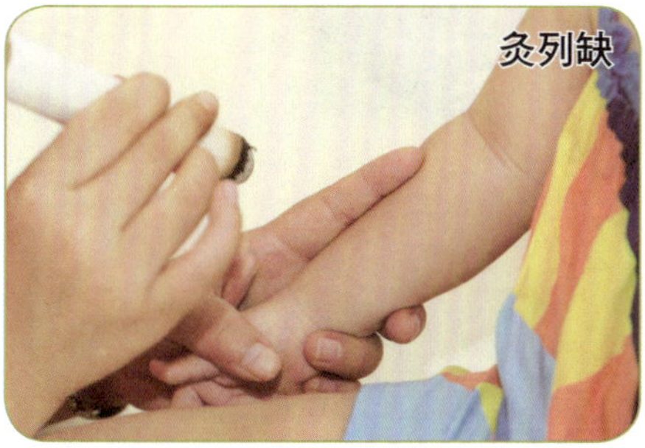

積食發熱

症狀：高熱、面紅、氣促、不思飲食、便祕煩躁、渴飲、舌紅苔燥、指紋深紫。

刮痧：從大椎到脾俞刮痧。

艾灸：身柱、脾俞、中脘、合谷。

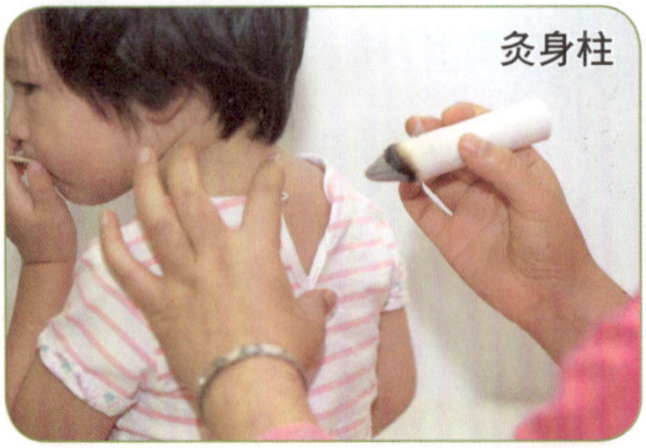

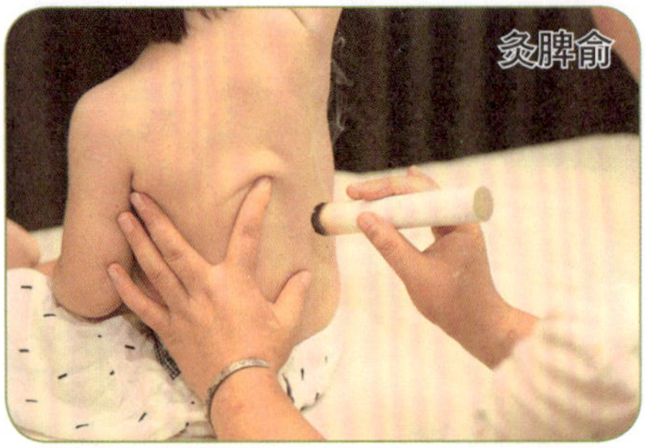

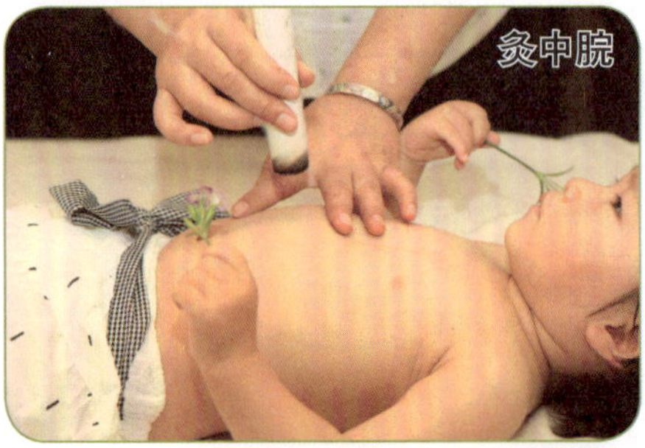

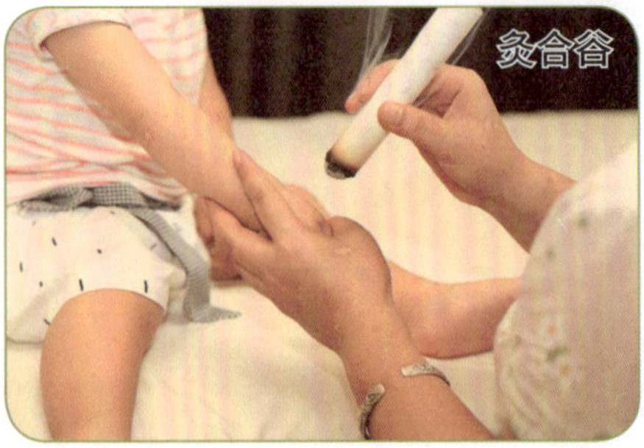

陰虛內熱

症狀：午後發熱、手足心熱、愛出腳汗、盜汗，容易餓、愛吃零食，急躁易怒，苔膩，指紋淡紫。

艾灸：身柱、命門、中脘、三陰交。

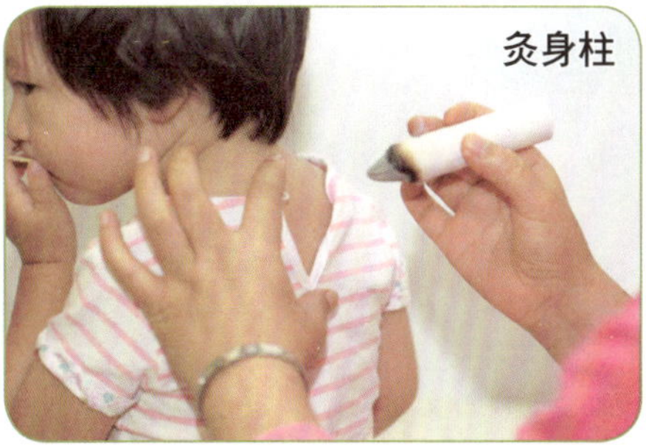
灸身柱

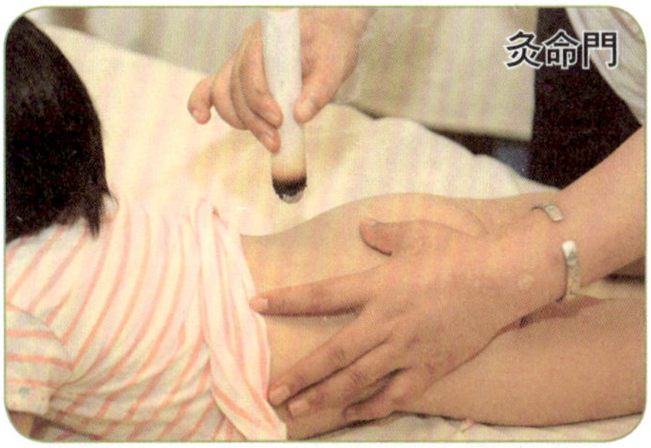
灸命門

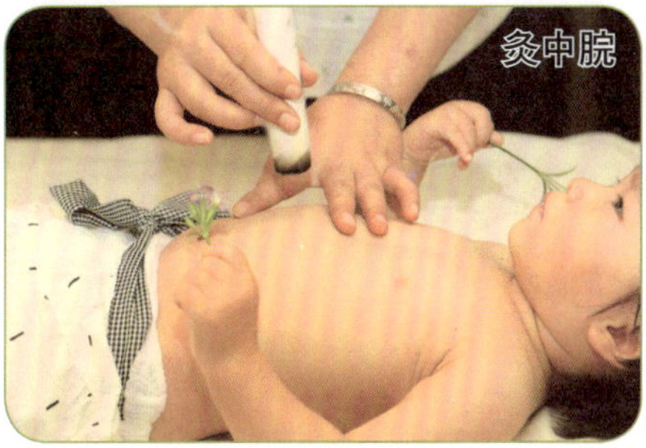
灸中脘

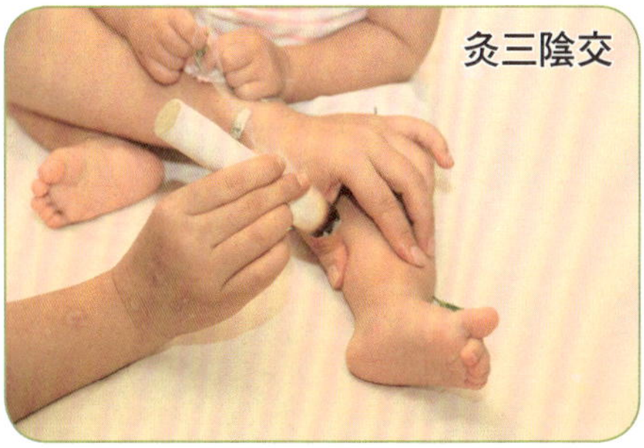
灸三陰交

調理療程：常常施灸一兩次發燒症狀就消失了。可以根據實際症狀或者疾病的傳變來調整艾灸次數。

預防護理：

1. 仔細觀察孩子的精神狀態和其他症狀，以辨別孩子的病情。
2. 發燒期間要減少攝入高蛋白質食物，為孩子提供清淡、溫暖、好消化的飯菜，以免反覆發熱。盡量避免肉食、乳酪、水果、牛奶、披薩、雞蛋、甜冷飲等。
3. 小兒在生病期間需要充分的休息，養足氣血。

咳嗽

咳嗽是小兒呼吸系統疾病的主要症狀之一，是孩子最常見的疾病，一年四季都可能發病。小兒咳嗽通常有三種類型：一是風寒咳嗽；二是風熱咳嗽；三是痰溼咳嗽。

風寒咳嗽

症狀：咳嗽有痰或無痰，鼻塞流清涕，頭痛怕冷，舌苔淡白，指紋淡紅。

艾灸：身柱、脾俞、中脘、列缺。

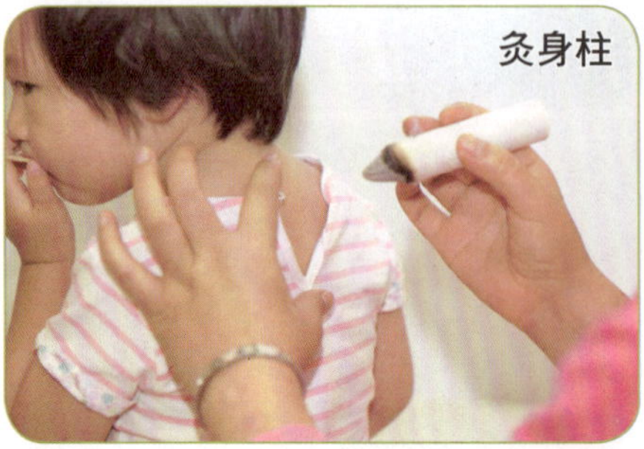

灸身柱

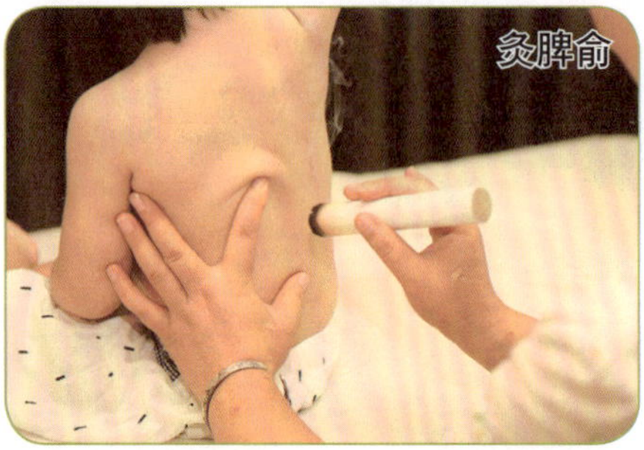

灸脾俞

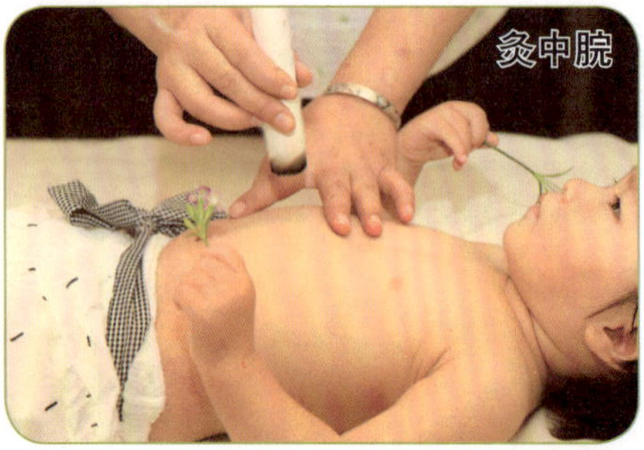

灸中脘

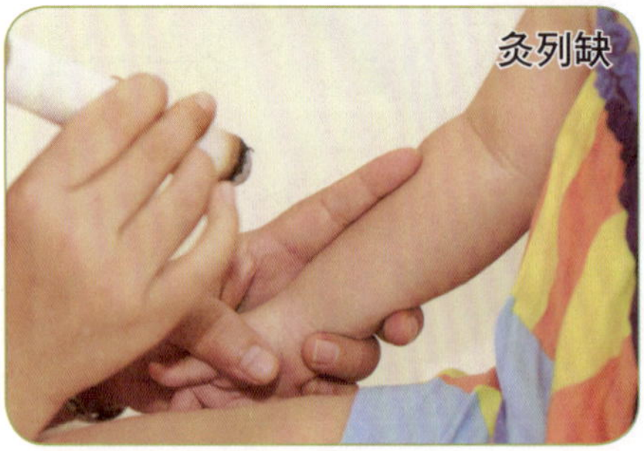

灸列缺

風熱咳嗽

症狀：咳嗽有黃痰，鼻流黃涕，咽乾唇紅面赤，舌苔微膩發黃，指紋色紫。

艾灸：身柱、大腸俞、肚臍、合谷。

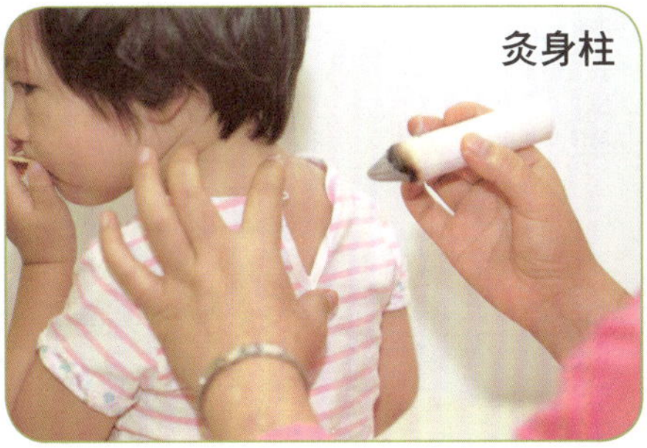

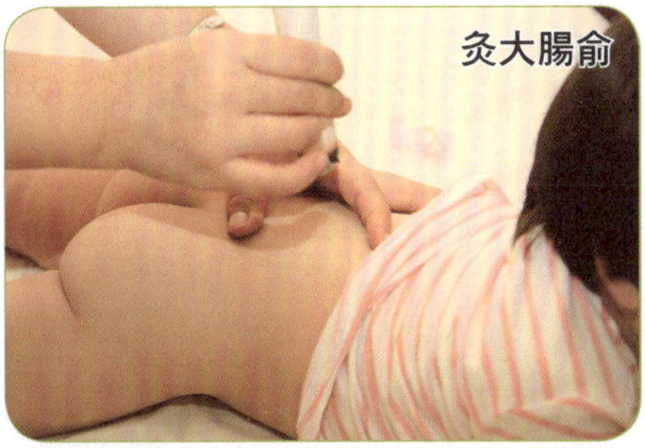

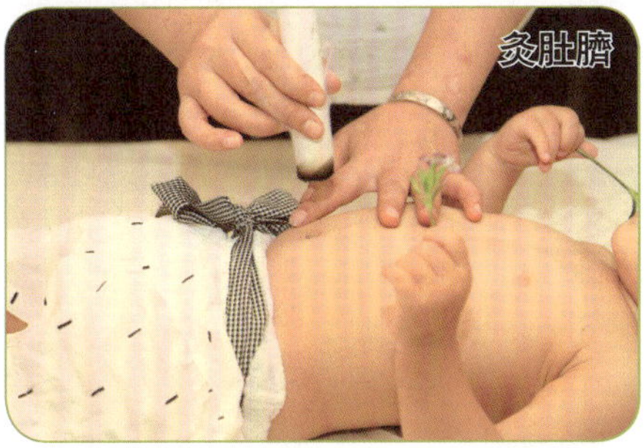

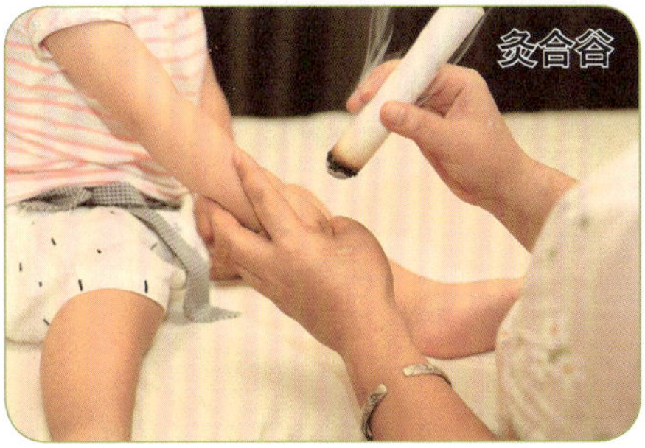

痰溼咳嗽

症狀：痰多、痰白易出，經常出現飲食不佳、大便黏膩等現象。

艾灸：身柱、脾俞、中脘、豐隆。

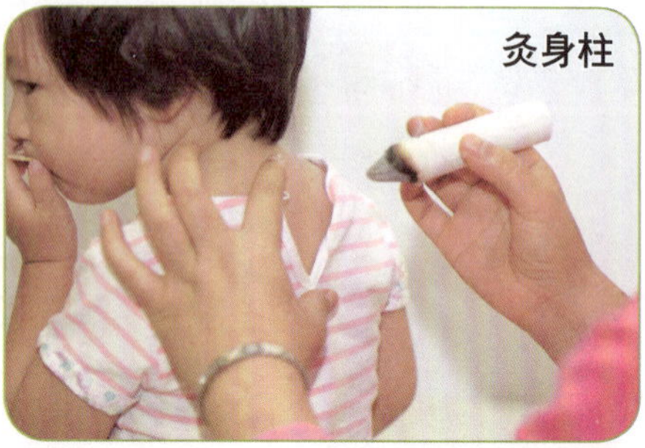

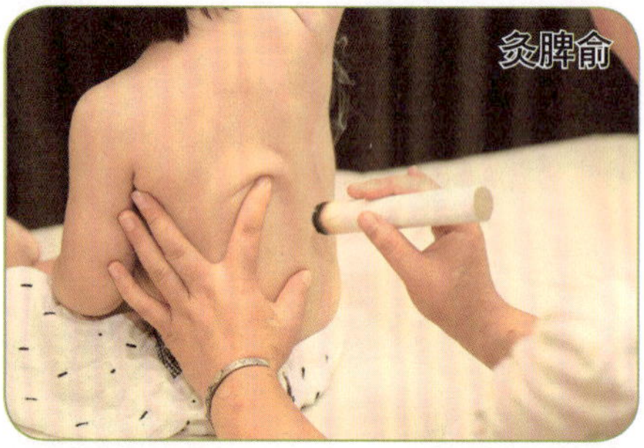

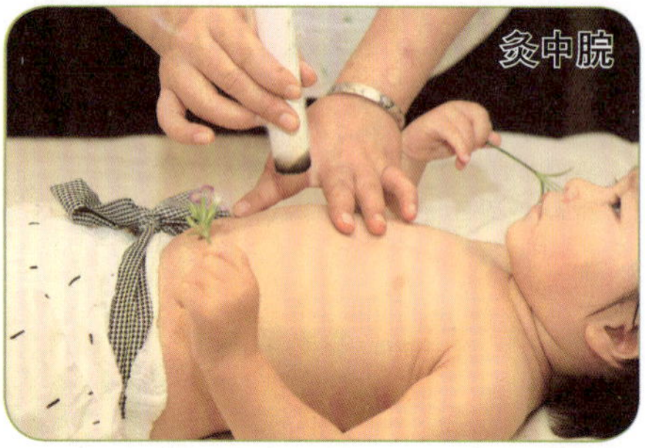

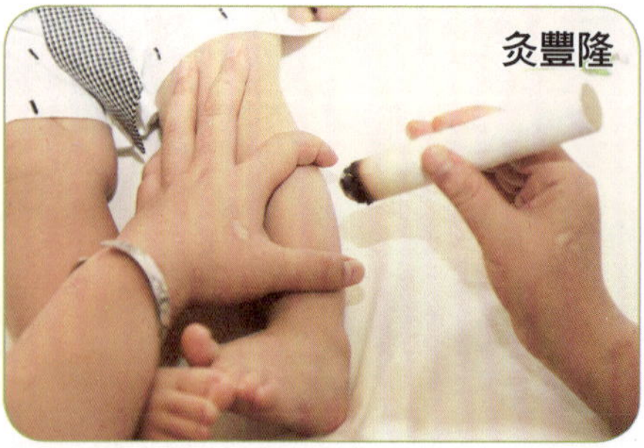

調理療程：新感受的風寒或風熱咳嗽，通常施灸一兩次咳嗽症狀就會消失。痰溼咳嗽往往要調理四到五次才能痊癒，肺脾虛弱的孩子久咳無力，施灸後會有咳聲增多的情況，這是艾灸補充陽氣後正氣增強、驅邪外出的表現，實際症狀或疾病的傳變因人而異，要細心觀察孩子以調整艾灸次數。

預防護理：

1. 小兒咳嗽有可能是其他臟腑功能失調引起的，要仔細觀察孩子的精神狀態和其他症狀，以幫助醫生辨別孩子的病情。
2. 咳嗽期間減少攝入高蛋白質食物，為孩子提供清淡、溫暖、好消化的飯菜，以免咳嗽反覆。盡量不要讓孩子吃比如肉食、乳酪、牛奶、披薩、雞蛋、涼菜等食物。
3. 痰多的咳嗽，不宜給孩子喝甜飲、冷飲，也不宜吃水果，以免減弱脾胃功能，導致產生更多的痰涎。

4. 孩子在生病期間需要充分休息，養足氣血，不宜去人多嘈雜的地方。

慢性鼻炎

如果觀察到孩子運動出汗時鼻子通暢，靜坐或躺臥時或遇冷後，鼻塞加重，鼻涕較多，就需要提防孩子是否得了鼻炎。鼻炎是目前常見多發的病症之一。外感風寒和飲食不節是導致鼻炎的兩個主要原因。

風寒侵襲

症狀：鼻塞嚴重，流涕色白清稀，怕冷發熱，無汗，頭身疼痛，舌苔薄白。

艾灸：上星、身柱、中脘、外關。

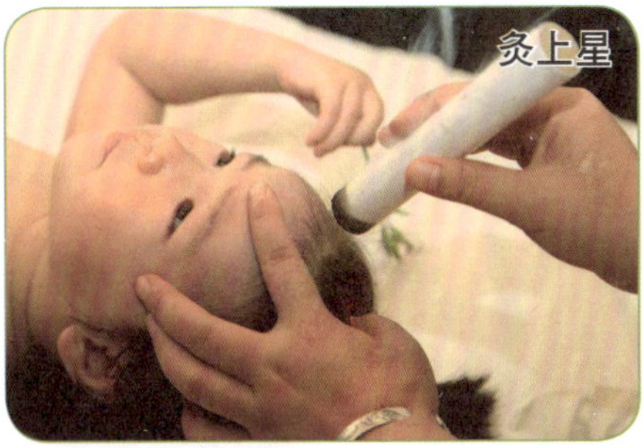

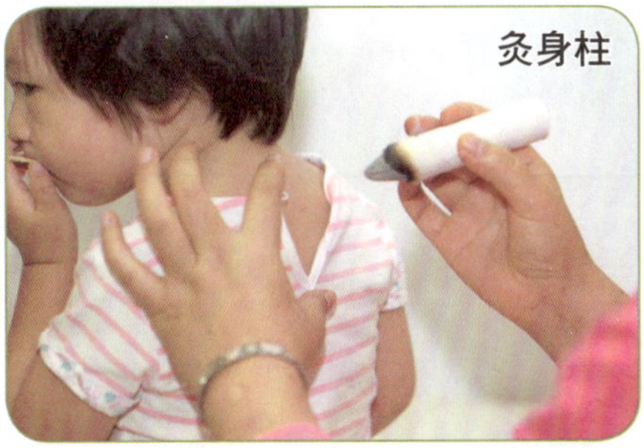

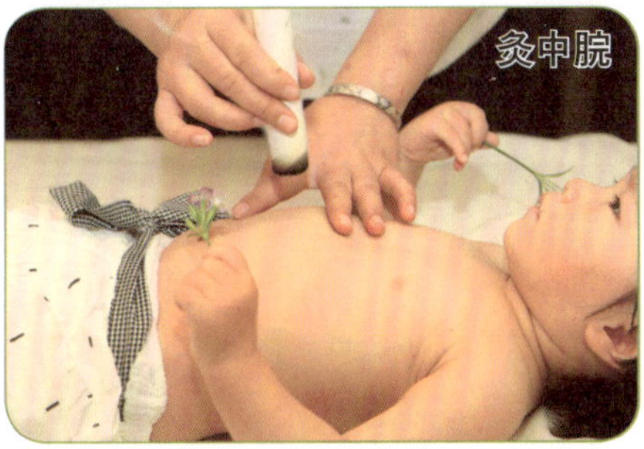

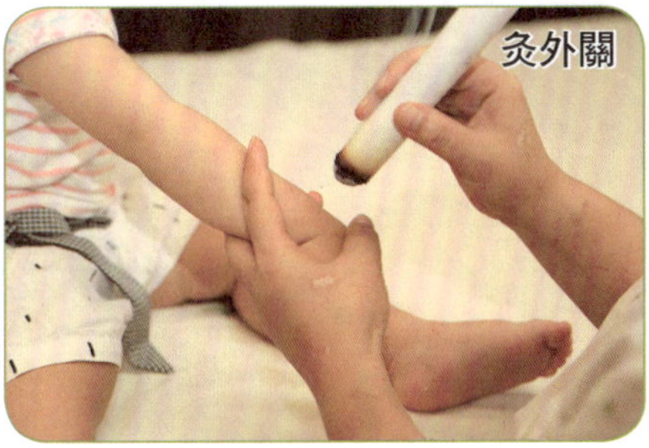

風熱侵襲

症狀：鼻塞，口鼻呼氣熱，流涕色黃而稠，發熱怕風，有汗，口渴，有時咳嗽，舌苔厚膩，食欲旺盛。

艾灸：通天、大椎、下脘、合谷。

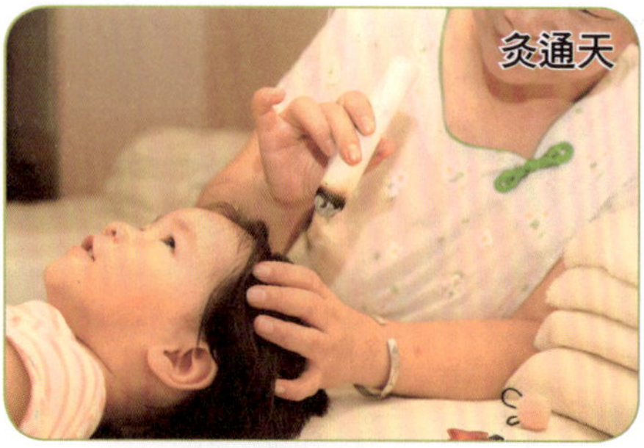

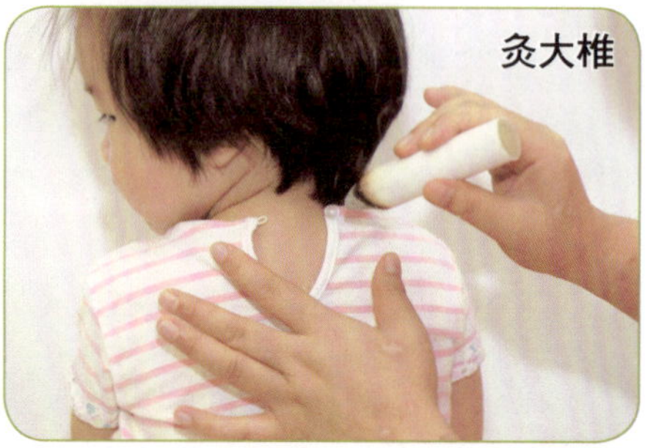

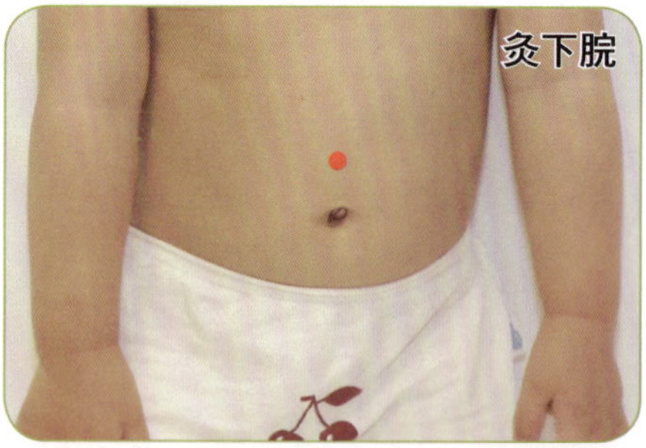

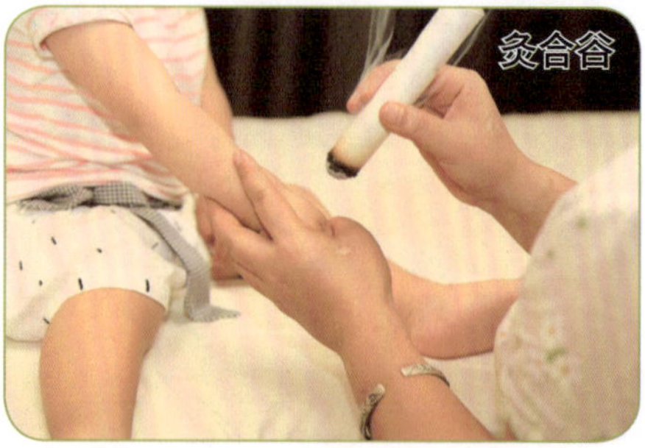

肺脾虛弱

症狀：鼻塞，鼻涕色白量多而稀，伴有疲倦乏力，手腳發涼，食欲不振，腹脹便溏，面色萎黃。

艾灸：上星、身柱、肚臍、尺澤。

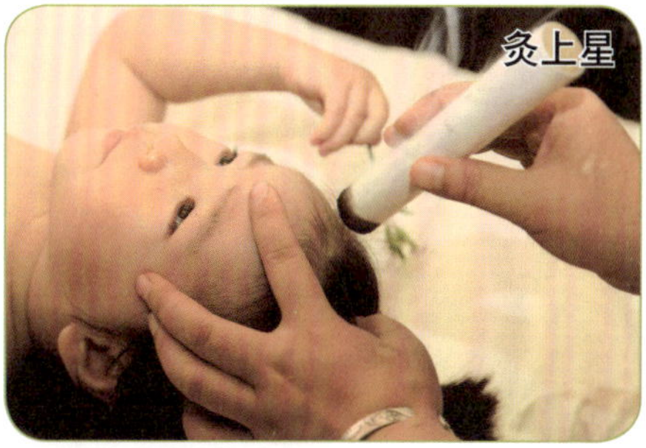

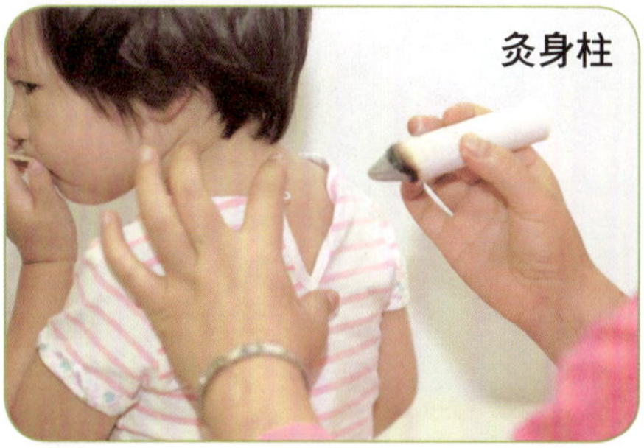

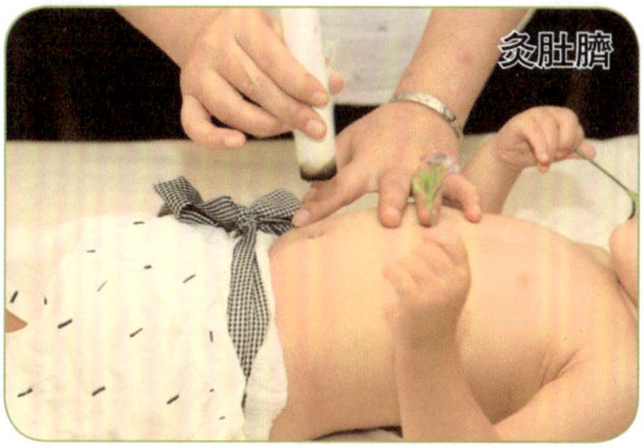

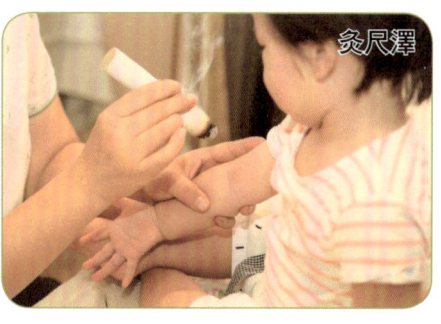

調理療程：前三天每日艾灸一次，然後間隔一日灸一次，或間隔兩日灸一次，可連續調理一到三個月，甚至半年或一年以上。在節氣時連續施灸三天，或在夏季三伏天、冬季三九天隔天灸一次，一共調理十五次。

預防護理：

1. 預防感冒是防止鼻炎反覆發作的關鍵，平日要注意給孩子及時增減衣物，寒冷季節要注意保暖。
2. 吃清淡、溫暖、好消化的飯菜，吃飯時注意細嚼慢嚥，不吃冷飲，少吃水果、油膩的食物，晚飯勿過飽。
3. 家長注意吃飯時不催促、不強餵，讓孩子自由、輕鬆地吃飯。
4. 遠離污染性氣體，避免吸入刺激性的氣體、粉塵、煙霾等。

哮喘

哮喘是孩子常見的呼吸道疾病之一，一年四季都可能發病，寒冷季節，氣候急劇變化時，發病者更多。

發病原因有內因和外因兩種，內因是由於孩子自身的肺、胃、腎發育不良，又受到外界的風寒侵襲，淤積的痰濁阻塞了肺部，導致肺部失去原有的協調功能，出現痰鳴、喘逆、呼吸困難等症狀。

症狀：哮喘是小兒時期常見的疾病，主要特徵是呼吸時發出哮鳴聲，呼氣延長，喉間有痰鳴音，嚴重者張口抬肩不能平臥。

艾灸：身柱、靈台、中脘、尺澤。

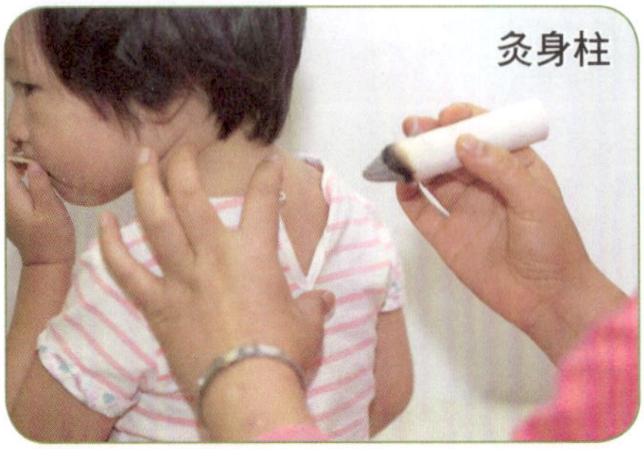

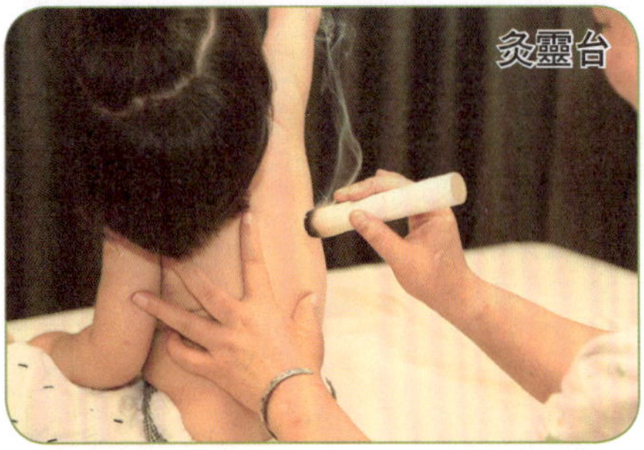

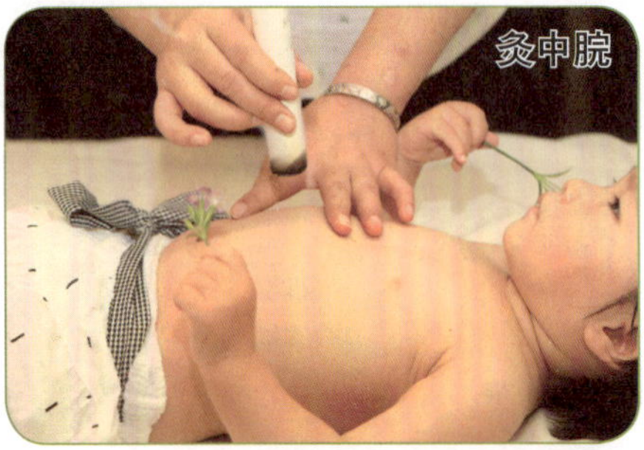

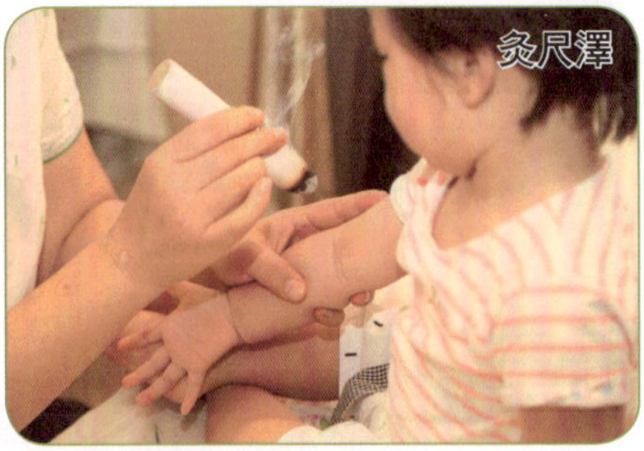

調理療程：發作期每天灸一次，連續施灸七次，緩解期隔天灸一次，灸十次。節氣時連續施灸三天，或在三伏天、三九天隔天灸一次，一共調理十五次。

預防護理：1.日常生活中，注意保暖預防感冒，氣候變化要及時增減衣服。

2.飲食要清淡、溫暖、好消化，不宜過飽。

3.避免吸入煙塵和刺激性氣體。

4.合理運動，不要過度勞累。

肺炎

孩子最常見的肺炎是支氣管肺炎，發病以嬰幼兒居多。小寶寶機體抵抗力下降時最易發生。以冬春寒冷季節及氣候驟然變化時多見。

風熱侵襲導致的肺炎

症狀：發熱、怕冷、口渴，痰黏、色白、量少，胸脅隱痛，舌苔薄黃。

艾灸：身柱、腎俞、肚臍、尺澤。

痰熱導致的肺炎

症狀： 高熱面赤，總想喝水，咳嗽痰黃而黏，或夾血絲，或為鐵銹色痰，呼吸困難，氣粗，舌紅，舌苔黃膩。

艾灸： 身柱、脾俞、下脘、豐隆。

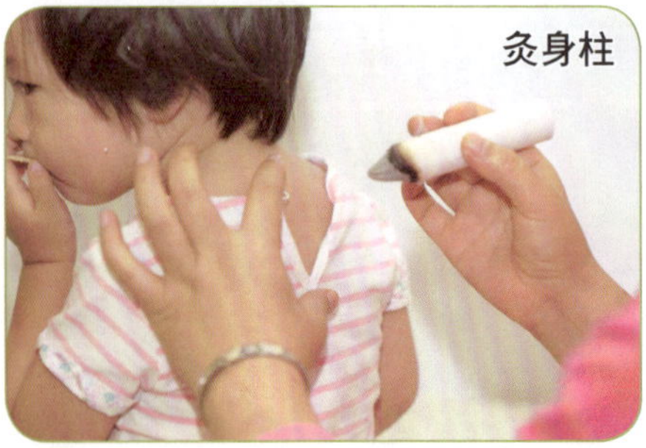

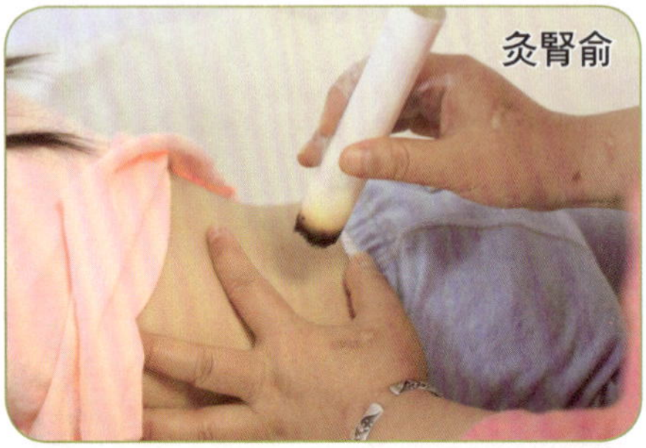

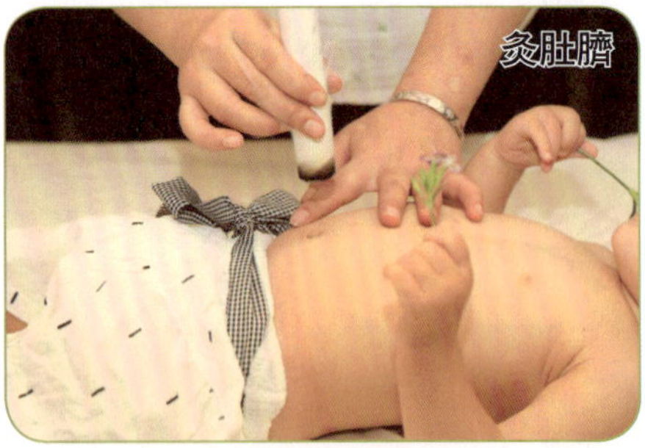

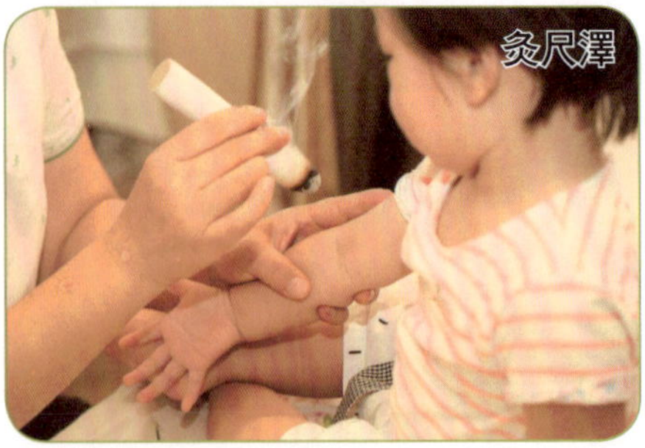

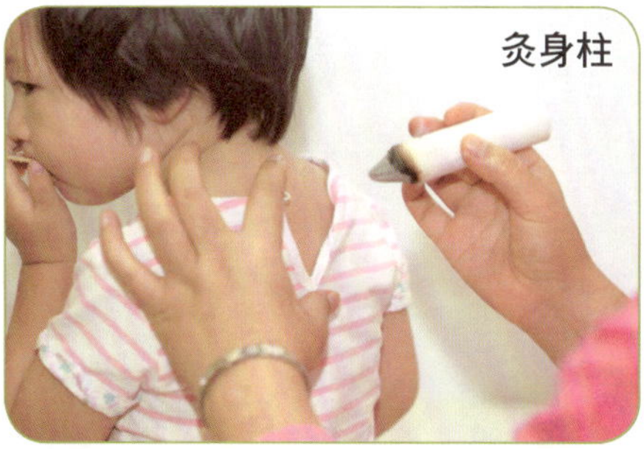

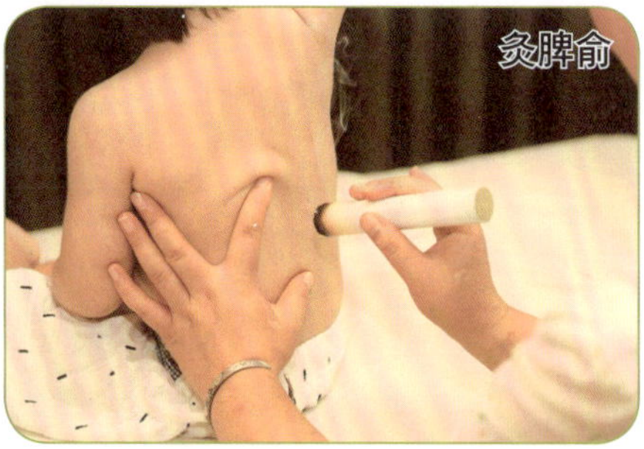

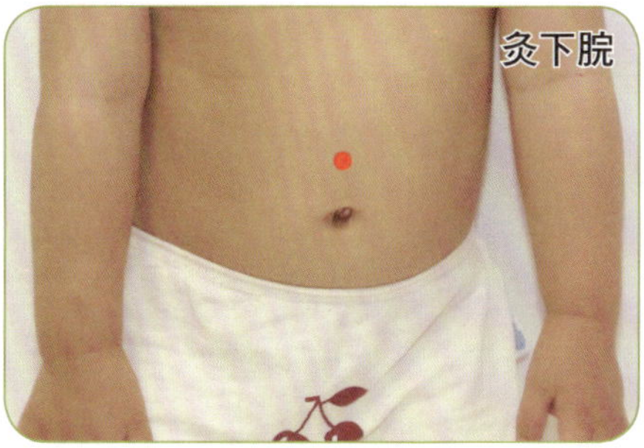

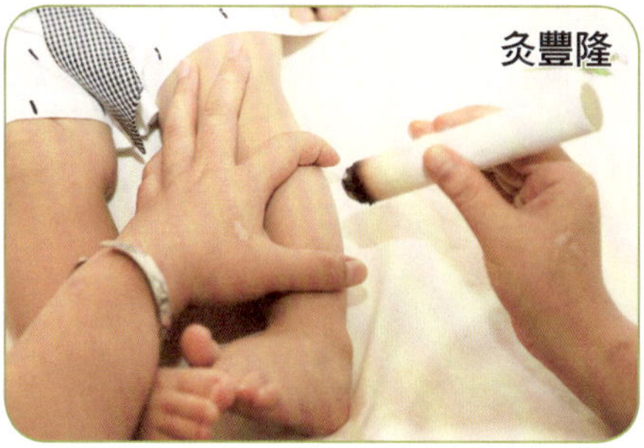

調理療程：生病期間每天灸一次，連續施灸三到五次；緩解期隔天灸一次，連續灸三次。

預防護理：1. 讓孩子安靜休息，同時經常變換姿勢，減少肺部充氣，盡量使室內溫度適宜、空氣新鮮流通。

2. 生病期間提供溫暖、清淡、好消化的飲食，避免油膩、過甜、過鹹的食物，不吃蛋糕、巧克力、披薩、牛肉、魚、蝦、蟹等。

3. 生病期間不宜進行太消耗體力的活動，比如跑步、爬山等，以免加重病情。

百日咳

百日咳多發於冬春季節，主要傳染病源為患兒。百日咳桿菌能夠隨咳嗽飛沫直接傳播，也可以透過器皿、玩具間接傳染，以初期咳嗽或咳嗽的前半期傳染性最強。孩子患病後可獲得終身免疫。

症狀：連續咳嗽，夜咳嚴重，涕淚交流，咳聲短促，往往伴嘔吐現象。

艾灸：身柱、大腸俞、下脘、列缺。

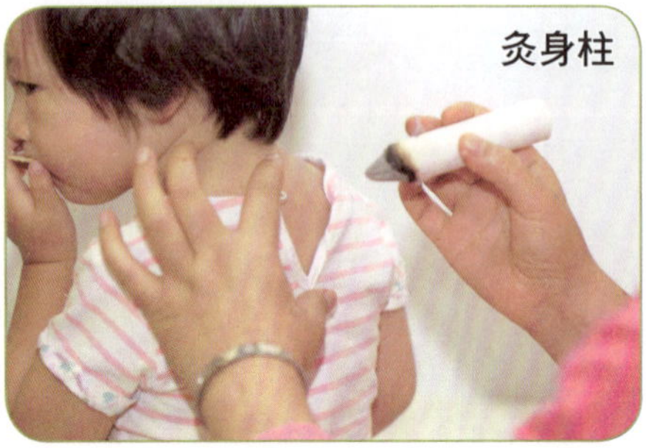
灸身柱

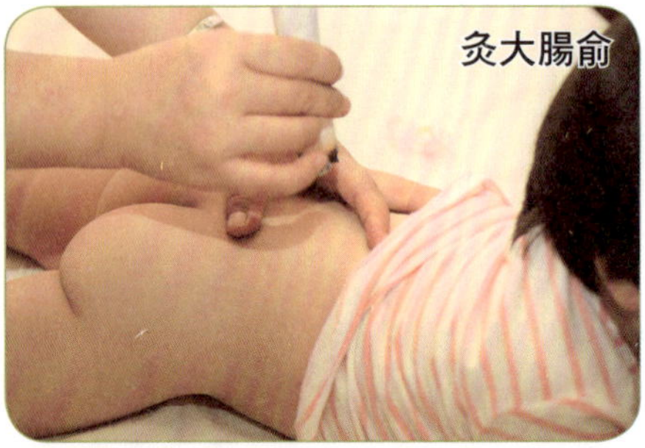
灸大腸俞

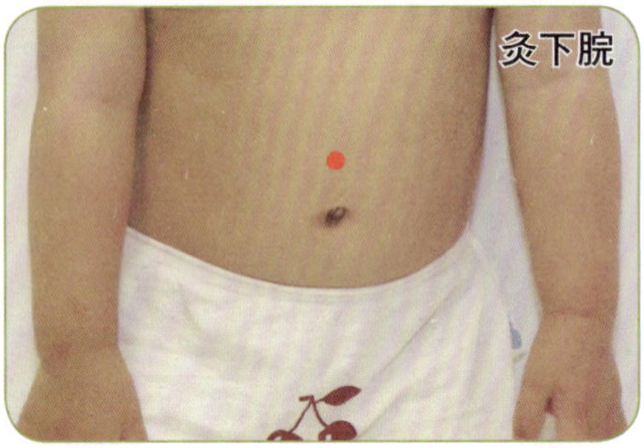
灸下脘

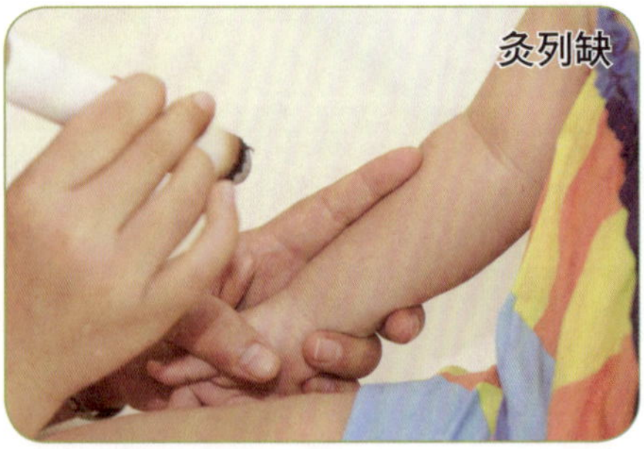
灸列缺

調理療程：生病期間每天艾灸一次，連續施灸三到五次，緩解期隔天灸一次，灸七次。

預防護理：1.生病期間孩子要多休息，注意保暖，室內空氣要新鮮流通。此病病程較長，家長要耐心給孩子施灸，一般連續調理兩個月就會完全治癒，夏季三伏天調理效果尤其明顯。

2. 生病期間給孩子提供溫暖、清淡、好消化的家常飯菜，盡量不喝汽水、冷飲。

3. 家庭節奏要符合孩子的成長要求，節奏放鬆又有規律，氛圍要溫暖、友愛。吃飯、睡覺時不要訓斥孩子，讓孩子在關愛、自由、平等、寬鬆的環境中生活。

4. 百日咳患兒尤其在夏季不要吹空調冷風，多晒太陽，在夏季補充陽氣後有利於體質的全面改善。

咽炎

當孩子因受涼或其他原因導致全身或局部抵抗力下降，病原微生物乘虛而入就會引發急性咽炎。營養不良，經常接觸高溫、粉塵、有害刺激氣體，容易引發慢性咽炎。

風熱導致的咽炎

症狀：風熱侵犯咽部，導致咽乾、嗓子痛、咽部灼熱，可伴有發熱，稍微怕風或怕冷，偶爾有咳嗽，痰黏難咳，舌邊尖紅，苔薄黃。

刮痧：脖子後面膀胱經及兩側膽經。

艾灸：大椎、中脘、合谷。

肺胃熱盛導致的咽炎

症狀：咽部紅腫熱痛，吞咽困難，伴高熱，口渴想喝水，咳嗽，咳痰黃稠，大便祕結，小便黃，舌紅，苔黃。

刮痧：脖子後面膀胱經及兩側膽經、胃經、小腸經刮痧，點刺大椎、少商出血。

艾灸：大椎、大腸俞、中脘、合谷。

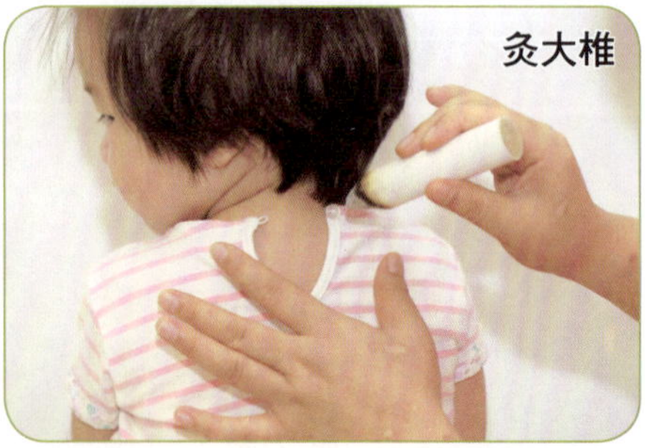

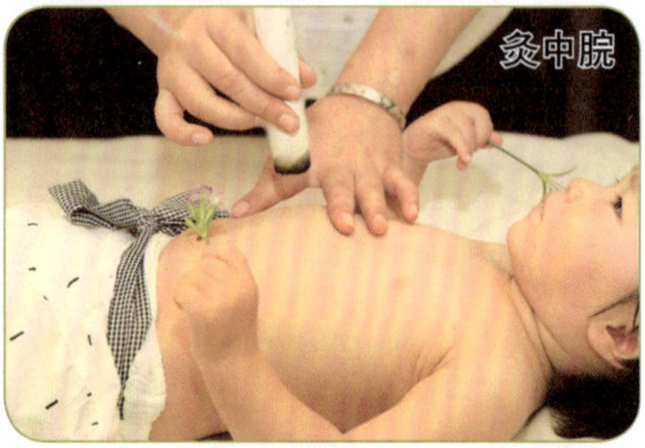

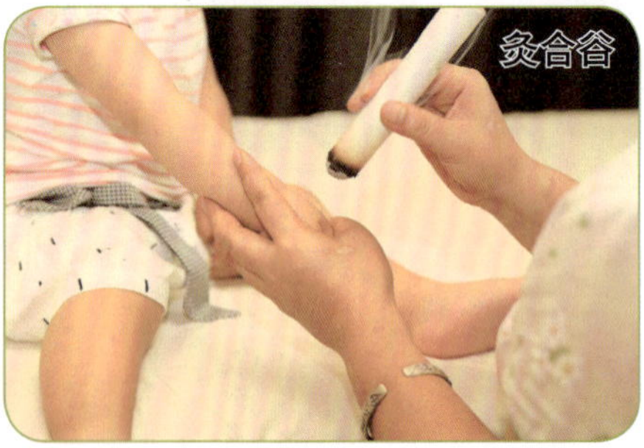

肺腎陰虛導致咽炎

症狀：咽部灼熱、乾燥、發癢、微痛，可出現咳嗽、咳痰量少，氣短乏力，嚴重的伴耳鳴，舌淡紅，少舌苔。

刮痧：脖子後面膀胱經及兩側膽經。

艾灸：大椎、命門、中脘、照海。

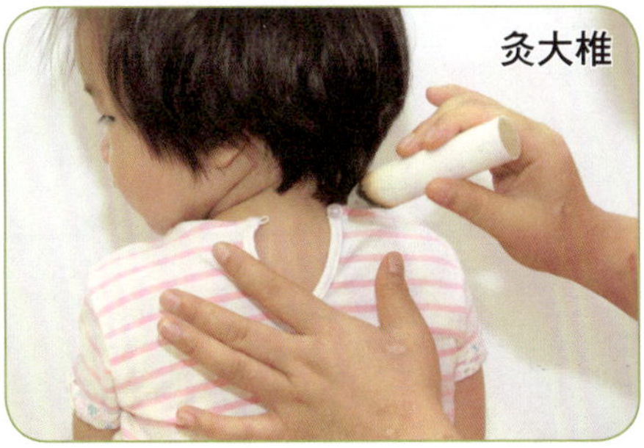

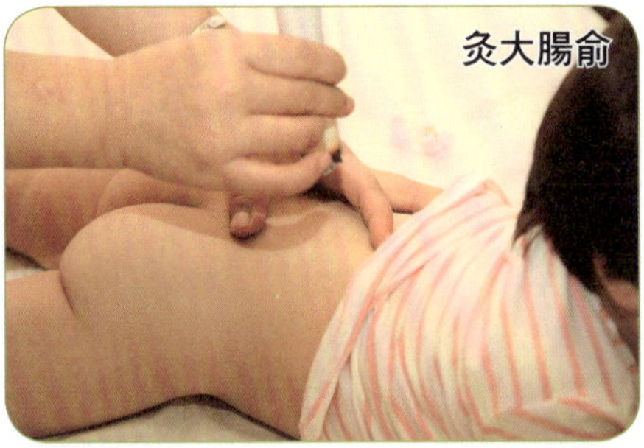

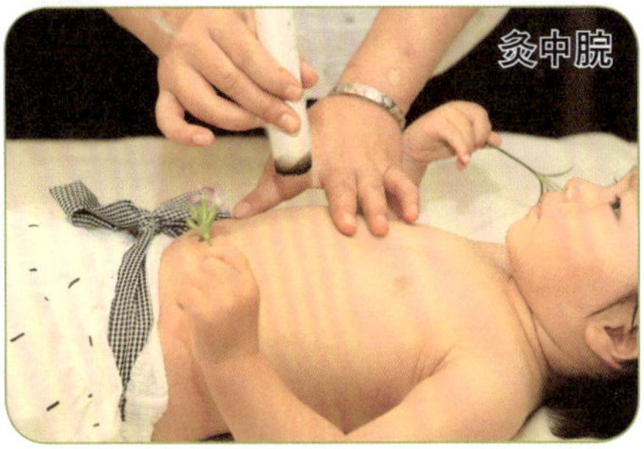

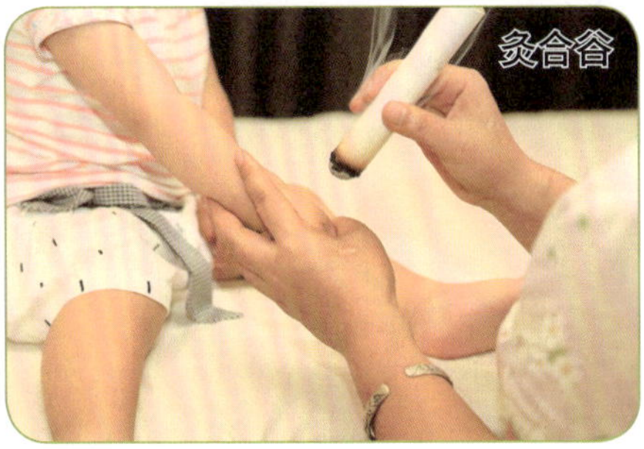

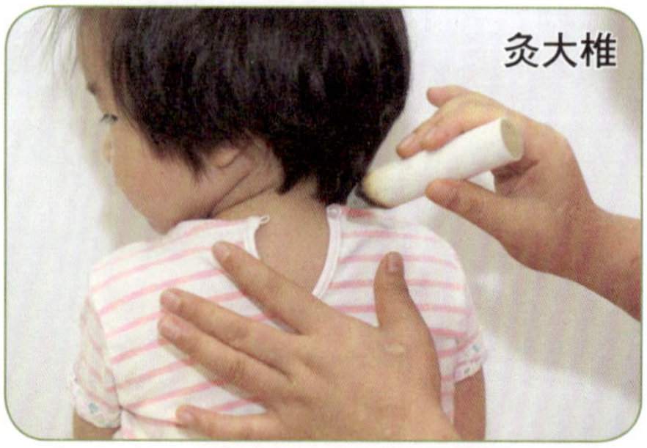

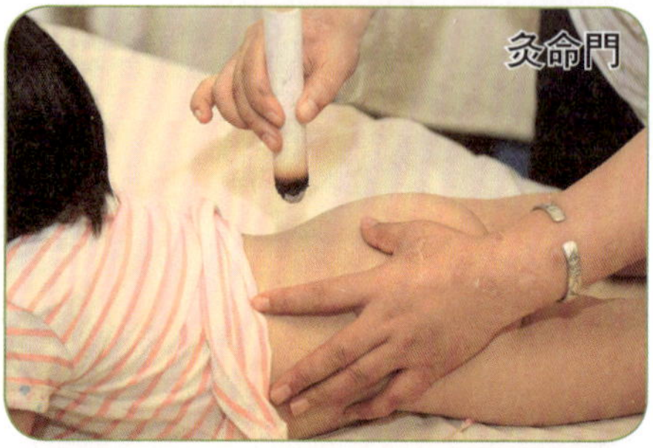

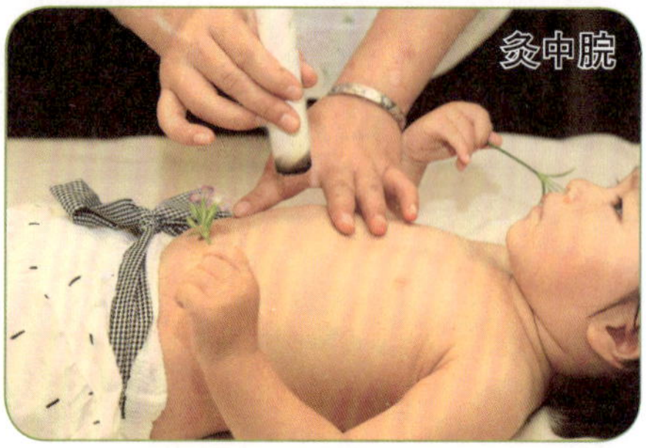

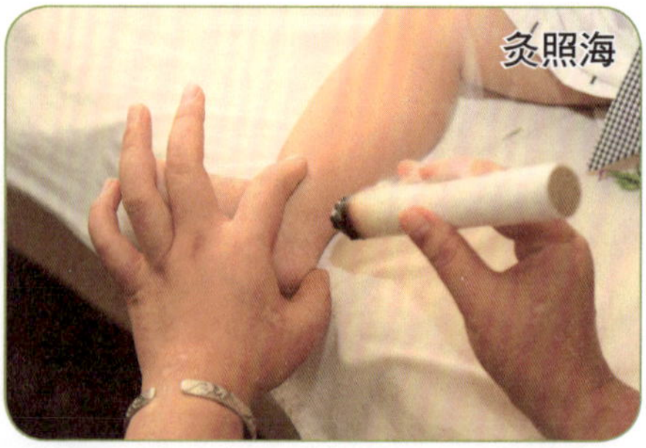

調理療程：生病期間每天灸一次，連續施灸兩到三次。

預防護理：1.吃清淡、溫暖、好消化的飲食，不吃冷飲，少吃水果、油膩的食物，晚飯勿過飽。

2.生活要有規律，起居有常，夜臥早起，注意氣候變化，及時增減衣服，避免著涼。睡眠時，免吹對流風。

3.平時要加強戶外活動，多見陽光，增強體質，提高抗病能力。

4.肺腎陰虛引起的咽炎需要調養的周期更長，家長要耐心施灸，通常調理一個月後孩子的體質會明顯改變，一些長期症狀也會逐漸消失。

小兒心肌炎

小兒心肌炎的發作大多是因為感冒沒有得到及時治療，使一些孩子在不經意中患了較為嚴重的心臟疾病。

心肌炎的初期臨床表現各不相同，可表現為感冒，也可表現為腸炎，也有發熱、咽痛、流涕、咳嗽、嘔吐、腹瀉、皮膚出疹、全身無力等表現；典型症狀為心慌心悸、胸悶太息、面色蒼白、神疲乏力、胸背疼痛、口唇發紫、四肢發涼；急重症還可出現氣急多汗、活動受限、下肢浮腫、頭暈眼花，甚至暈厥、休克。

艾灸：身柱、脾俞、中脘、內關。

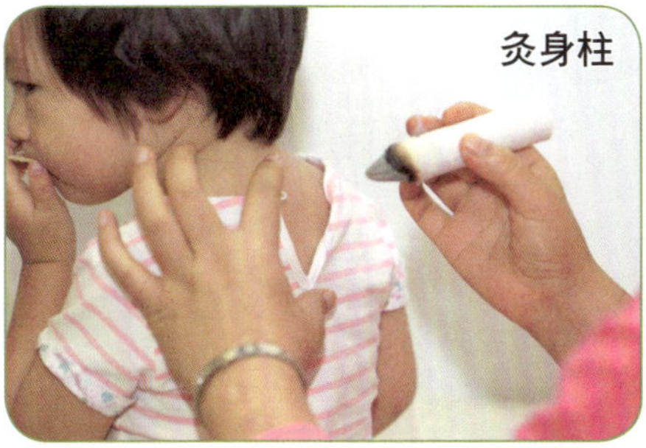

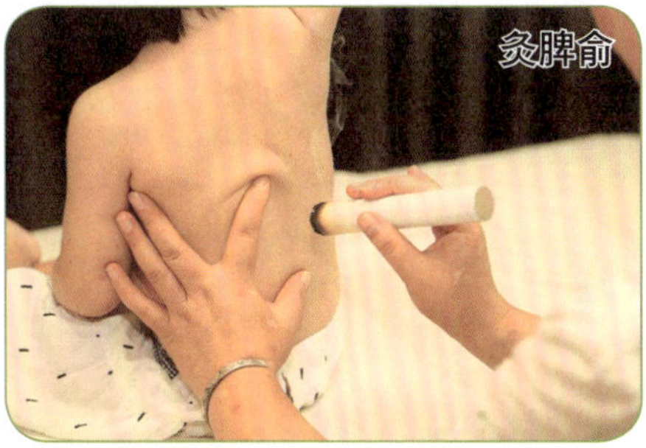

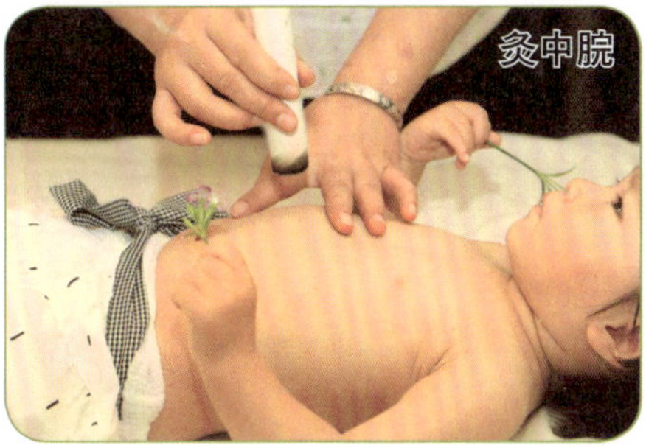

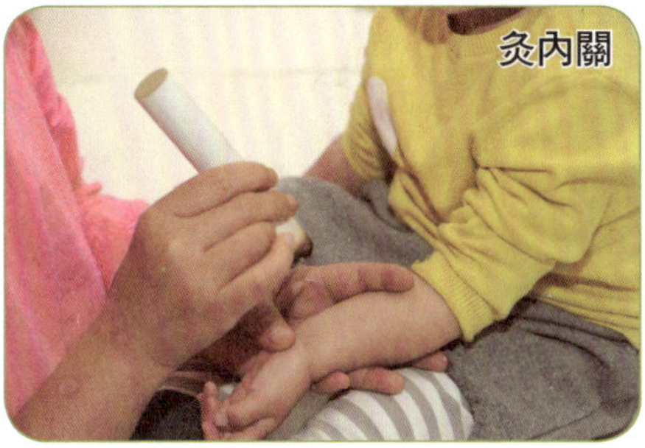

調理療程：生病期間每天灸一次，連續施灸三到五次。

預防護理： 1.吃清淡、溫暖、好消化的飲食，不吃冷飲，少吃水果、油膩的食物，晚飯勿過飽。

2.生活要有規律，起居有常，夜臥早起，避免著涼。睡眠時避免吹對流風。

3.平時要加強戶外活動，多見陽光，增強體質，提高抗病能力。

4.注意氣候變化，及時增減衣服，注意保暖。

腮腺炎

小兒腮腺炎（痄腮）是風溫邪毒侵襲人體，從口鼻而入，導致面頰部氣血不通，溼熱之氣鬱而不散，使腮部紅腫熱痛。

發病初期

症狀：伴有怕冷發熱、頭痛、噁心、咽痛，全身不適，食欲不振，輕微咳嗽等症狀。

刮痧：三焦經、大腸經。

艾灸：大椎、膽俞、肚臍、中渚。

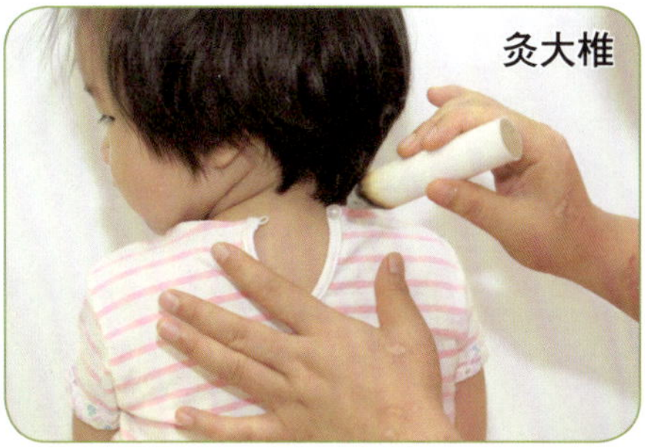

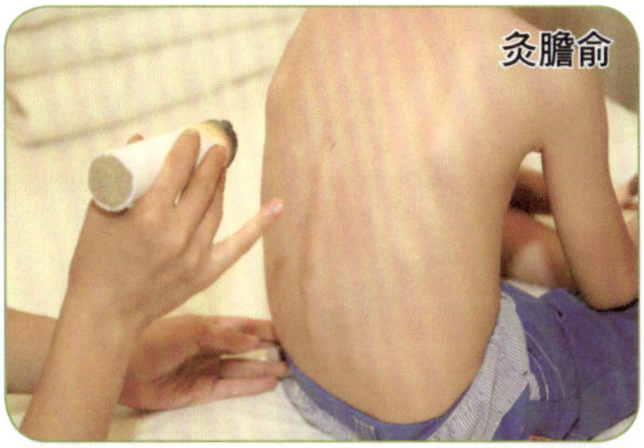

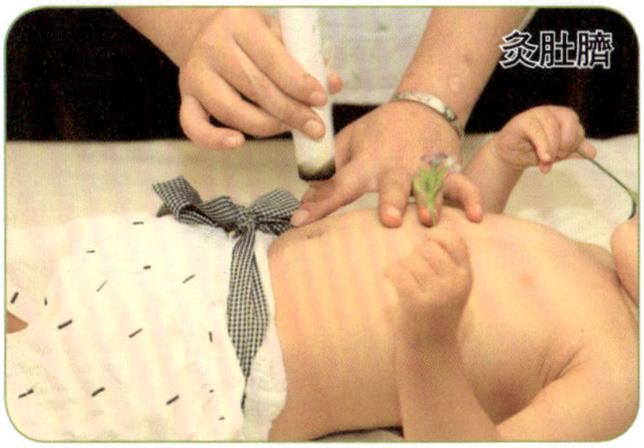

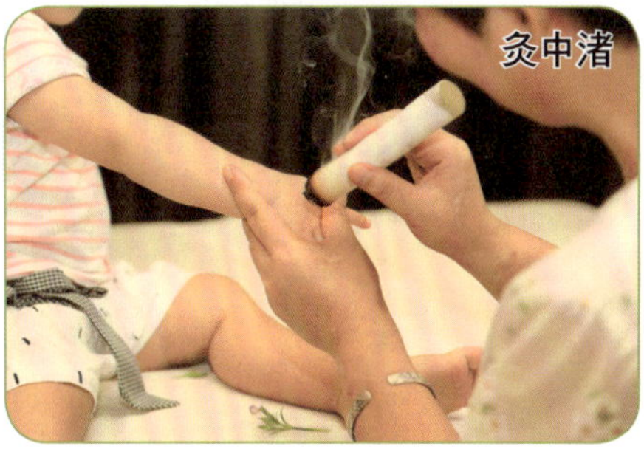

發病中後期

症狀：伴有高熱頭痛、煩躁口渴、精神倦怠的孩子，發病一到兩天內即出現腮腺腫大，腫脹部位以耳垂為中心漫腫，邊緣不清，有彈性感，局部有些發硬，疼痛或壓痛，張口咀嚼時疼痛加劇，整個病程會持續一到兩周。

刮痧：三焦經、大腸經。

艾灸：角孫、頰車、大椎、外關。

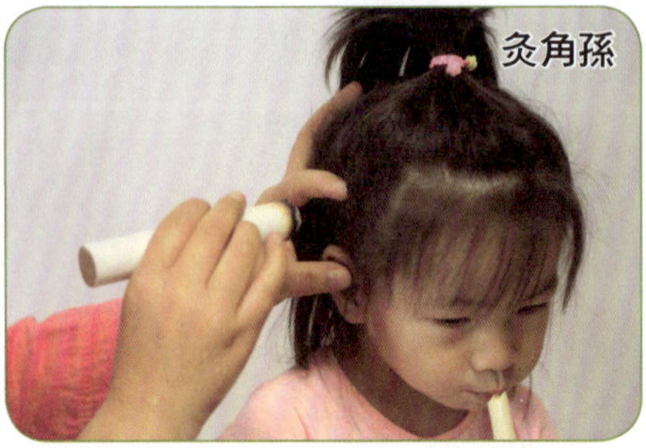

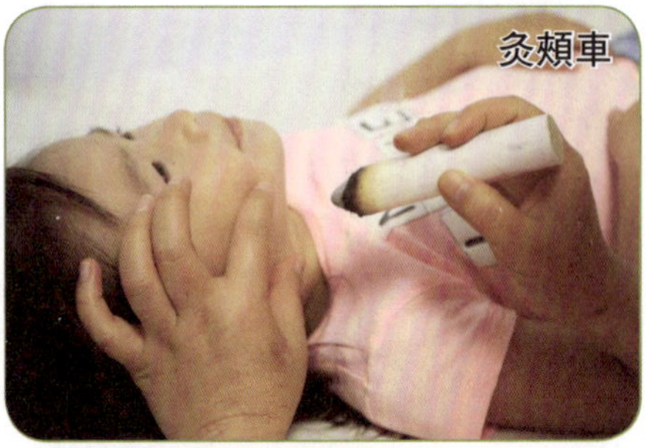

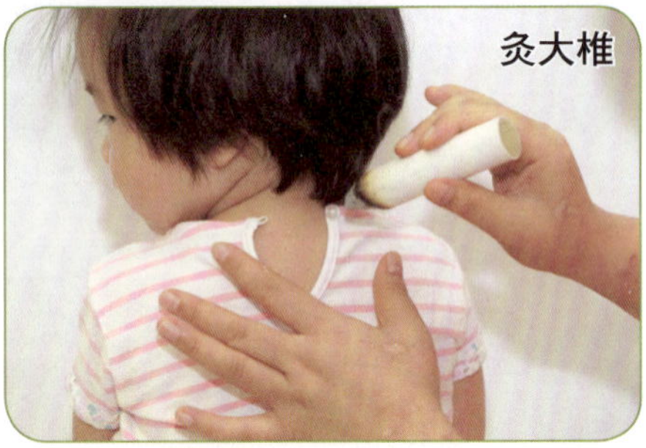

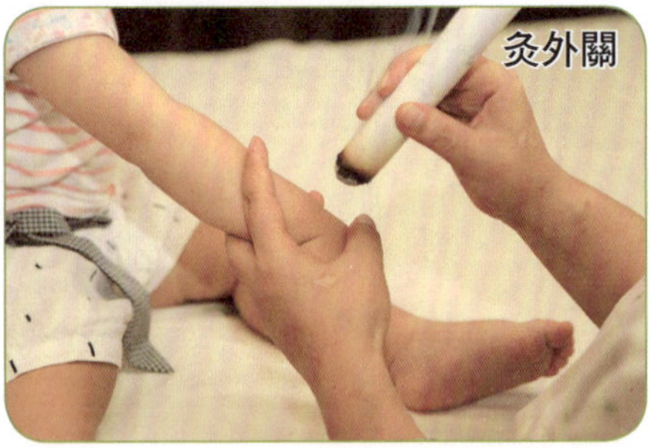

調理療程：生病期間每天灸一次，連續施灸兩到三次。

預防護理：

1. 吃清淡、溫暖、好消化的飲食，不吃冷飲，少吃水果、油膩的食物，晚飯勿過飽。
2. 注意氣候變化，及時增減衣服。
3. 腫痛嚴重時可以一日施灸兩次，通常施灸後腫痛就會消失。

口瘡

小兒口腔內膜柔嫩，血管豐富，容易受到過冷過熱食物的刺激，或者體內有溼熱壅滯導致唇舌齒齦及口腔壁呈現豆粒大小的潰瘍點。

實證

症狀：嘴唇、臉頰、上顎黏膜、齒齦、舌面等處有潰瘍，潰瘍周圍鮮紅、腫痛，口臭、流口水，有時發熱，口渴，小便黃、大便乾，舌紅苔黃。

艾灸：大椎、脾俞、肚臍、公孫。

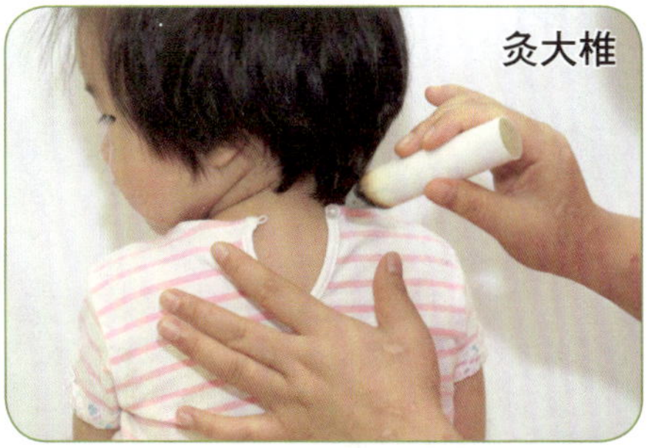

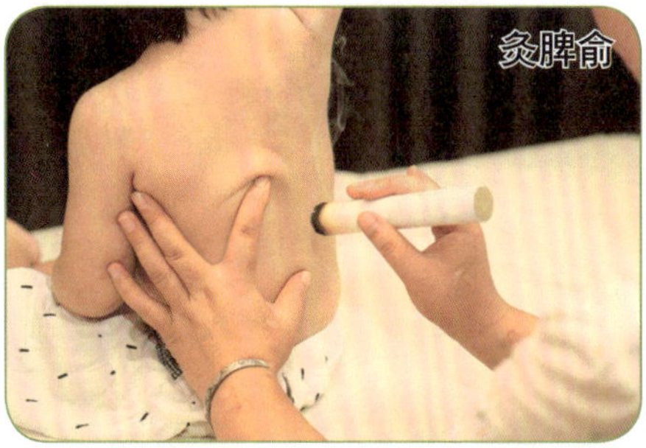

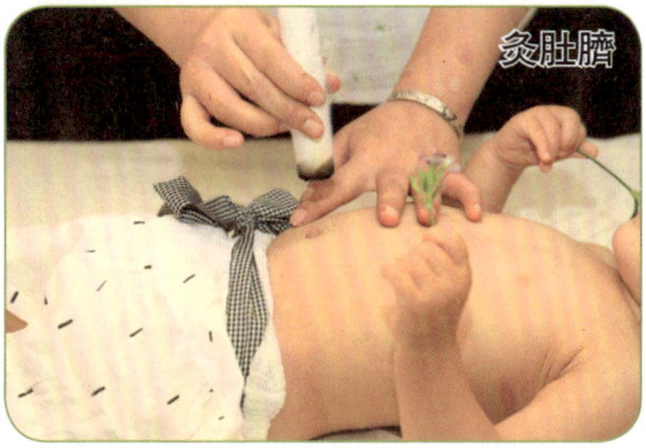

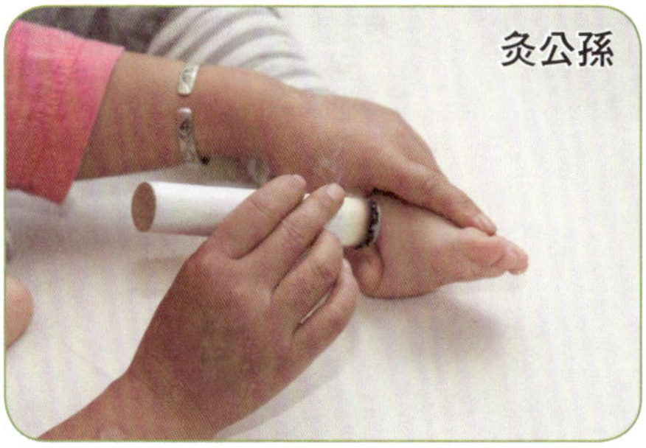

虛證

症狀： 嘴唇、臉頰、上顎黏膜、齒齦、舌面等處有潰瘍，潰瘍面較小，患處周圍淡紅或淡白，疼痛較輕，口乾、口渴，舌質淡紅少苔。

艾灸： 大椎、脾俞、中脘、合谷。

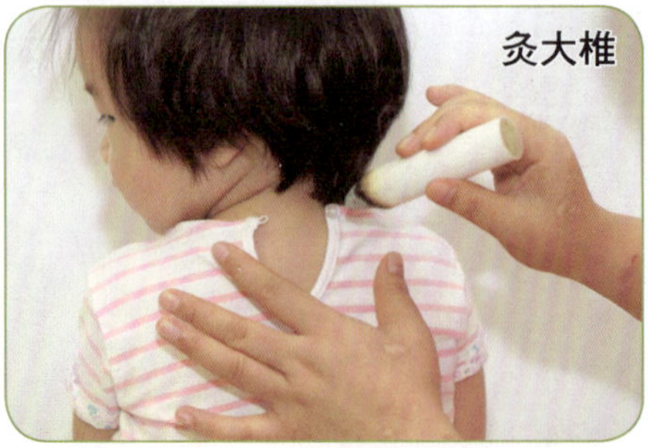

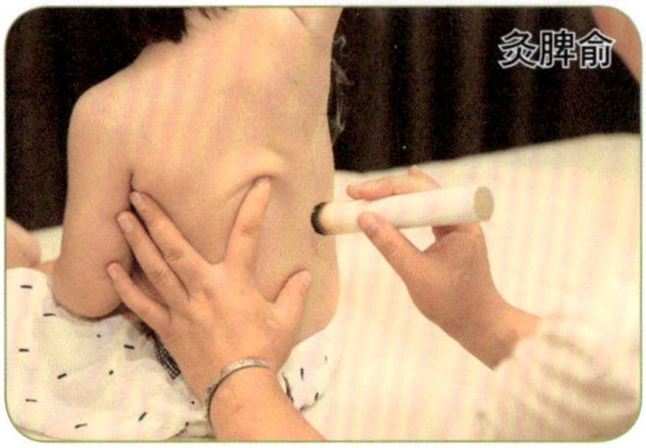

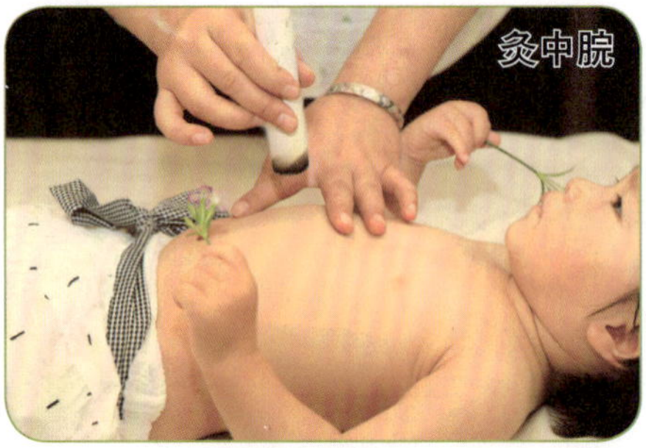

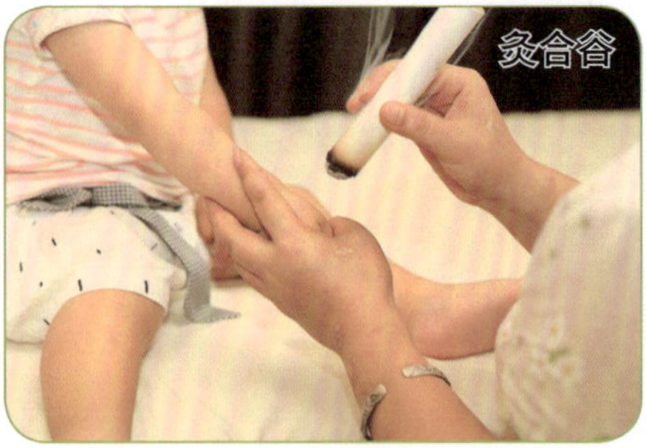

調理療程： 生病期間每天灸一次，連續施灸兩到三次，虛證往往要多灸幾次，才能痊癒。

預防護理：
1. 吃清淡、溫暖、好消化的飲食，喝溫暖的白開水，不吃冷飲，少吃水果、油膩的食物，晚飯勿過飽。
2. 注意氣候變化，及時增減衣服。
3. 實熱證患兒疼痛較為劇烈，嚴重影響飲食，可以一日施灸兩次，灸三到四次就可以正常飲食了。

4. 注意口腔清潔，飲食要新鮮。

嘔吐

小兒嘔吐多是因為飲食不節引起的。小兒臟腑柔嫩，脾胃消化系統薄弱，過食生冷、甘甜、肥膩等食物因不消化壅滯胃中或者因不良情緒的干擾導致氣逆。

寒吐

症狀：進食很久發生嘔吐現象，嘔吐物清稀，無臭味，精神不振，面色蒼白，手腳冰涼，大便溏薄，小便色清，舌苔淡白，屬於寒性嘔吐。

艾灸：身柱、中脘、肚臍、太白。

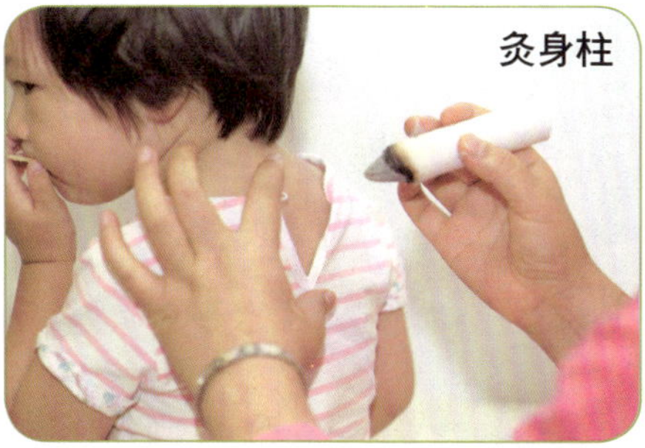
灸身柱

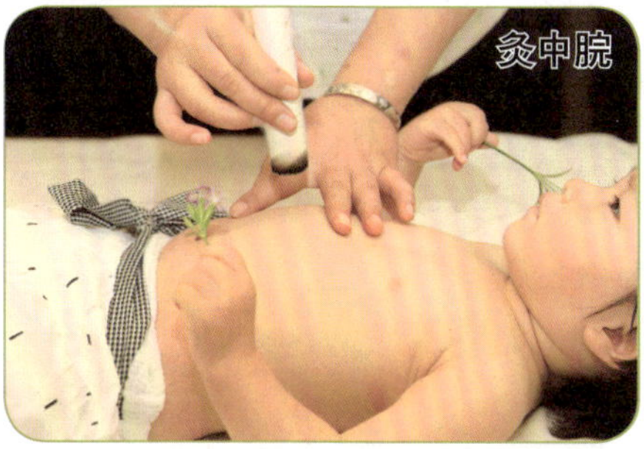
灸中脘

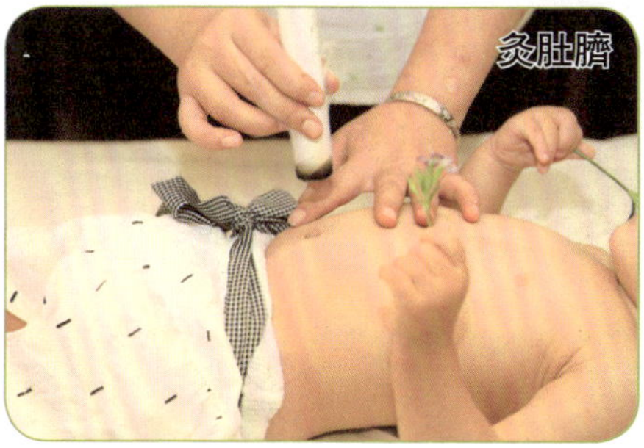
灸肚臍

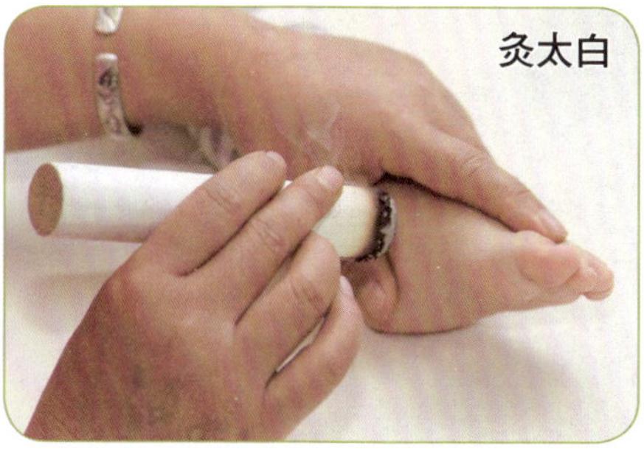
灸太白

熱吐

症狀：進食後立刻就有嘔吐反應，嘔吐物酸臭或有黃水，身熱、口乾、口渴，舌苔黃色，煩躁不安，大便稀薄、臭穢或便祕，小便色黃量少，屬於熱性嘔吐。

刮痧：捏脊或背部膀胱經刮痧，大腸經、心包經刮痧。

艾灸：身柱、脾俞、下脘、合谷。

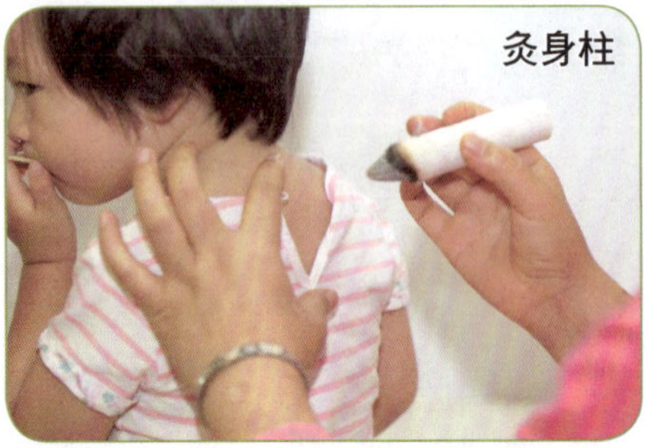
灸身柱

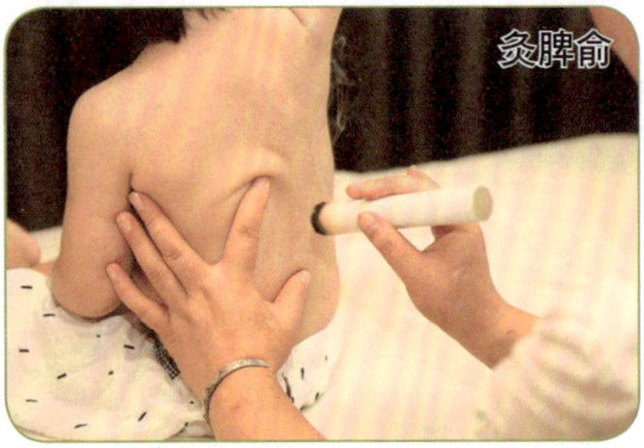
灸脾俞

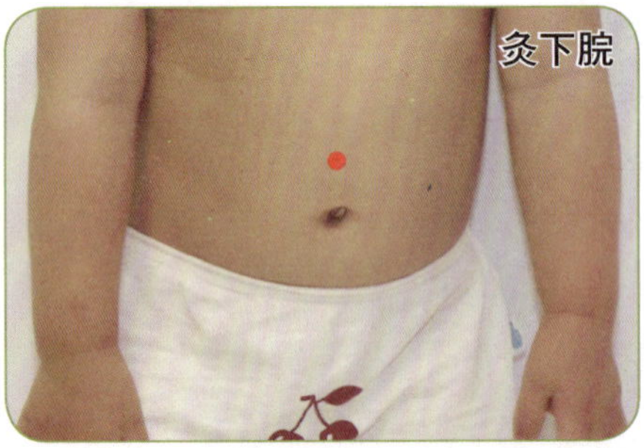
灸下脘

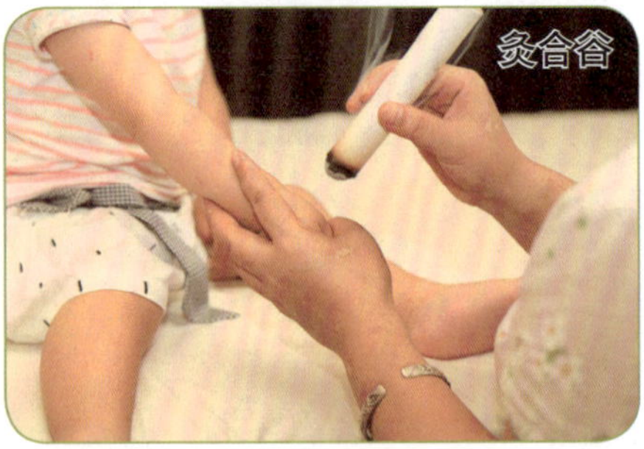
灸合谷

傷食吐

症狀：不想吃飯，口臭、便祕、腹脹，吐出乳塊或不消化的食物，味道酸臭，伴有腹瀉，大便酸臭，舌苔厚膩。

艾灸：身柱、命門、中脘、內庭。

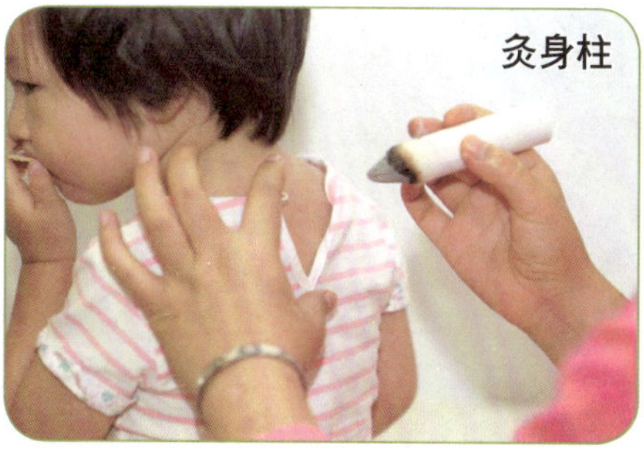

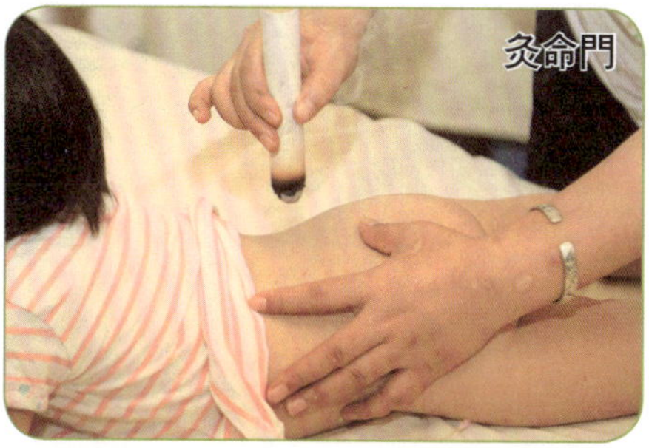

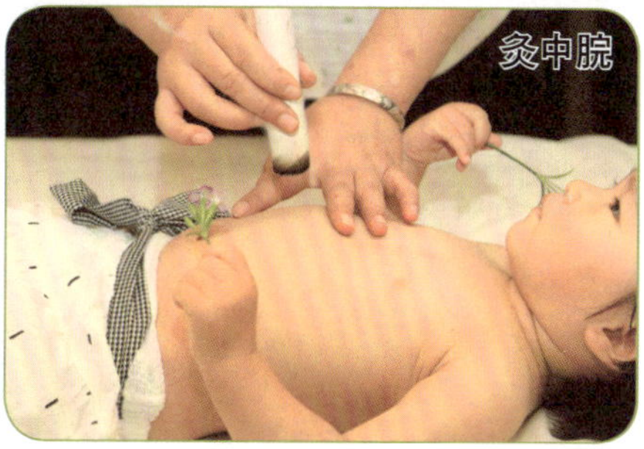

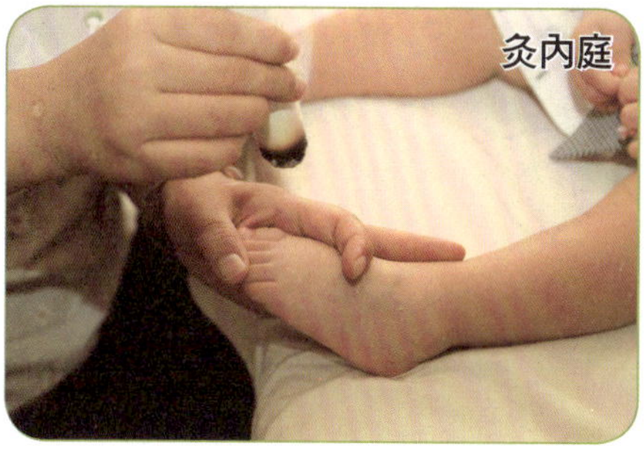

調理療程：生病期間每天灸一次，連續施灸兩到三次，寒吐往往要多灸幾次才能痊癒。

預防護理：

1. 吃清淡、溫暖、好消化的飲食，如果孩子沒有食欲就不要強迫餵食，避免加重脾胃負擔，傷食吐的孩子尤其要少吃，可以空一空肚子，讓腸胃系統慢慢恢復運轉。
2. 平時肚腹要保暖，晚上睡覺要蓋好肚子。容易嘔吐、脾胃弱的孩子可以帶艾絨保健肚兜暖腸胃，尤其是夏季在空調房中睡覺要注意肚腹保暖。
3. 患病期間孩子乏力、怕冷時要注意保暖和休息。

腹瀉

小兒臟腑嬌嫩，形氣未充，若餵養不當，飢飽無度或外感寒溼、溼熱等不正之氣常常會導致腹瀉。腹瀉常有以下四種類型：

寒溼瀉

症狀：瀉下物清稀如水樣、不臭，腹痛、腸鳴、食少，惡寒發燒，苔薄白，指紋紅。

艾灸：身柱、脾俞、肚臍、公孫。

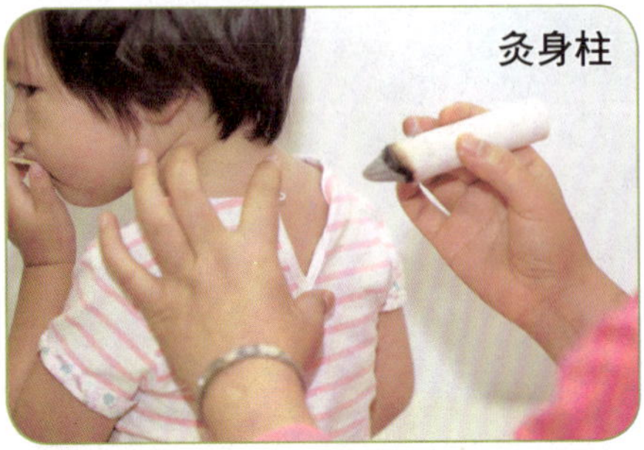

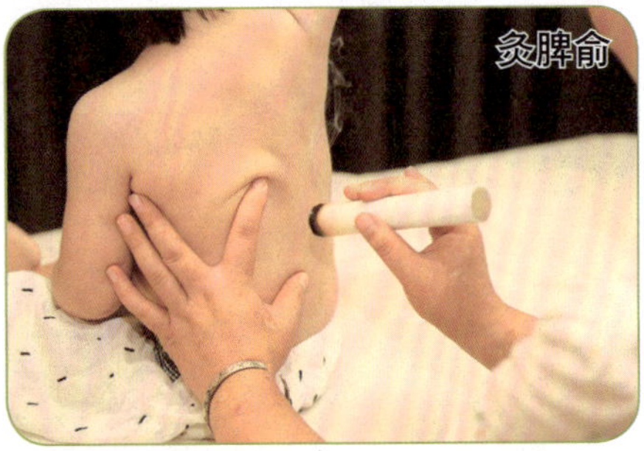

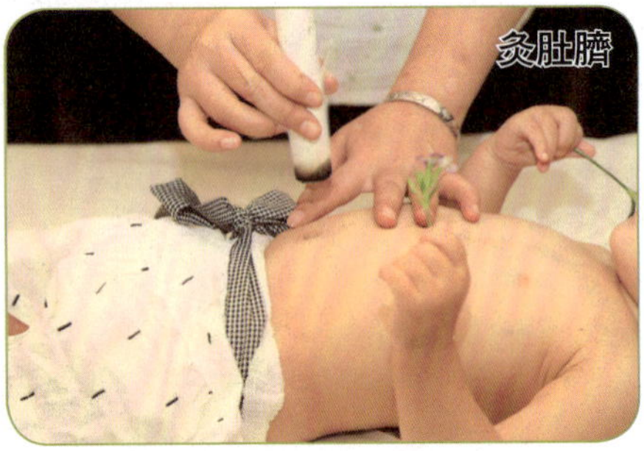

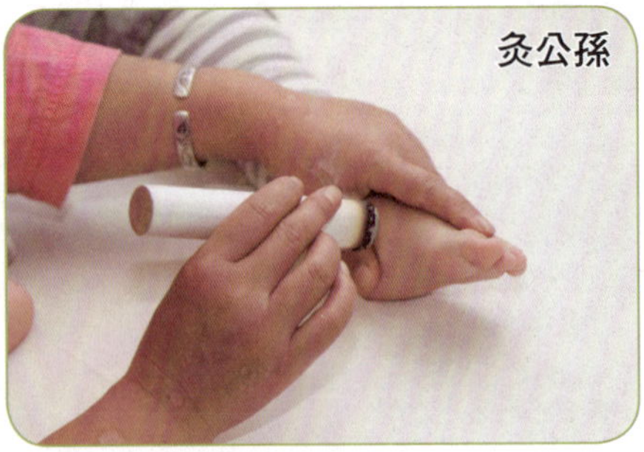

溼熱瀉

症狀：水樣便或蛋花樣便、氣味臭、少量黏液，噴射樣腹瀉、腹痛，口渴、食欲不振，噁心、嘔吐，煩躁，舌紅、苔黃，指紋紫。

艾灸：身柱、命門、肚臍、公孫。

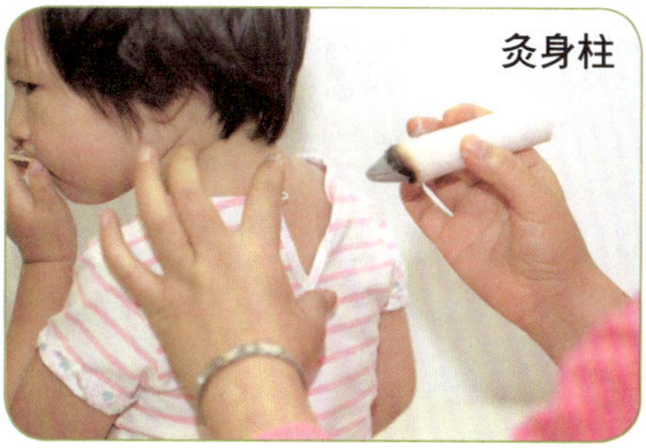

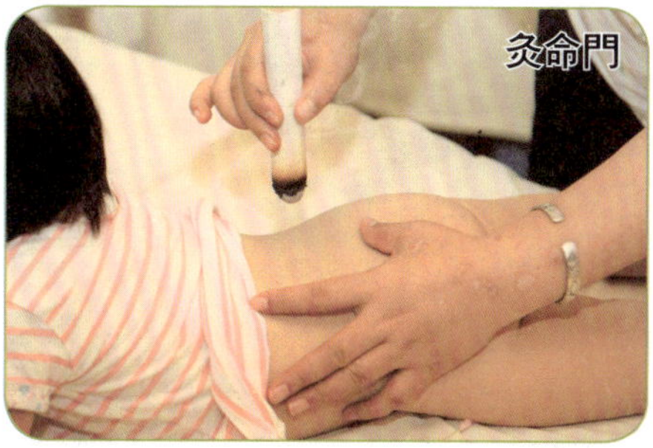

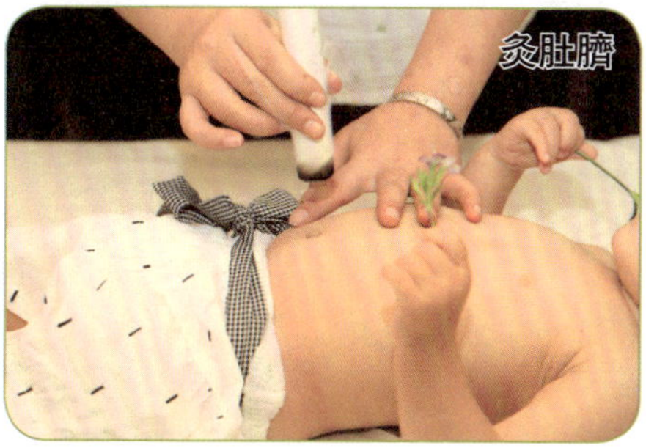

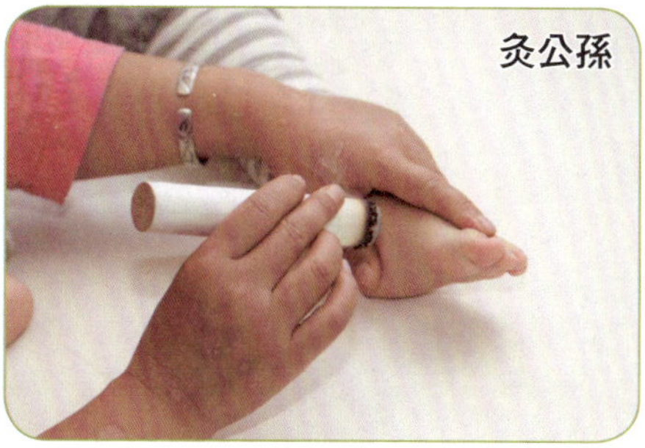

傷食瀉

症狀：腹痛、腸鳴，便有食物殘渣或乳凝塊、氣味酸臭或腐臭，嗝氣酸，嘔吐，夜臥不安，不思飲食，苔厚膩，指紋紫。

艾灸：身柱、中脘、天樞、三陰交。

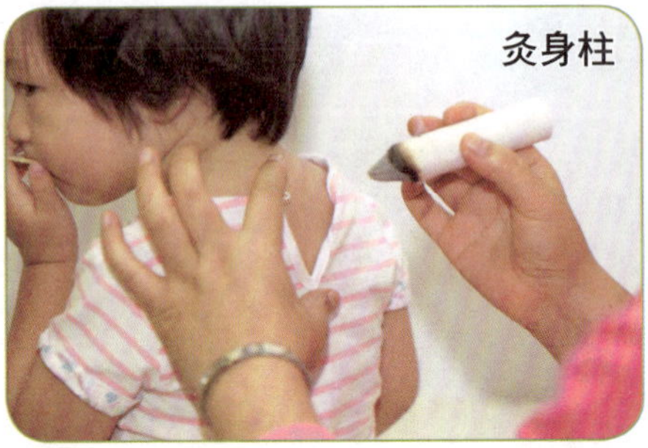

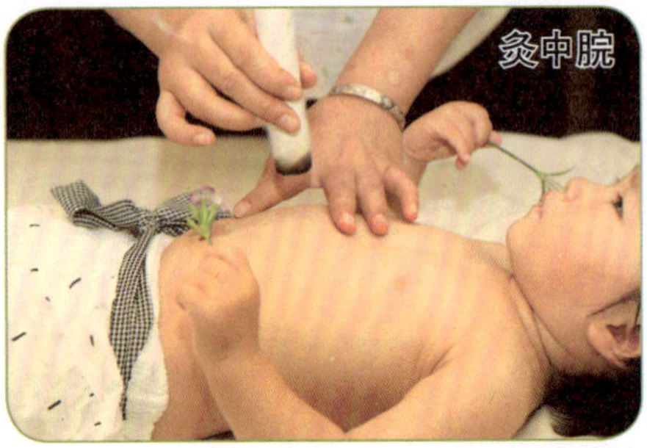

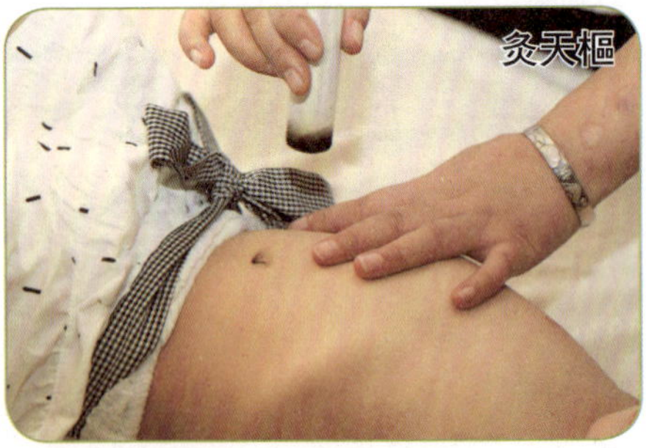

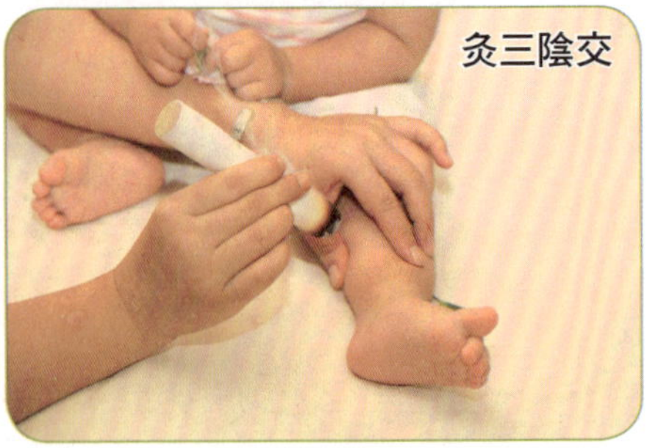

脾虛瀉

症狀：便時溏時瀉、不臭，常飯後多瀉，飲食不慎即便多，水穀不化，面肢倦，消瘦，苔白，指紋淡。

艾灸：身柱、脾俞、肚臍、太白。

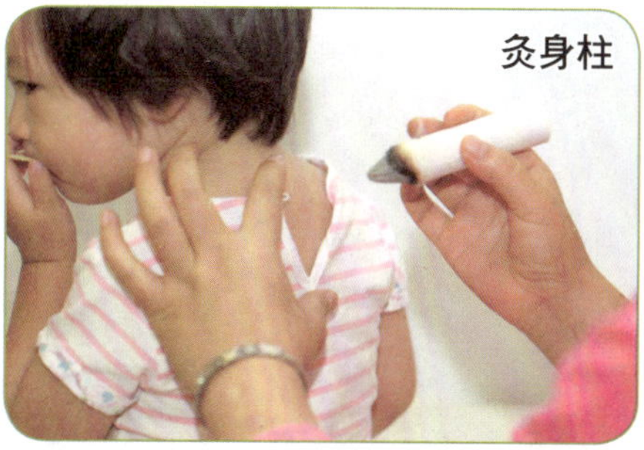

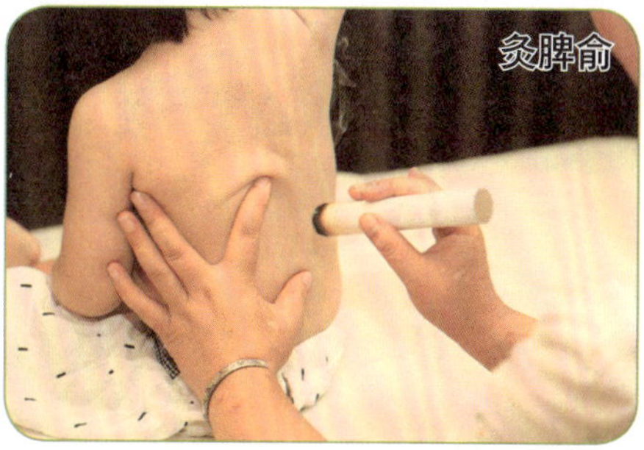

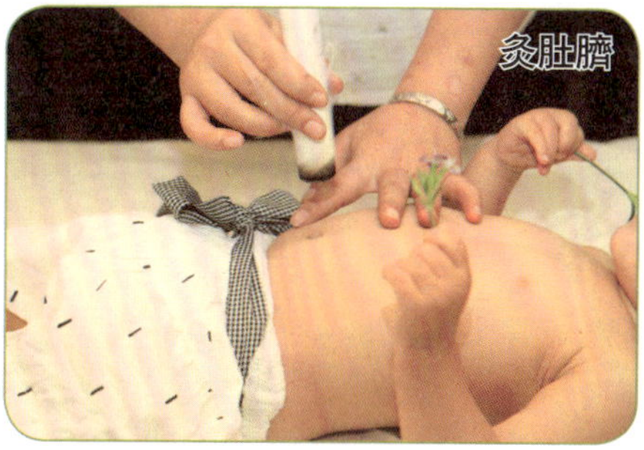

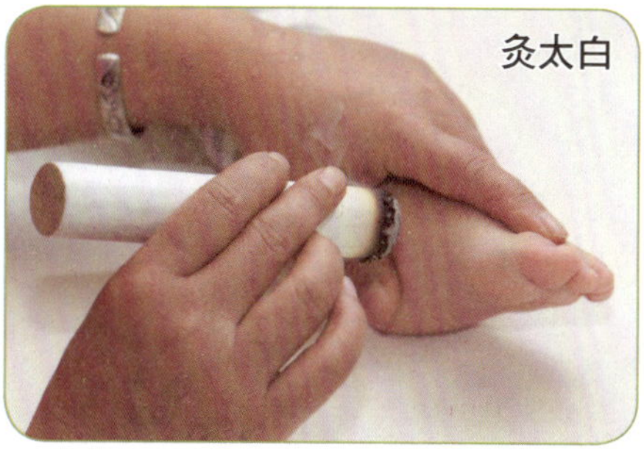

調理療程：生病期間每天灸一次，連續施灸兩到三次，寒溼瀉和脾虛瀉腹痛較緩，肚腹喜暖，喜歡按揉；溼熱瀉和傷食瀉腹痛較為劇烈，不喜按揉。腹瀉劇烈的，一日之內可以灸兩次，臨床上艾灸的功效比藥物更加安全、顯著，家長可以放心去做。

預防護理：
1. 生病期間吃清淡、溫暖、好消化的食物，不吃冷飲、水果及油膩的食物，晚飯勿過飽。
2. 平時肚腹要保暖，晚上睡覺要蓋好肚子。脾虛瀉的孩子可以戴艾絨保健肚兜。
3. 睡覺盡量不吹冷風。

腹痛

小兒臟腑嬌嫩，若護理不當，衣物單薄，腹部就易受寒著涼；或飲食不節，過食生冷食品，暴飲暴食，過食肥膩、甘甜之品，或因腸道寄生蟲等均可導致腹痛。

由於小兒病情變化多端，對疼痛表達能力差，而且部分病例有進一步演變為急腹症的可能，所以一定要認真辨證，屬急腹症的患兒宜馬上就醫。

寒痛

症狀：腹部疼痛，陣陣發作，得溫或手按痛減，四肢涼冷，或嘔吐，腹瀉，小便清長，舌淡苔白滑，指紋色紅。

艾灸：命門、肚臍、公孫。

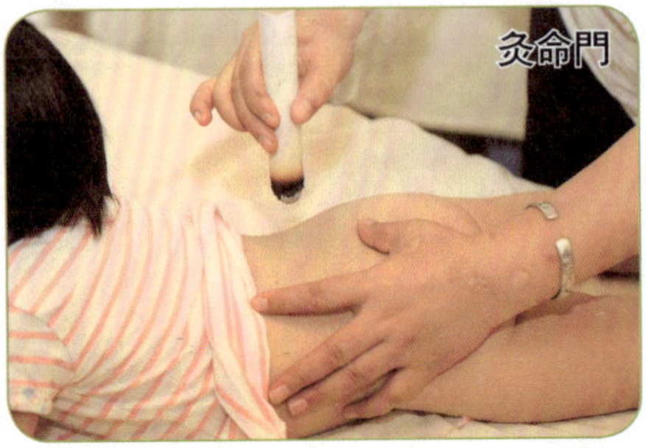

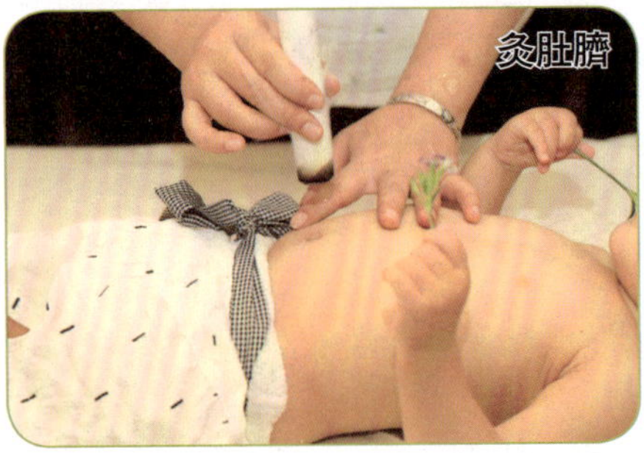

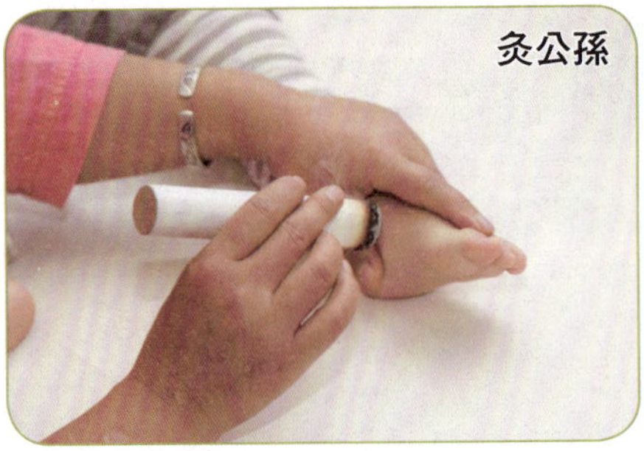

傷食痛

症狀：腹部脹滿疼痛，按之劇痛，哭叫不安，嘔吐腐濁，口氣酸臭，不思飲食，或腹痛欲瀉，瀉後痛減，舌苔厚膩。

艾灸：脾俞、天樞、內庭。

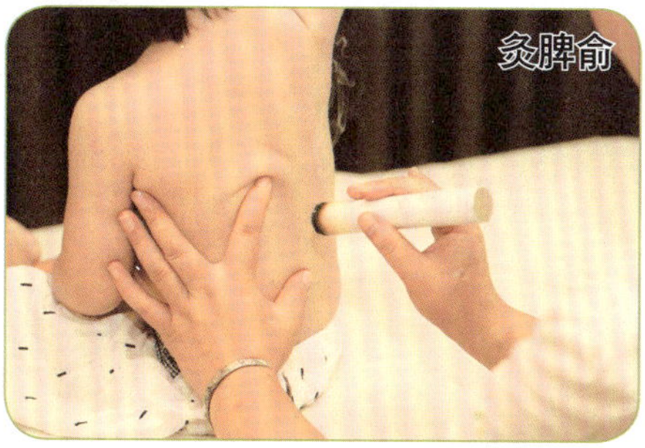

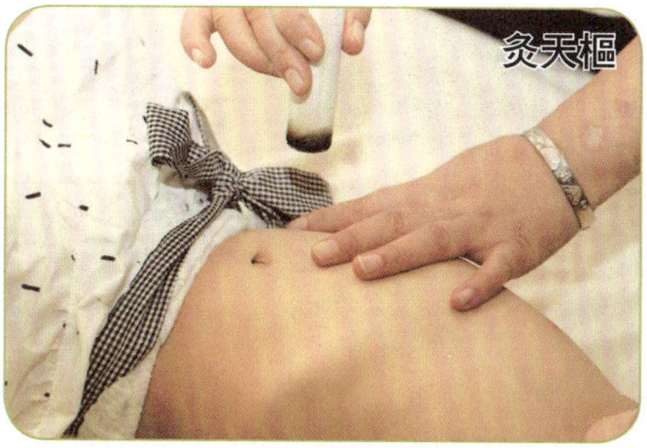

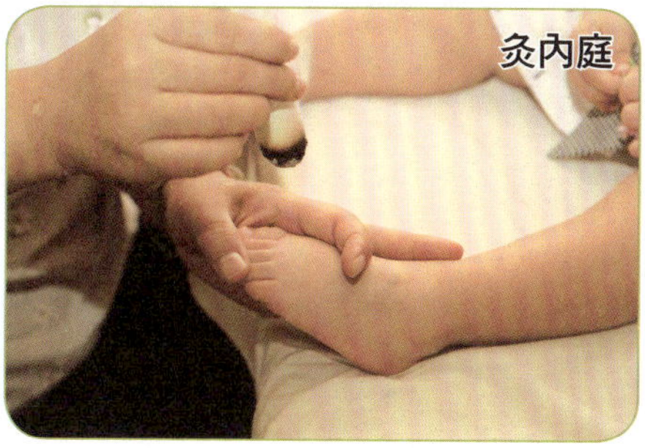

調理療程：一日灸一次，連續灸三次。嚴重的疼痛可一日灸兩次。

預防護理：1. 由於小兒寒熱不知自調，應避免讓其感受風寒，注意腹部保暖，以免腹部受寒著涼而導致腹痛。

2. 飲食規律，盡量吃溫暖、清淡、好消化的食物，切忌暴飲暴食，不過食生冷瓜果和冷飲。

3. 注意飲食衛生，勤洗手。

厭食

孩子「脾常不足」，食欲不能自調。有些家庭父母缺乏育兒保健知識，加之過於溺愛孩子，恣意投其所好，養成孩子偏食的習慣；或父母片面地認為，要讓孩子生長發育快，就需要給孩子大量的高蛋白、高脂肪等高級營養食物，超出了孩子的脾胃運化能力而導致孩子患上厭食症。

脾失健運

症狀：面色缺少光澤，不想進食，食而無味，形體偏瘦，精神狀態及大小便無異常，舌苔白或微膩。

艾灸：身柱、脾俞、中脘、太白。

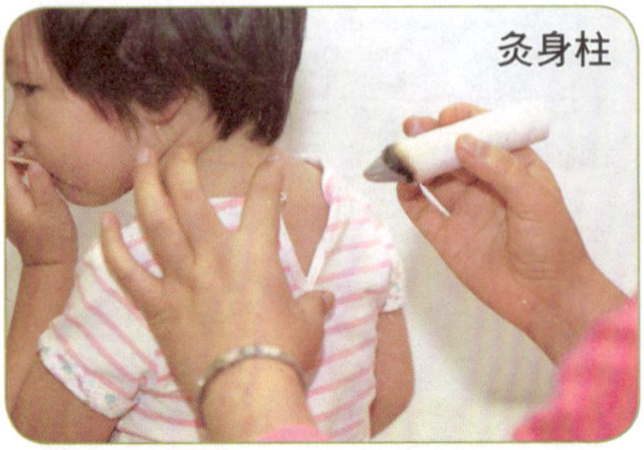

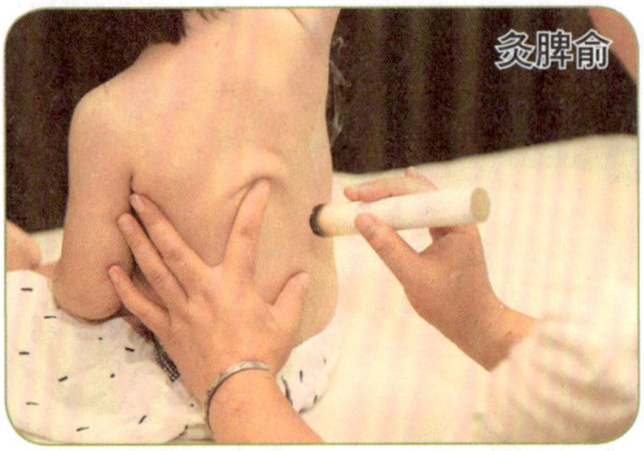

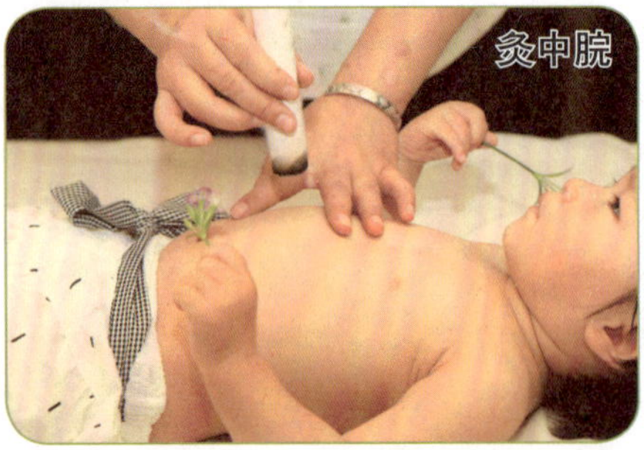

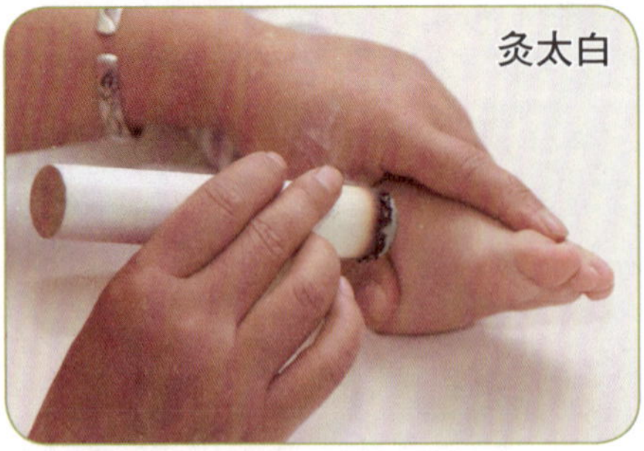

脾胃積熱

症狀：拒絕進食或食而無味，皮膚缺少光澤，形體消瘦，口乾口渴，掌心熱，大便乾結，口唇乾紅，舌質紅，薄黃或無苔少津，屬脾胃積熱。

配合：可在肺俞、膽俞、胃俞、大腸俞、手心拔罐。

艾灸：身柱、大腸俞、肚臍、內庭。

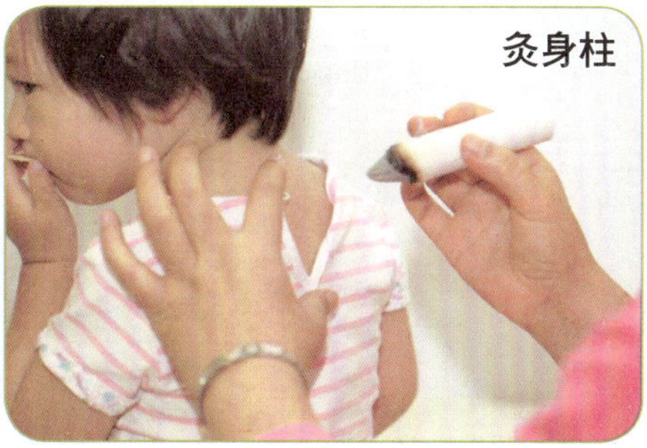
灸身柱

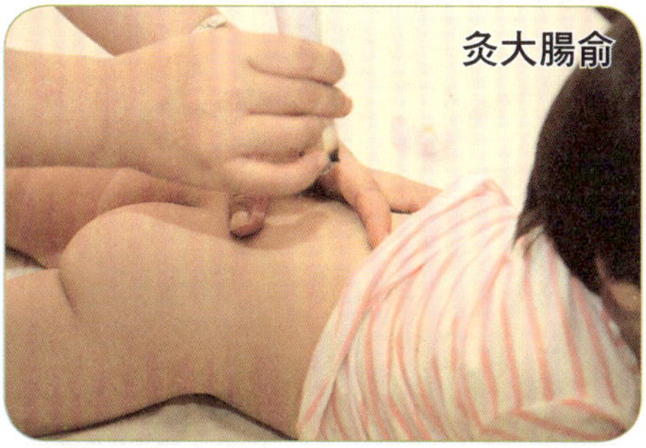
灸大腸俞

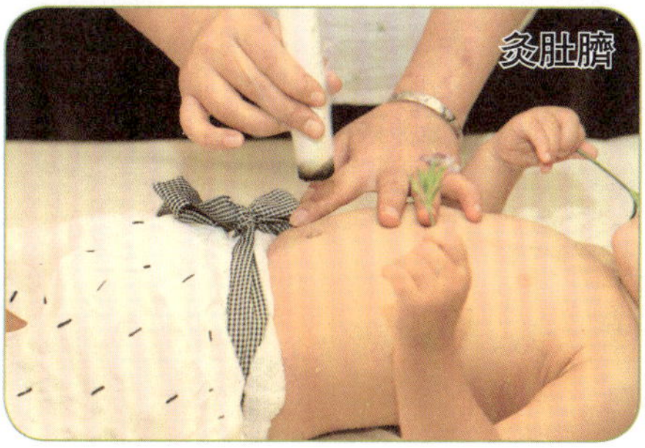
灸肚臍

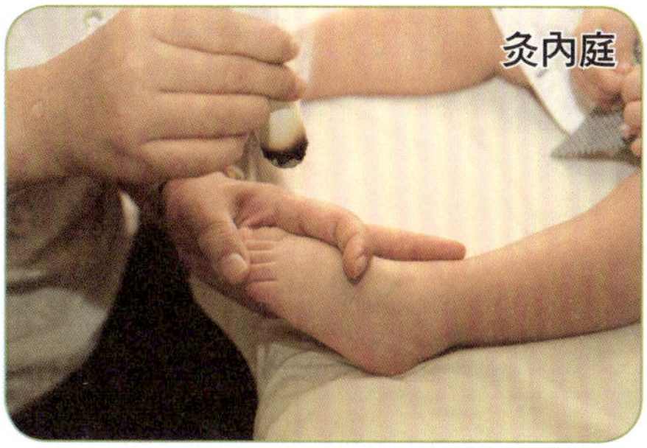
灸內庭

脾胃虛寒

症狀：精神不振，面色發黃，拒絕進食，少量進食後大便中有不消化的殘渣或大便不成形，舌苔淡白。

艾灸：身柱、脾俞、中脘、豐隆。

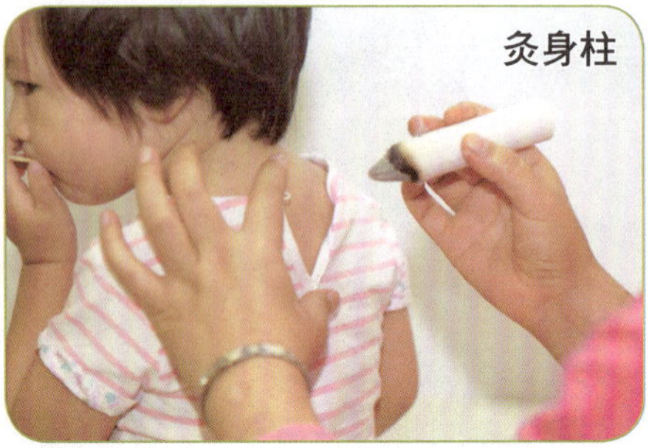

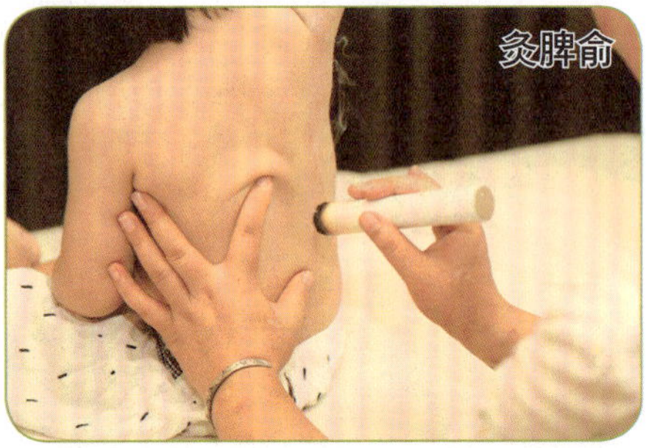

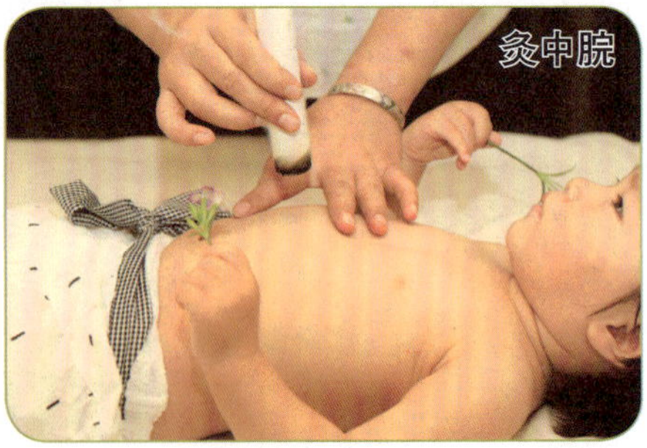

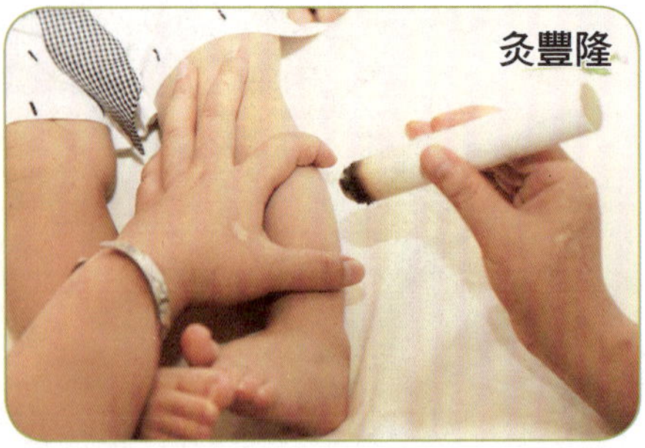

調理療程：生病期間每天灸一次，連續施灸五到七次，然後隔天灸一次，灸七次。

預防護理：

1. 吃清淡、溫暖、好消化的飲食，不吃冷飲，少吃水果、油膩的食物，晚飯勿過飽，灸後胃口恢復，依然要飲食有節制。
2. 平時肚腹要保暖，晚上睡覺要蓋好肚子，可戴艾絨保健肚兜，換季時注意腿腳保暖。
3. 吃飯時不批評、不訓斥孩子，播放美好的輕音樂，讓孩子在輕鬆愉悅的精神狀態中吃飯。家庭氛圍的改變，也會促進孩子厭食的慢慢好轉。

便祕

小兒多因先天腎陽不足、身體虛弱或久病體虛，導致腸道傳導無力而造成便祕，或因過食厚味使腸道積熱導致大便祕結。

實祕

症狀：大便乾結，排便困難，腹脹疼痛，口乾口臭，有嘔吐，面紅身熱，小便黃少，舌紅苔黃。

配合：建議在肺俞、膽俞、大腸俞、天樞及足三里拔罐。

艾灸：身柱、大腸俞、肚臍、合谷。

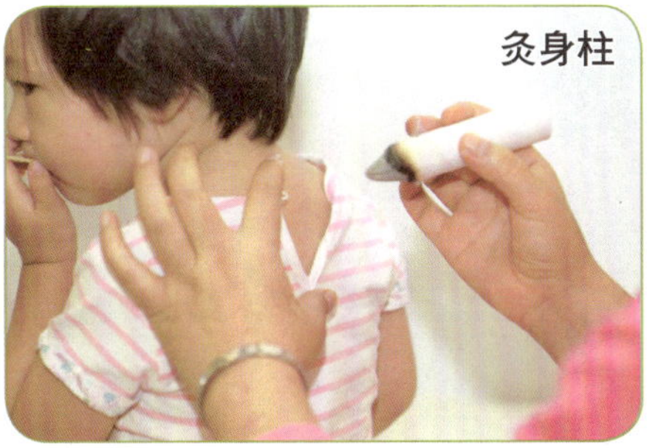

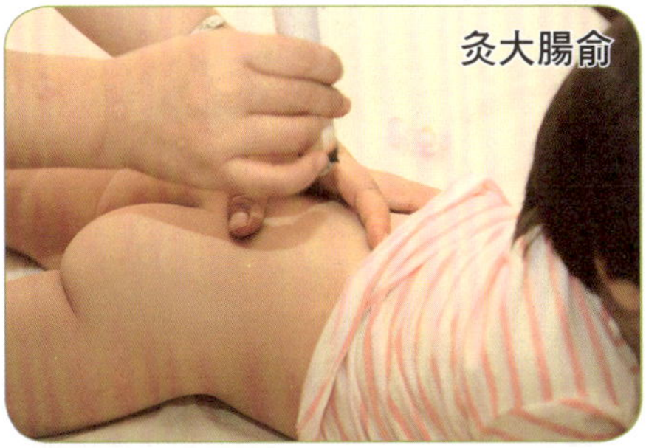

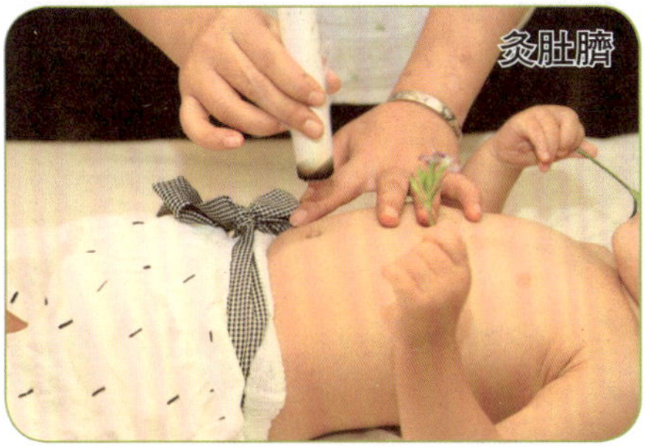

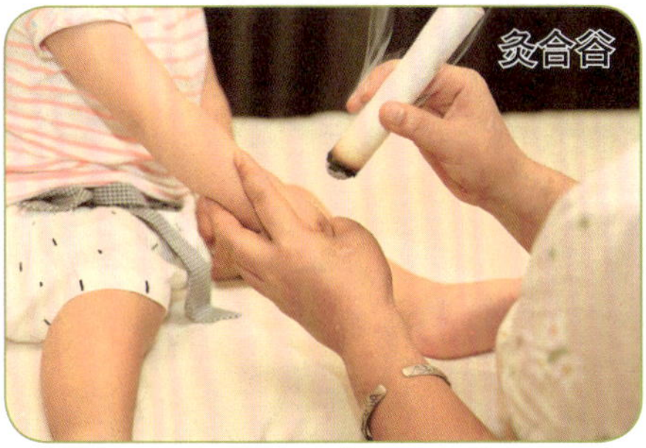

虛祕

症狀：面色發白沒有光澤，神疲乏力，氣血虛，無力排出大便，唇色淡，舌薄色淡。

艾灸：身柱、中脘、天樞、三陰交。

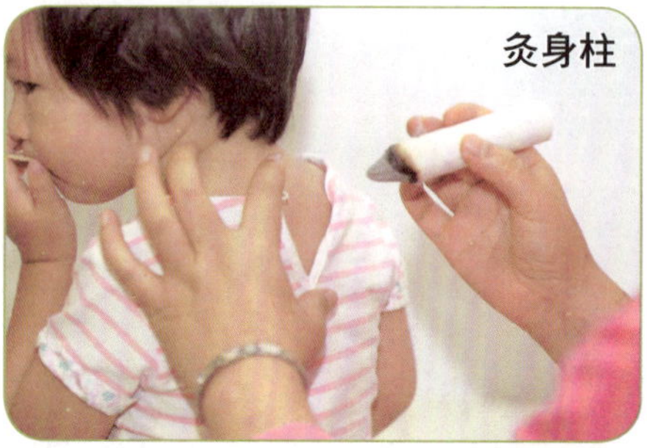

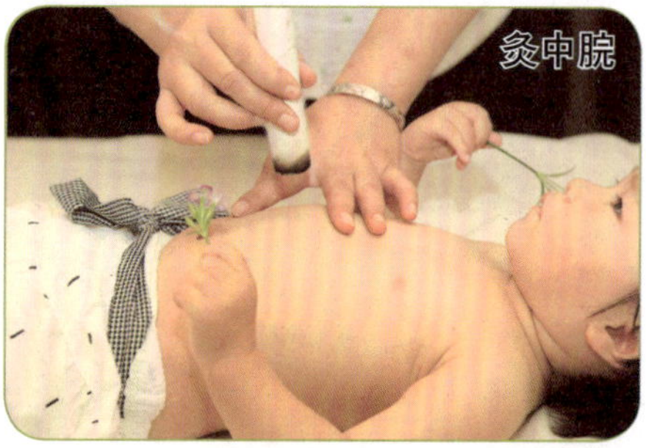

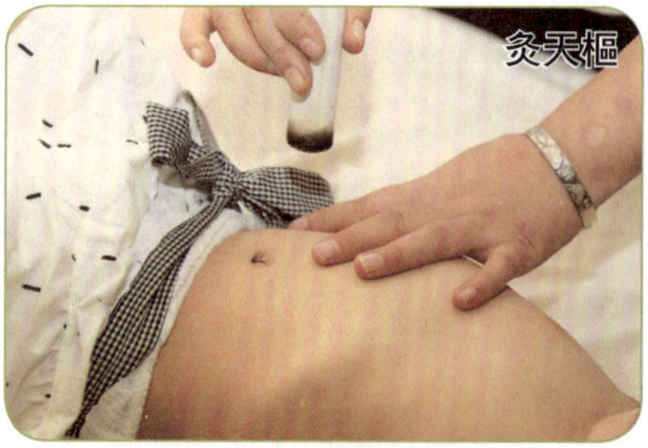

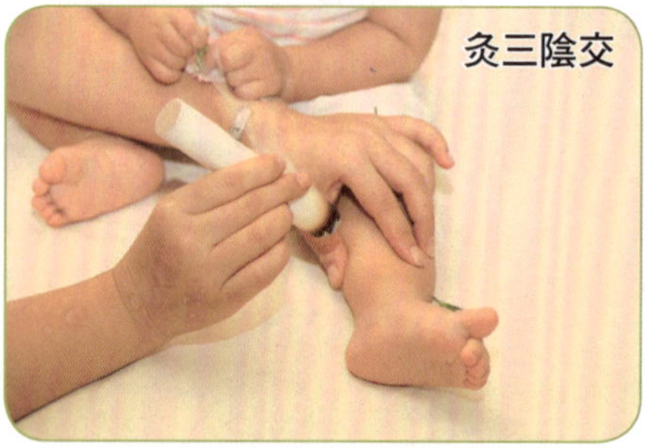

調理療程：生病期間每天灸一次，連續施灸兩到三次，虛秘隔天灸一次，灸七次。

預防護理：1.平時餵養中，合理搭配主食和蔬菜，適量吃一些五穀雜糧。雜糧中的粗纖維和營養也比較豐富，比如蔬菜包子、玉米發糕、小米粥、燕麥粥、雜糧粥、蔬菜粥之類好消化的飯菜。

2.家庭生活節奏可以放慢一些，讓孩子按照自己的生理節奏生活，同時幫助孩子養成晨起排便的好習慣。

3.平時要注意肚腹的保暖。

疳積

疳積多因飲食不節，乳食餵養不當，損傷脾胃，運化失職，營養不足，氣血精微不能濡養臟腑；或因慢性腹瀉、慢性痢疾、腸道寄生蟲等疾病經久不癒，損傷脾胃而造成。

初期

飲食不能消化而導致脾胃損傷，發病初期寶寶形體消瘦，體重不增，腹部脹滿，吃飯不香，精神不振，大便不調，嘴裡常有惡臭味，口渴，掌心易出汗發熱，舌苔發黃厚膩。

可點刺四縫放血，同時艾灸身柱、脾俞、章門、內庭。

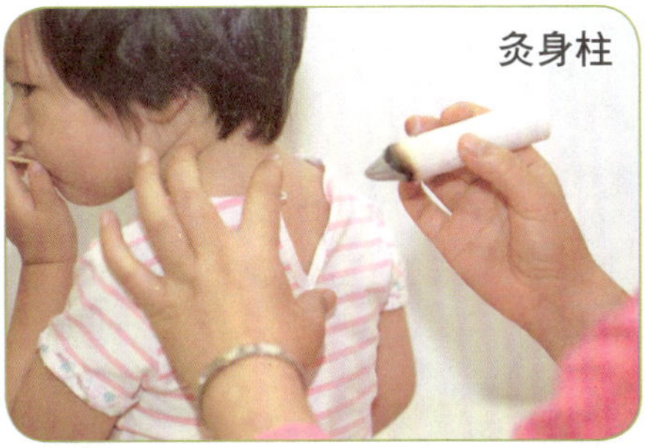

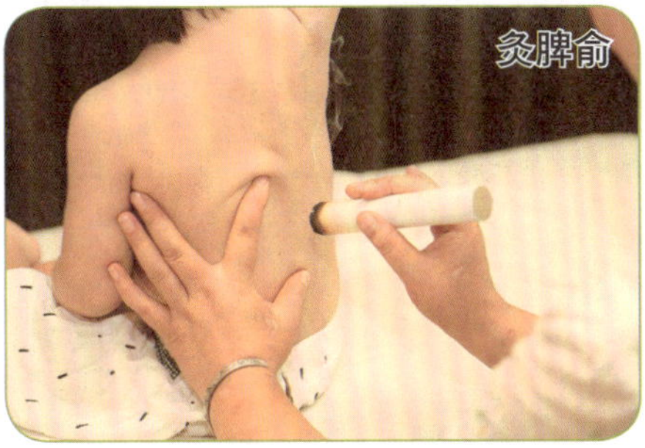

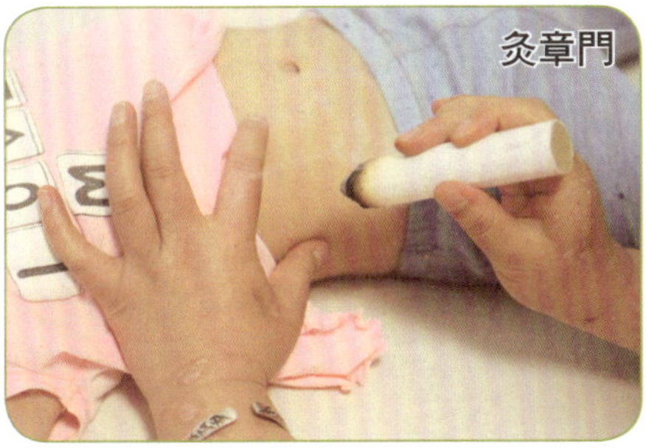

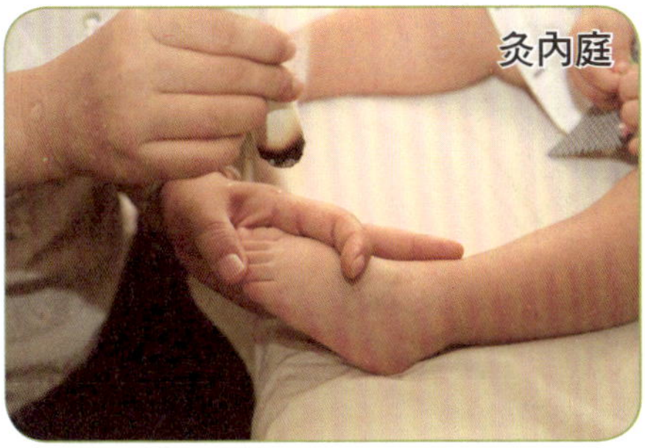

晚期

症狀：若疳積時間長，將導致孩子體內氣血兩虧，面色萎黃或蒼白，頭髮枯黃稀疏，骨瘦如柴，精神萎靡或煩躁，睡臥不寧，精神不振，好發脾氣，易怒，喜揉眉擦眼，腹部凹陷，大便溏稀，舌淡苔薄。

艾灸：身柱、命門、天樞、太白。

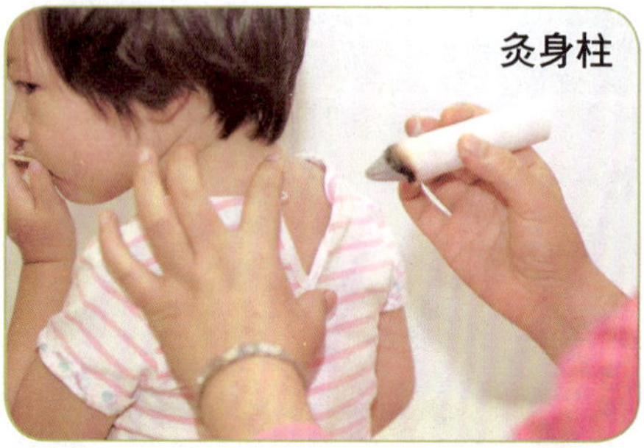
灸身柱

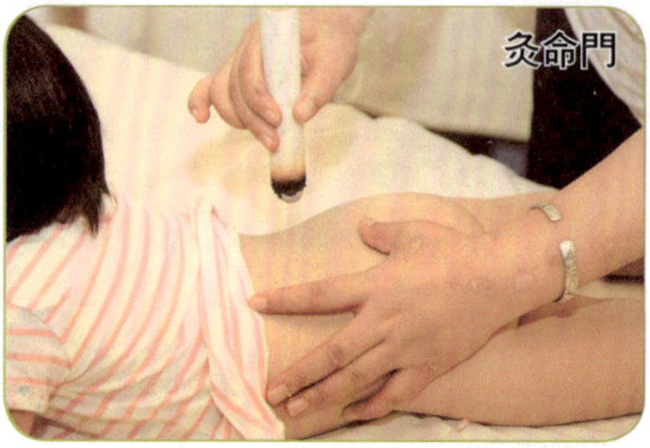
灸命門

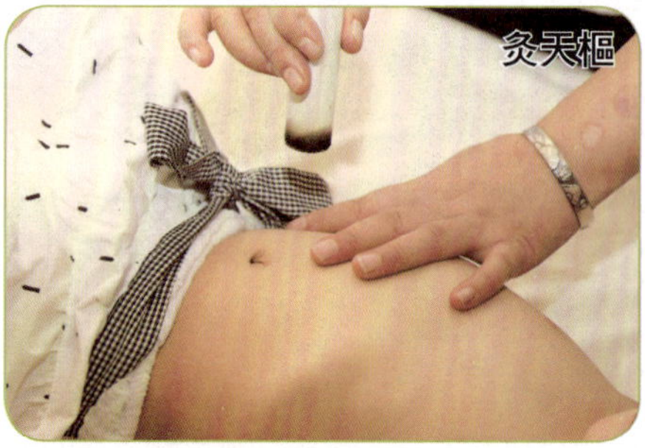
灸天樞

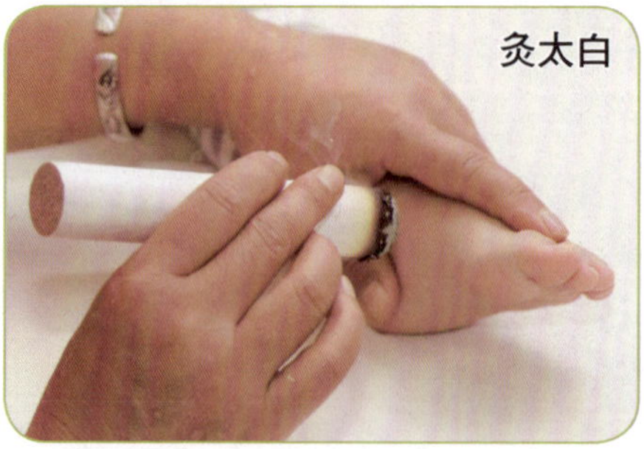
灸太白

調理療程：疳積一般調理期前三天每日灸一次，然後間隔一日灸一次，或間隔兩日灸一次，可連續調理一個月、兩個月、三個月，甚至半年。要根據孩子的恢復情況來確定調理周期。

臨床中艾灸對重度疳積患兒的調理效果非常好，通常連續施灸兩個月就能轉變；輕中度的疳積患兒調理十幾次效果就會顯現出來。

恢復健康的孩子想增強體質，還需要常做日常保健。家長可以在節氣時，給孩子連續施灸三天。

預防護理：

1. 父母要學習單獨給孩子做適合他們年齡段和身體發育需求的飯菜，不強迫孩子吃東西。
2. 孩子的飲食要清淡、溫暖、好消化，盡量少給孩子吃高熱量、高蛋白質、過甜、過鹹的食物。
3. 家庭氣氛要溫暖、友愛，彼此支持，讓孩子感受到安全、放鬆、自由。
4. 給孩子做好肚腹腰背保暖。

手足口病

手足口病屬於中醫的溫病、溼溫、時疫的範疇，脾胃虛弱的孩子感受外界溼熱之氣所致，多發於五歲以下的孩子。內經說「脾開竅於口」、「脾主四肢」，所以這是脾胃及脾經被溼熱之氣所滯的表現。

前期

症狀：發熱，咳嗽，流涕，流口水，口腔黏膜出現散在性皰疹，手、足和臀部出現斑丘疹、皰疹，皰疹周圍常有紅暈，伴咽痛、流口水、倦怠、食欲不振，大便多秘結，舌淡紅或紅，苔膩，指紋紅紫。

艾灸：大椎、脾俞、下脘、合谷。

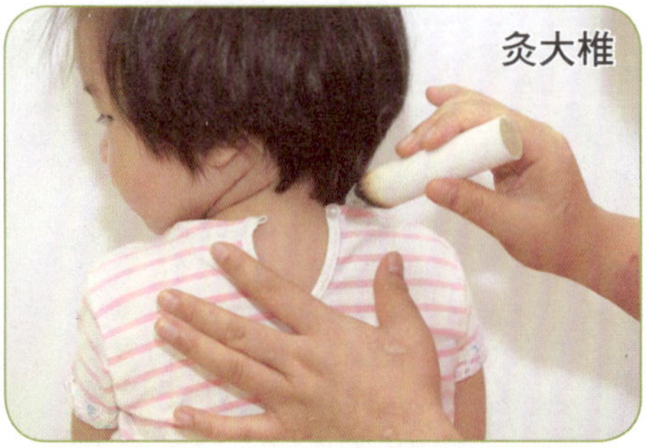

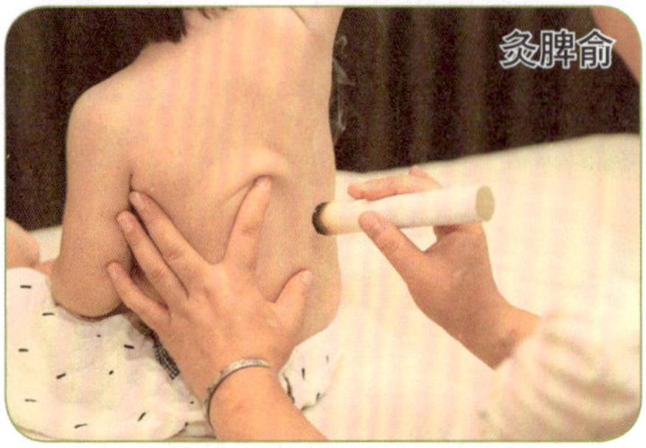

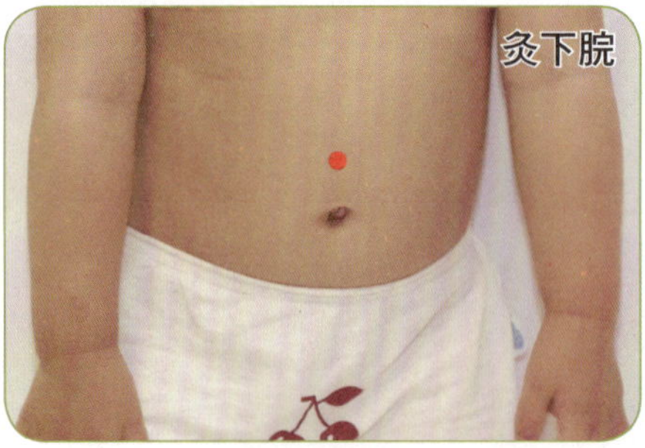

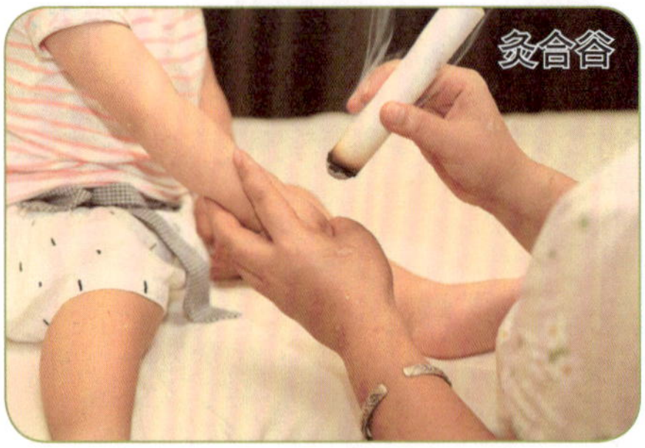

後期

症狀：高熱不退，汗少，疹出不暢，嗜睡易驚，嘔吐，肌肉瞤動，或見肢體痿軟、無力，甚至昏睡等，舌紅，苔厚膩，脈細數，指紋紫暗。

艾灸：大椎、脾俞、肚臍、魚際。

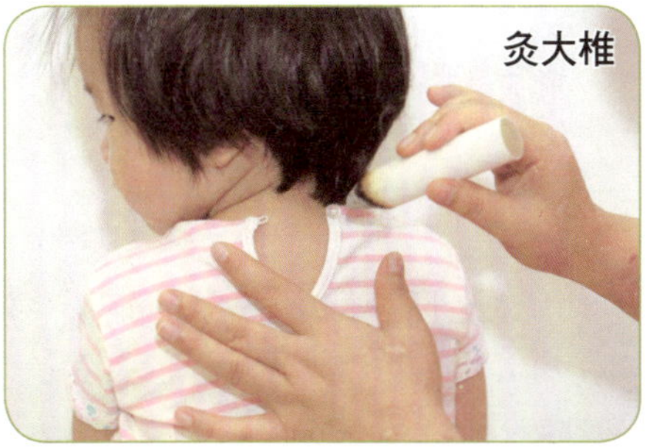

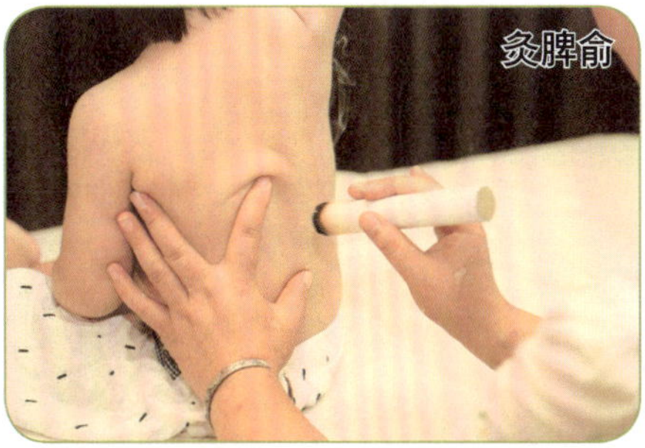

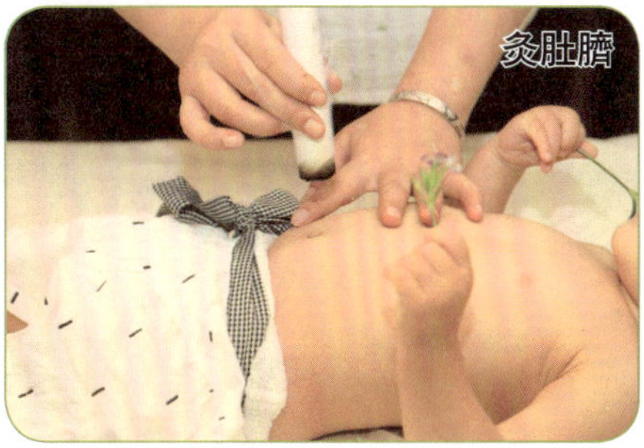

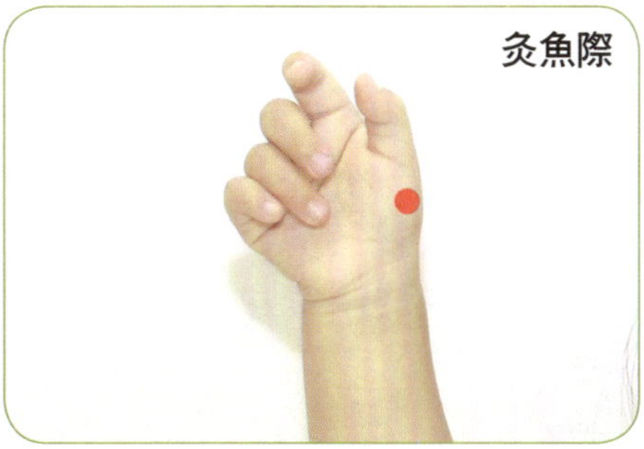

調理療程：每天施灸一次，連續施灸三天，通常灸三次就可以痊癒。病情嚴重的，口腔疼痛難忍的孩子可以一日灸兩次，第二天就不會很痛了，通常灸三到五天就會痊癒。

預防護理：

1. 在手足口病流行期間，應讓孩子多在家活動，避免到人群聚集的公共場所。
2. 家裡要多通風，勤晒衣被。
3. 孩子飲食宜清淡、溫暖、好消化，不宜食用辛辣食物及過甜、過鹹的食物。

水痘

中醫學認為水痘是由於外感病毒與體內久積溼熱而引發的。

症狀：發熱，心煩，口渴，牙齦腫痛，大便乾，舌苔黃膩。皮疹常在發病當天或第二天出現，隨後全身皮膚黏膜成批出現斑丘疹，數小時內演變成水皰，水痘有癢感，通常一到三天候變乾和結痂。在三到四天內先後分批出現，在四肢分布較少。

配合：可在背部膀胱經拔罐。

艾灸：身柱、腎俞、水分、外關。

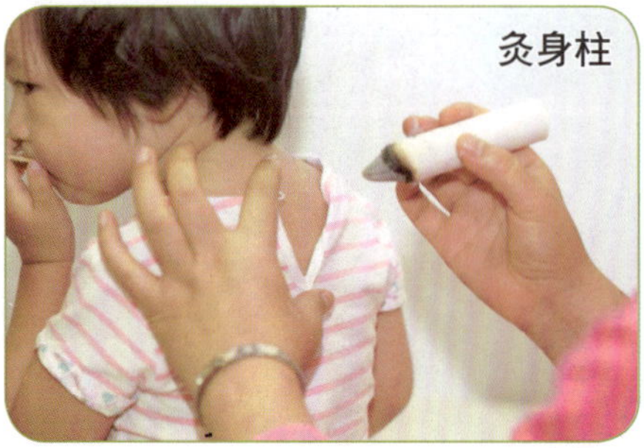

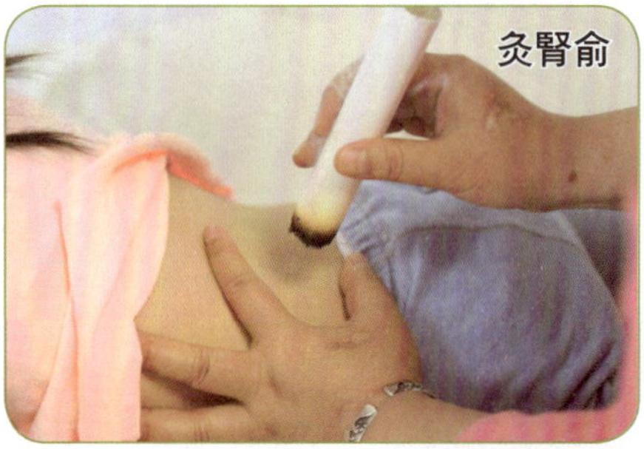

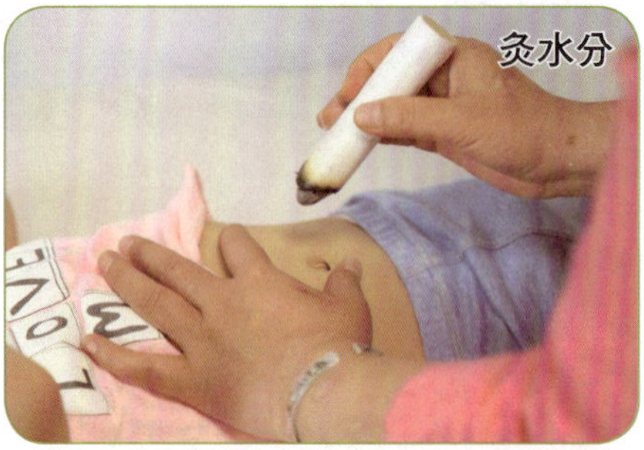

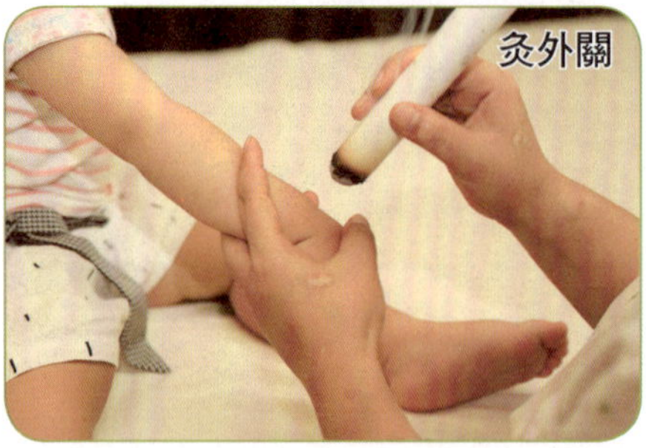

調理療程：每天灸一次，連續施灸三天，然後隔一天灸一次，施灸三次，通常施灸三到五次就會痊癒。

預防護理：1. 生病期間避免吹到穿堂風。
2. 注意觀察病情變化，多休息。
3. 盡量避免孩子用手抓破皰疹。
4. 生病期間吃清淡、溫暖、好消化的食物，勿食魚、蝦、蟹等發物。

慢性溼疹

中醫認為溼熱侵襲、脾失健運是導致溼疹的兩個主要原因。

溼疹在孩子滿月時，即可發生，剛開始在小孩面頰處出現紅腫，很快就會布散到額頭、脖子、胸口、關節等處。通常時輕時重，反覆發作。

症狀：臨床表現為全身皮膚可見多發性皮疹，如丘疹、水皰、膿皰，往往是對稱發病，陣發性瘙癢，夜間加重。

配合：溼熱較重者可配合真空罐拔罐。

艾灸：肺俞、脾俞、肚臍、陰陵泉和患處。

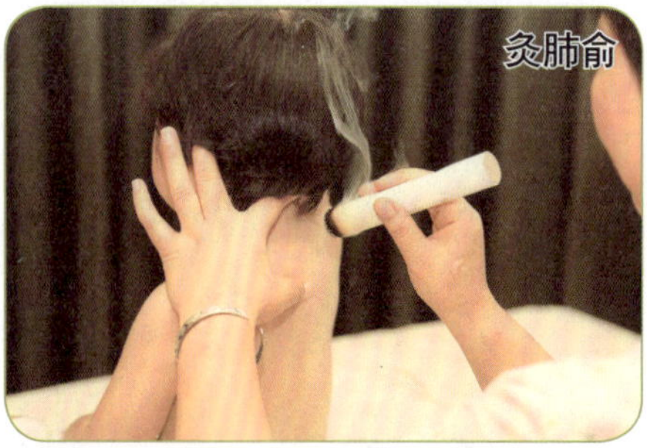

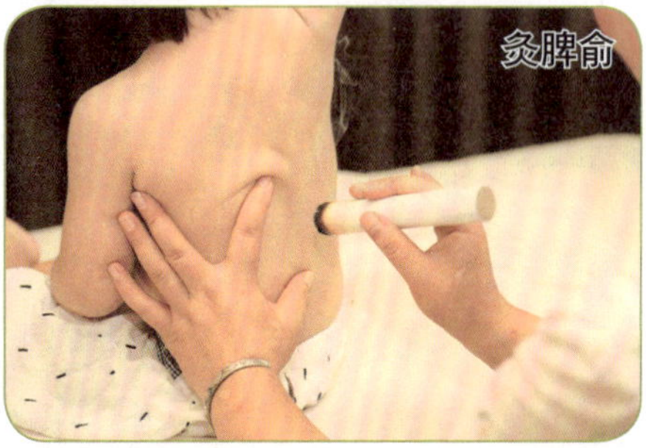

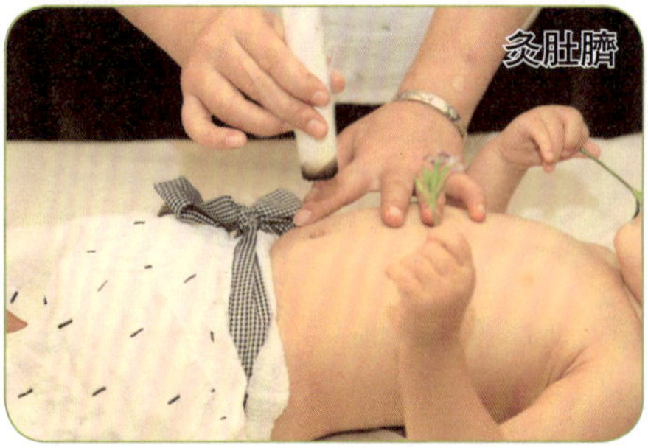

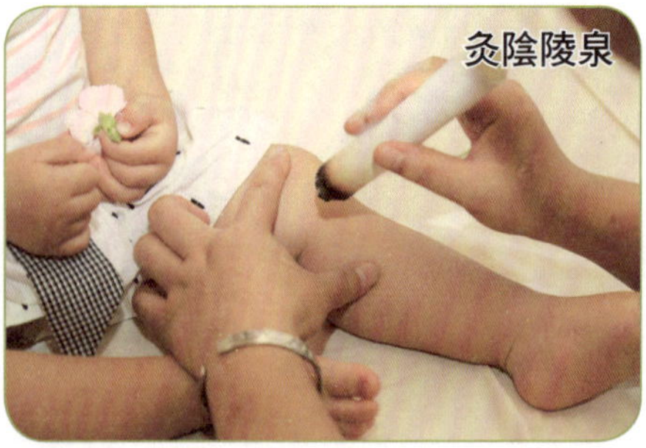

調理療程：通常調理期前三天每日灸一次，然後隔一天灸一次，或間隔兩日灸一次，可連續調理一到兩個月。

預防護理：

1. 調理期要注意不要讓孩子接觸肥皂水、污水。
2. 飲食宜清淡、溫暖、好消化，忌吃冷飲以及過於油膩、黏滯的食物。
3. 內衣要選擇純棉衣物，減少刺激。

蕁麻疹

中醫認為蕁麻疹總的病因為先天稟賦不足、衛外不固，風邪乘虛侵襲所致。具體分為外感風寒之邪，客於肌表，致使衛外失調而發；風熱外襲，蘊積肌膚，致使營衛不和而起；飲食不節，過食辛辣肥厚，使腸胃溼熱壅滯加上外感溼氣所致。

風寒侵犯導致的蕁麻疹

症狀：疹色淡紅或蒼白，遇冷或受風後加劇，以暴露部位為重。

艾灸：風門、膈俞、肚臍、曲池和患處。

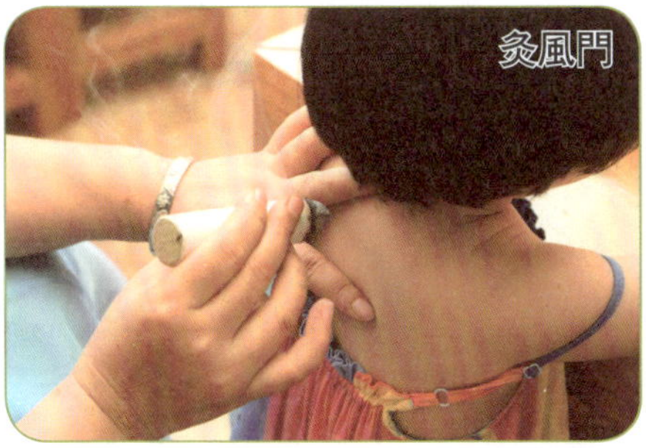

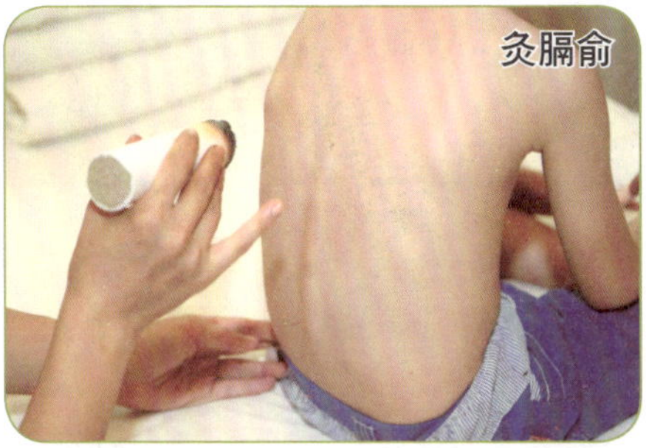

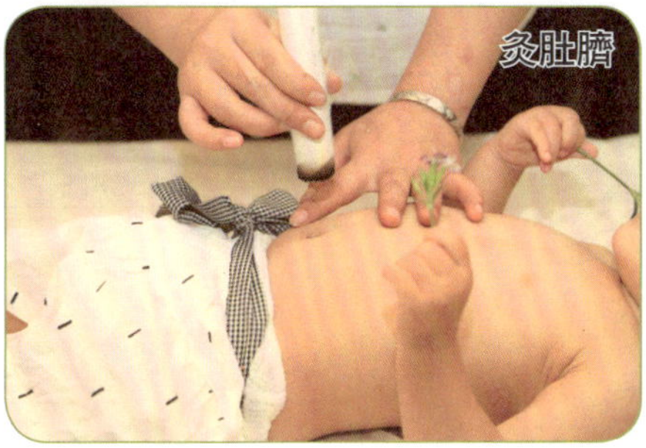

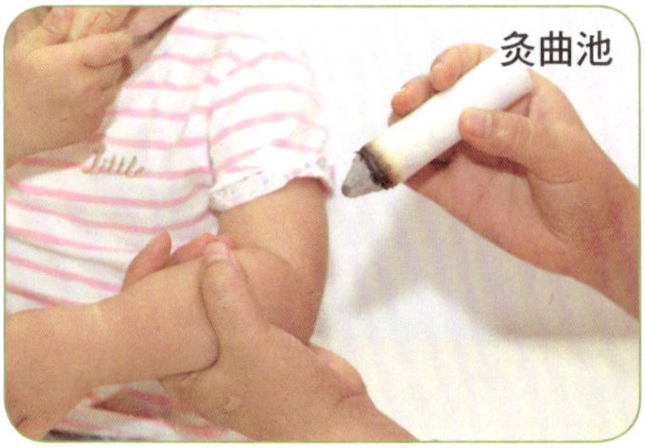

風熱侵犯

症狀：皮疹色紅，皮膚灼熱，瘙癢劇烈，伴咽喉紅腫、口渴心煩，舌紅、苔薄黃。

配合：可在背部膀胱經、水分、大橫等部位拔罐。

艾灸：身柱、大腸俞、肚臍和患處。

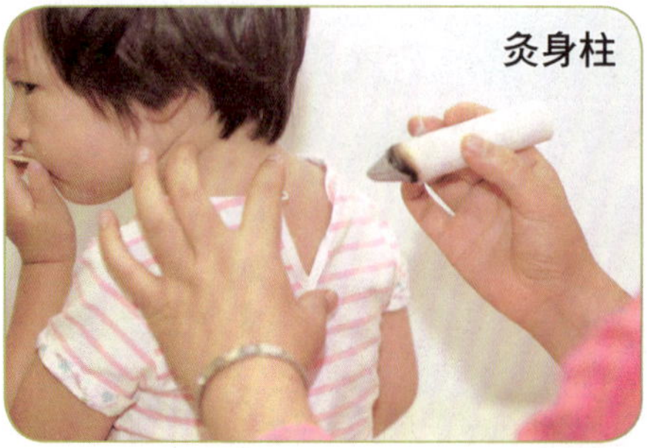

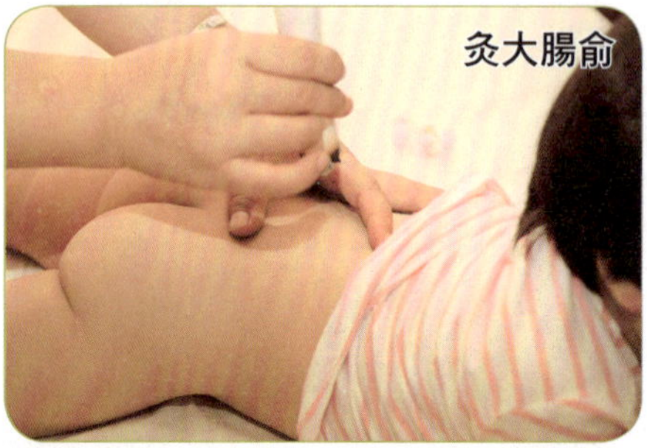

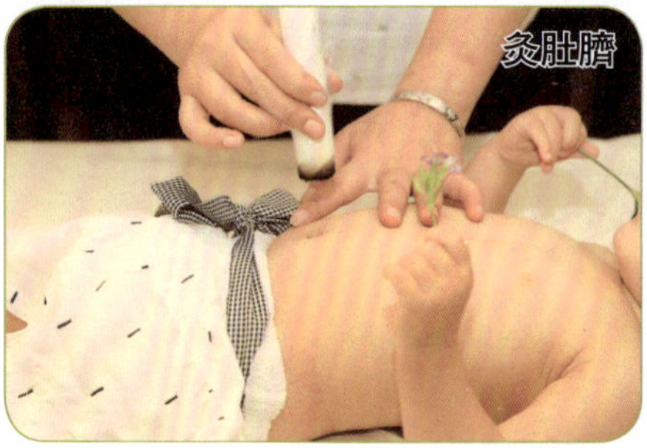

調理療程：急性發作期每日灸一次，連灸三天，然後隔一天灸一次，共灸三次，通常急性蕁麻疹灸三次就好了，嚴重的需要灸五六次。慢性蕁麻疹隔一天灸一次，灸十次為一療程，一般灸兩個療程可痊癒。

預防護理：1. 發作期飲食宜清淡、溫暖、好消化，忌辛辣、生冷、厚膩食物。

2. 注意保暖，預防感冒。

3. 發作期洗澡不要太頻繁。

麥粒腫

小兒麥粒腫又稱瞼腺炎，主要是由於外界風熱侵襲或體內脾胃積熱使熱邪上薰於目導致的。

症狀：眼瞼皮膚局部紅、腫、熱、痛，鄰近球結膜水腫。三到五天後形成膿皰，出現黃色膿頭。外麥粒腫發生在睫毛根部皮脂腺，表現在皮膚面；內麥粒腫發生在瞼板腺，表現在結膜面。破潰排膿後疼痛緩解，紅腫消退。重者伴有耳前、頜下淋巴結大及壓痛，全身畏寒、發熱等。

拔罐：陽白、大椎、肺俞、曲池。

艾灸：脾俞、大椎、曲池。

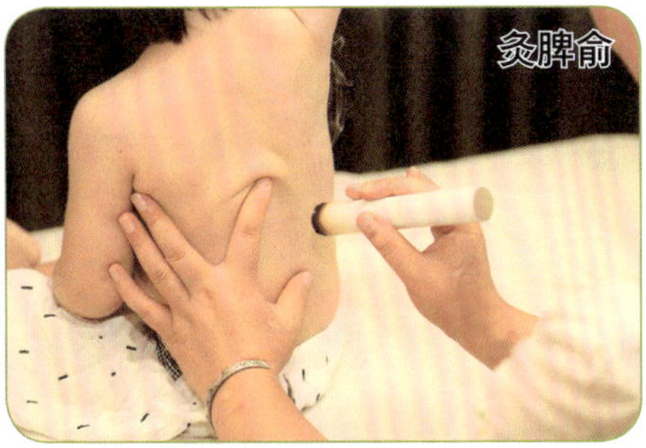

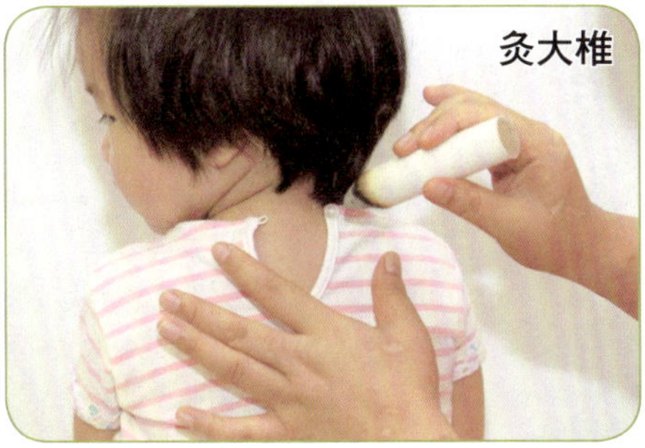

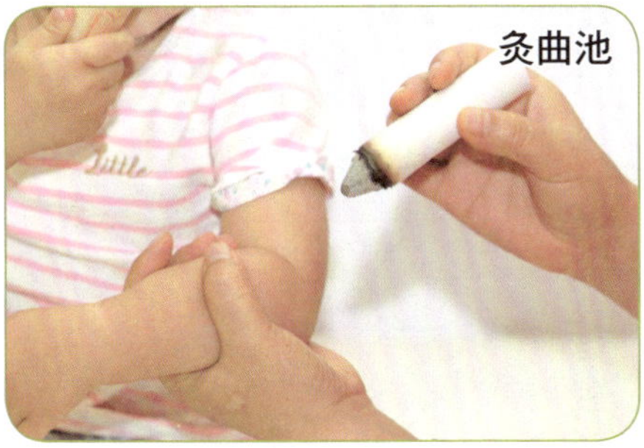

調理療程：每日灸一次，連續灸三到五次。

預防護理：1.吃溫暖、清淡、好消化的食物，不吃魚、蝦、牛肉、羊肉等易發的食物。

2.注意用眼衛生，不要用手揉搓眼睛。

3.早睡覺，避免長期看電視。

遺尿

小兒遺尿指三歲以上孩子在睡眠時小便自遺、醒後方覺的病證。本病的發生，是由於孩子智力未健，排尿的正常習慣尚未養成，因而未能自主排尿。一般來說，遺尿多因先天腎氣不足、下元虛冷所致，或因其他各種慢性疾病引起的脾肺虛損、氣虛下陷而導致的遺尿。一般分為溼熱下注和脾腎氣虛兩種類型。

溼熱下注型遺尿

症狀：發病急，表現尿頻，尿色黃，尿道灼熱疼痛，小腹墜脹，性情急躁，面色紅赤，口渴噁心，舌邊尖紅，舌苔黃膩。

配合：可在肺俞、膽俞、膀胱俞、次髎、中極、三陰交拔罐。

艾灸：膀胱俞、氣海、中封。

脾腎氣虛型遺尿

症狀：脾肺氣虛，小便頻繁，淋漓不盡，精神疲倦，面色黃，形體消瘦，食欲不振，大便清稀，眼瞼有些浮腫，舌苔淡。

艾灸：脾俞、命門、氣海、三陰交。

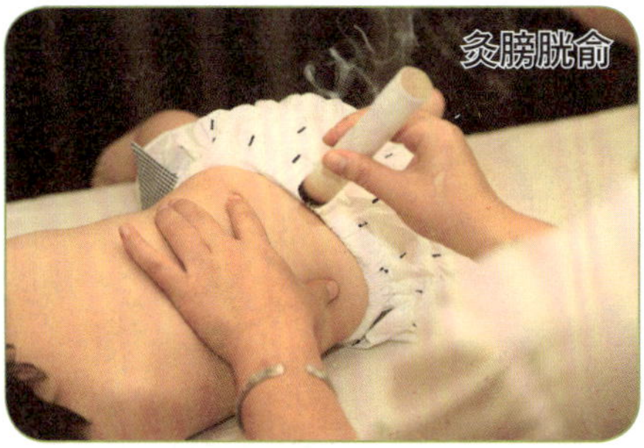

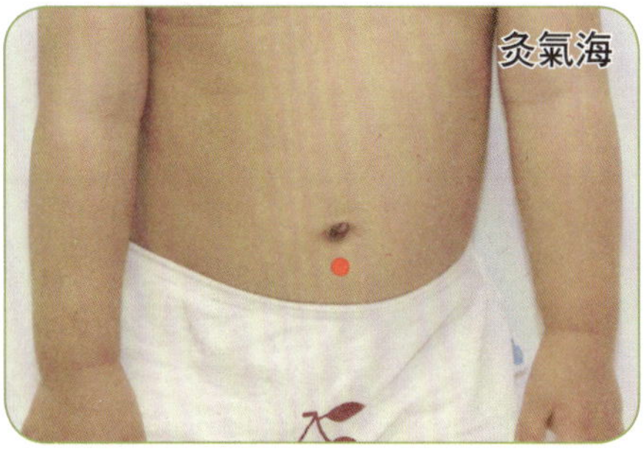

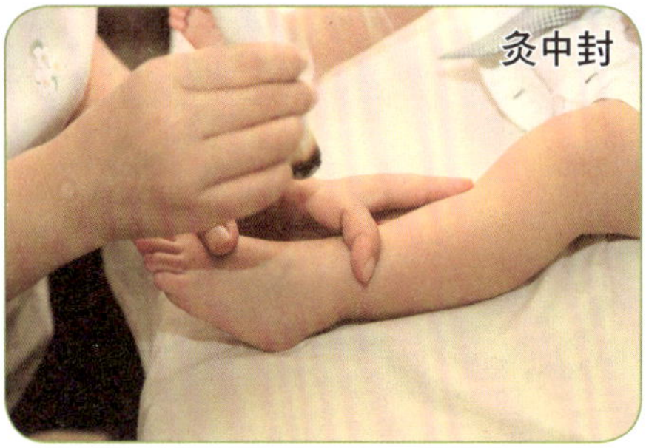

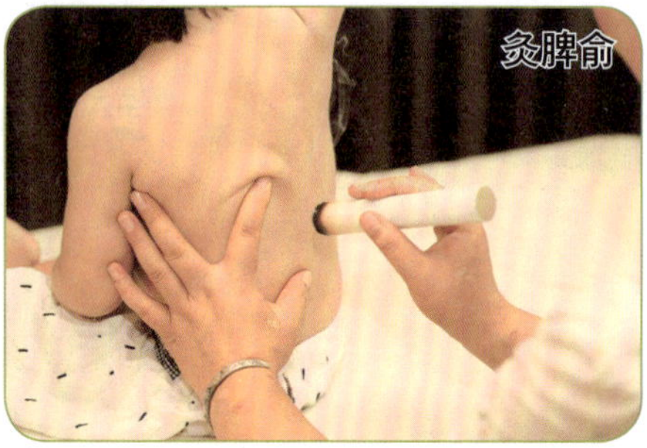

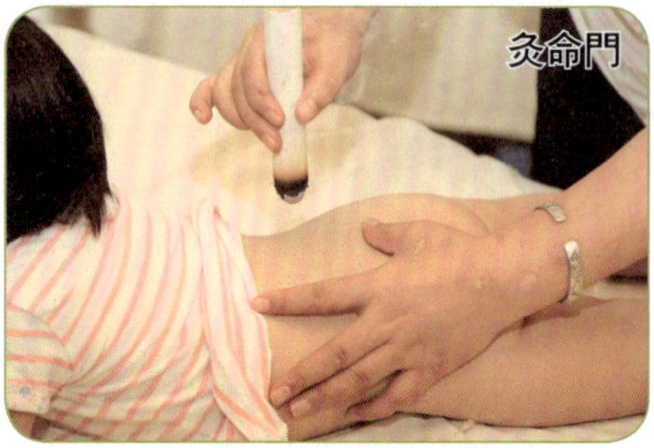

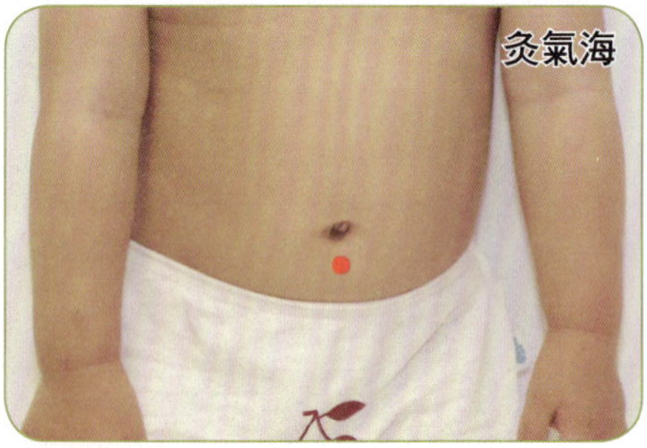

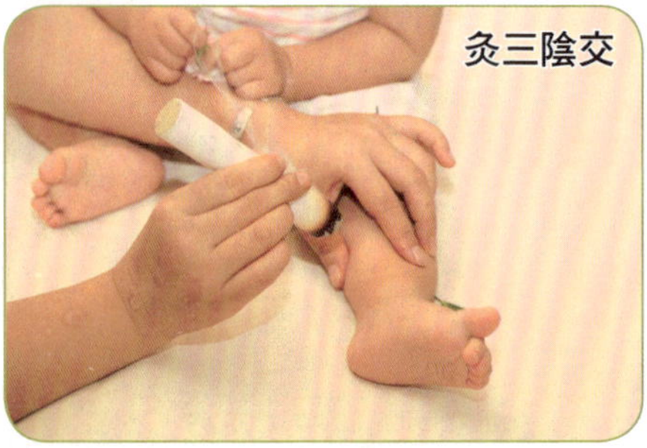

調理療程：每日灸一次，連續施灸三次，慢性遺尿隔一天灸一次，灸七次。

預防護理：1. 一定不要責罵孩子，是身體原因導致的遺尿，不是孩子故意這樣做。

2. 晚上控制飲水量，晚飯避免吃過多含水分的食物。

3. 養成按時排尿的習慣，不宜過度疲勞。

小兒肥胖症

先天脾腎陽虛，或因為久病脾虛，或餵養不當、暴飲暴食致脾胃受損，腸道運化無力、痰溼積聚於體內而導致孩子肥胖。

症狀：孩子食欲非常好，飯量也大，喜歡吃甘肥的食品，較少吃水果蔬菜，也不好動。

艾灸：身柱、脾俞、中脘、肚臍、陰陵泉。

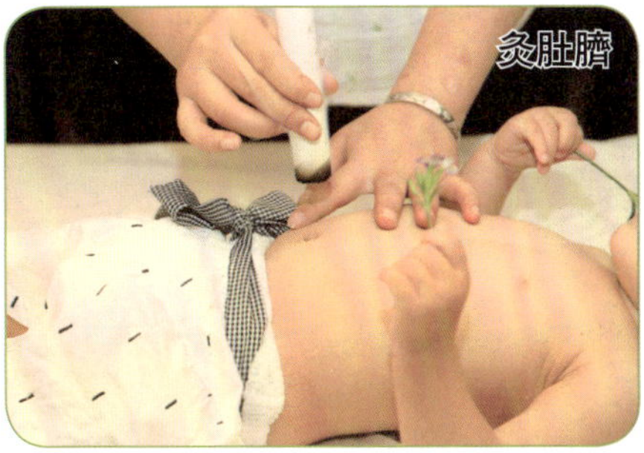

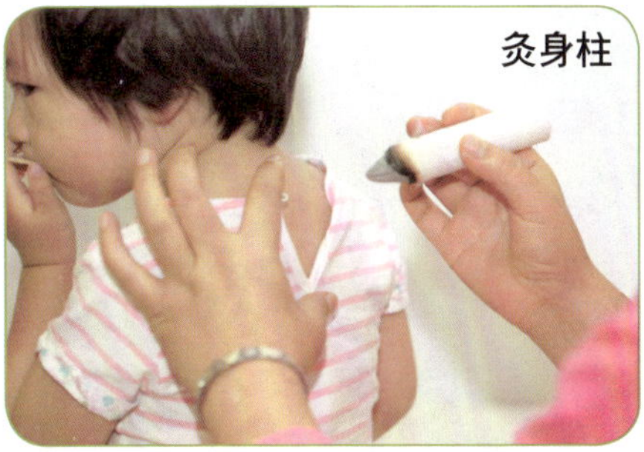

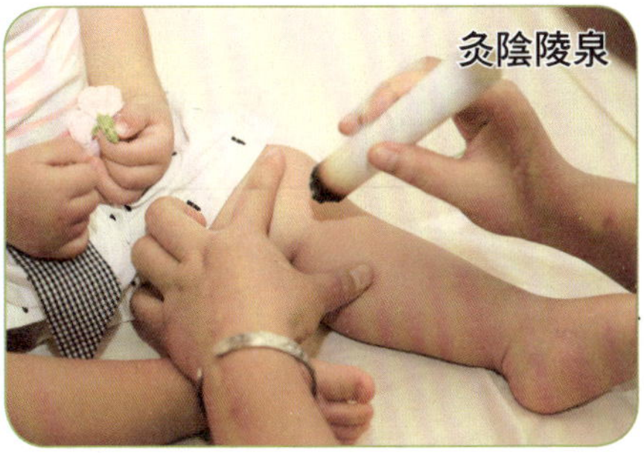

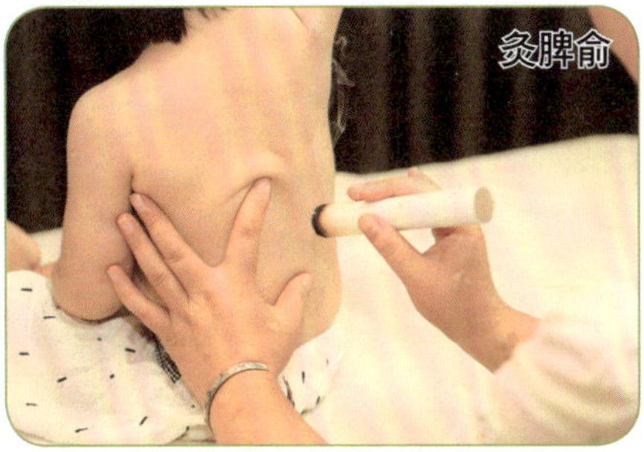

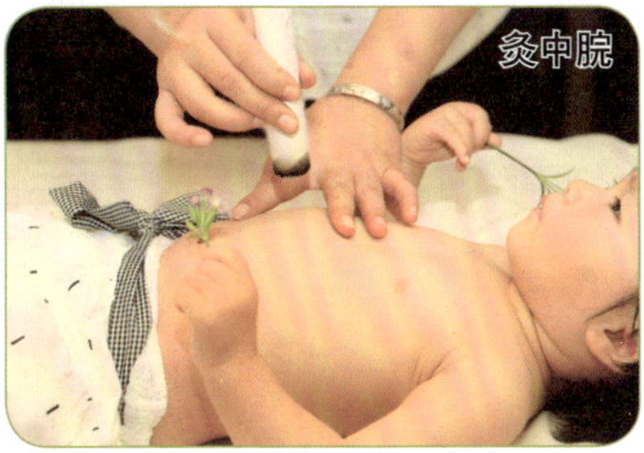

調理療程：隔一天灸一次，連續灸三個月。

預防護理：1.父母按時為孩子提供豐富美味的一日三餐，以免孩子飢飽無度，損傷脾胃。

2.晚餐盡量清淡、好消化，不宜吃過多高蛋白、高脂肪的食物，也注意不要吃太多過甜或過鹹的食物。

3.孩子的肚腹、腰背要注意保暖。

4.要注意孩子吃飯的節奏，細嚼慢嚥。

中耳炎

孩子常因外感風熱或風寒及肝膽溼熱，致耳竅經絡阻塞、氣血滯留而發病；或因腎虛、溼痰阻肺、脾虛溼困及氣血瘀滯所致。

風熱侵襲導致的中耳炎

症狀：呈跳痛或針刺樣痛，嬰幼兒則表現為哭鬧不安，還可能伴有發熱、怕冷、頭痛等症狀。

艾灸：先用柔軟的棉籤清理外耳道膿液，再灸外耳道、大椎、中渚。

肝膽溼熱導致的中耳炎

症狀：膿多而稠，有腥臭氣，伴發熱，口苦咽乾，便祕，小便黃赤，舌紅，苔黃膩。

配合：可在肺俞、膽俞、三焦俞穴拔罐。

艾灸：用柔軟的棉籤清理外耳道膿液，灸聽宮、大椎、中渚。

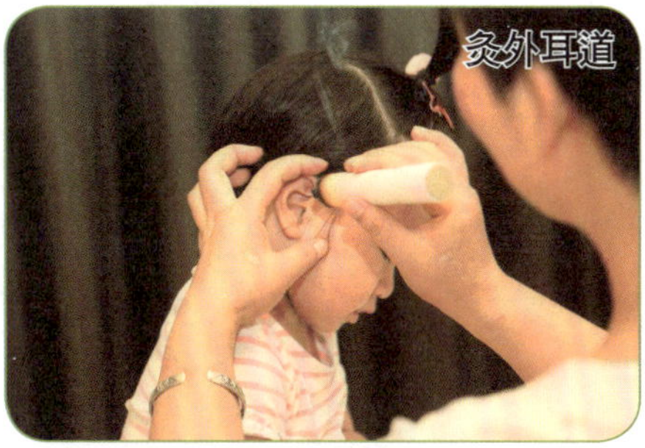

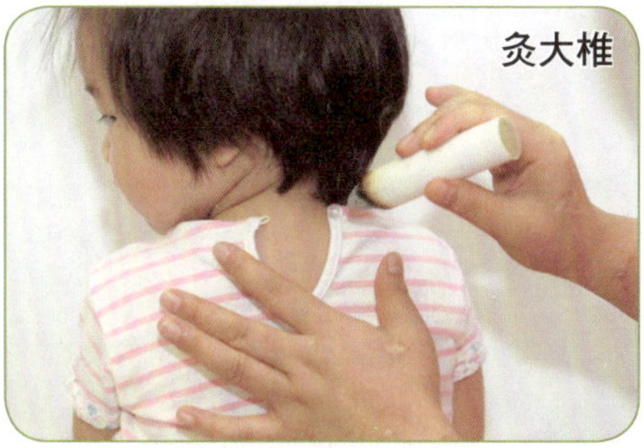

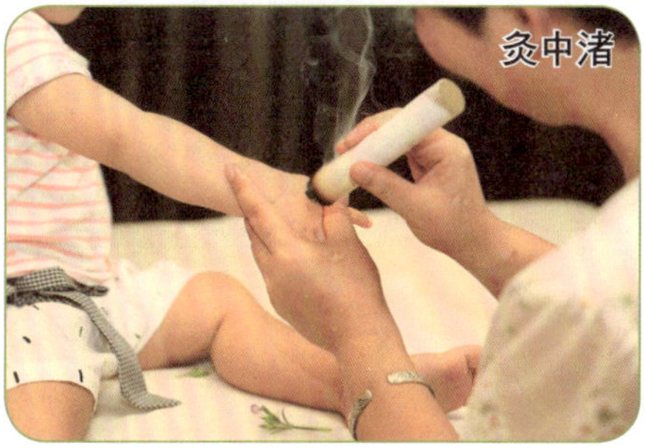

肝腎陰虛導致的中耳炎

症狀：膿液稀薄，時出時止，纏綿不癒，聽力減退，面色淡白。

艾灸：用柔軟的棉籤清理外耳道膿液，灸外耳道、大椎、肚臍、中渚。

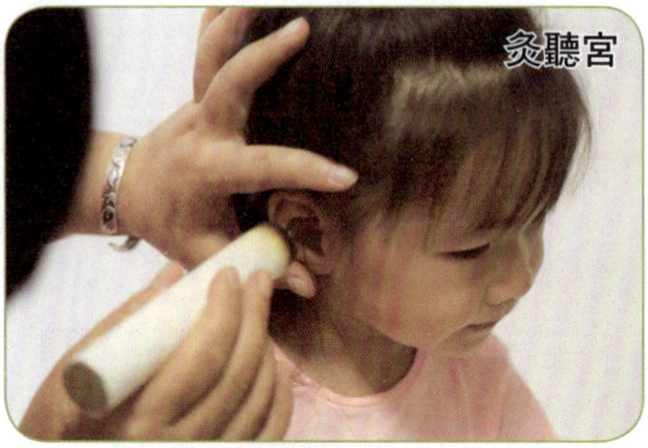

灸聽宮

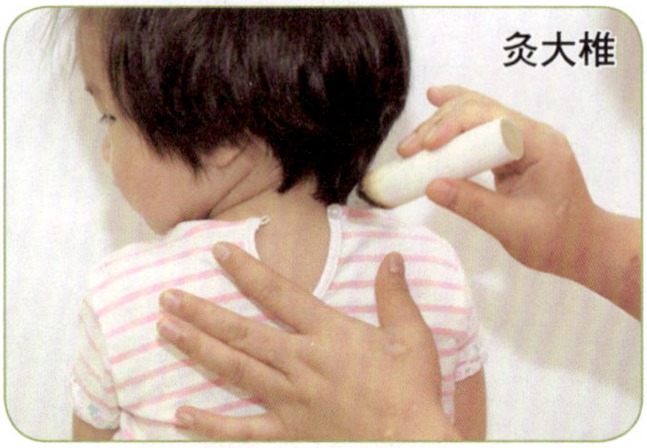

灸大椎

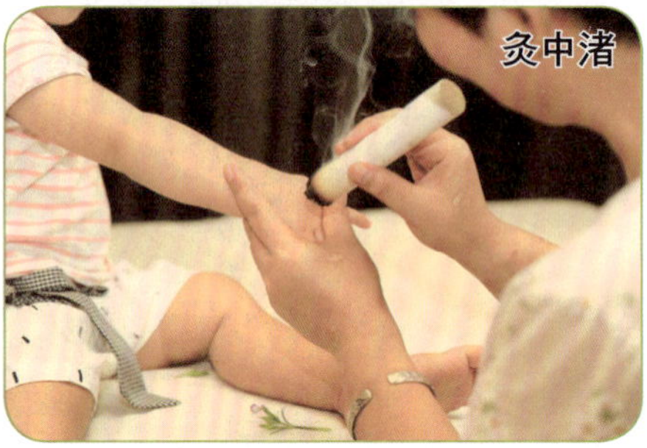

灸中渚

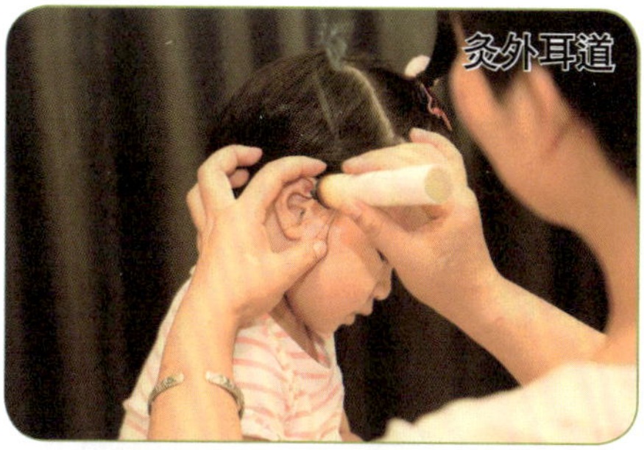

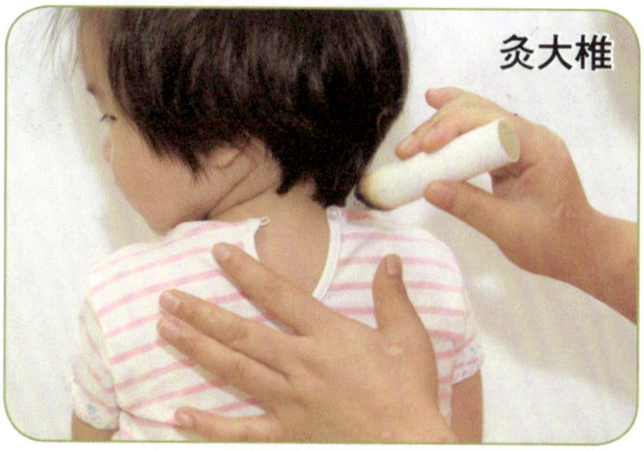

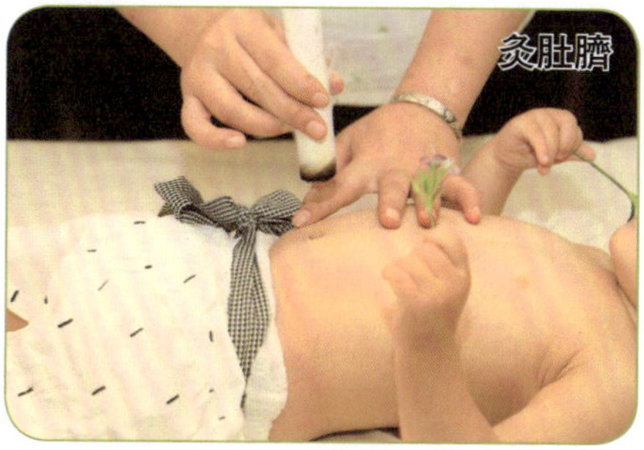

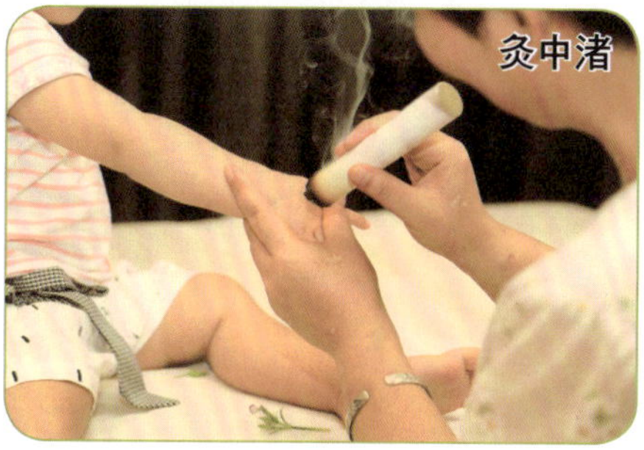

調理療程：急性中耳炎一天灸一到兩次，連續灸三到五天。慢性中耳炎隔天灸一次，灸七到十五次。

預防護理：1. 急性期盡量不帶孩子乘坐飛機，可以一日灸兩次，通常施灸兩次炎症和疼痛就會減輕。

2. 發作期要避免耳道進水。

3. 急性發作期忌吃肉食。

智能障礙

孩子出生時大腦受到了器質性的損害或腦部血氧不足，腦發育不全，造成智力活動的發育停留在比較低的狀態。

症狀：智力低下，神志不清，生活不能自理。

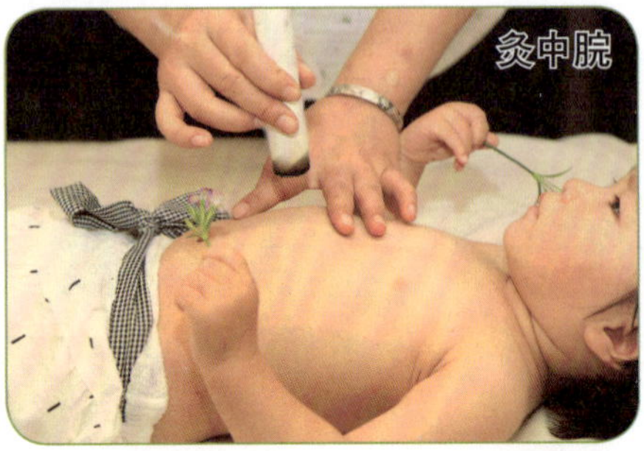

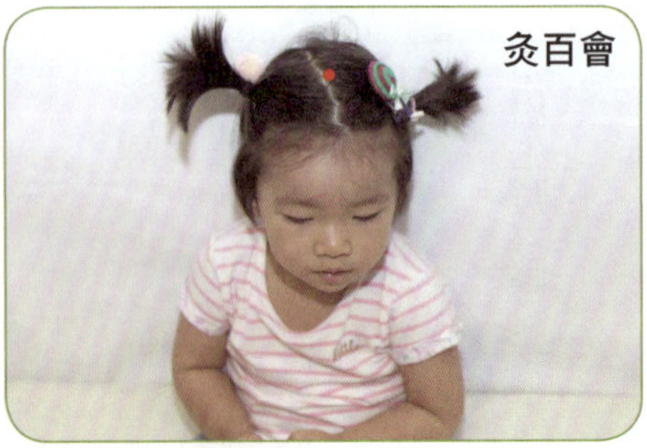

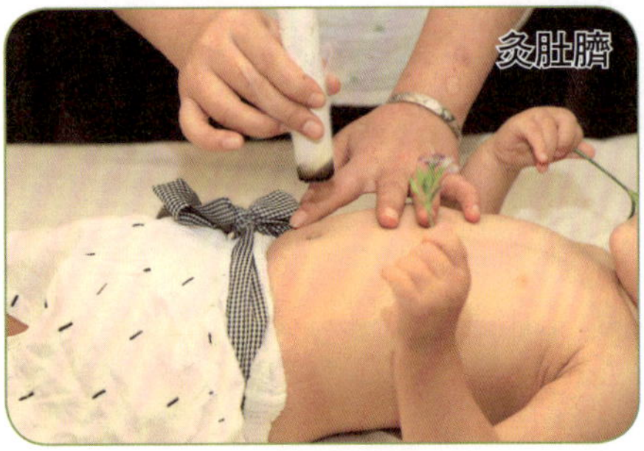

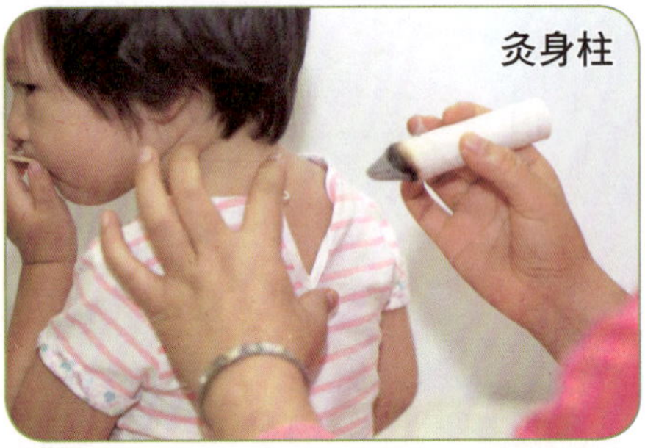

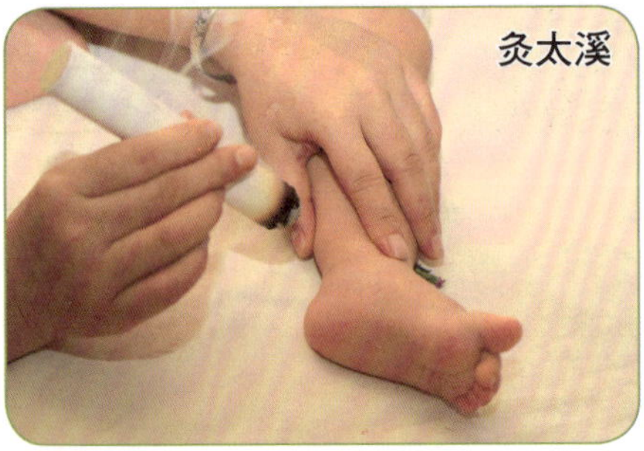

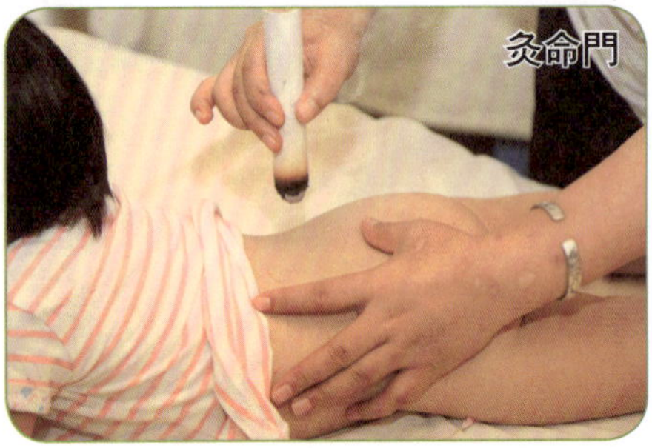

艾灸：百會、身柱、命門、中脘、肚臍、太溪。

調理療程：通常調理期前三天每天灸一次，然後間隔一天灸一次，或間隔兩天灸一次，可連續調理一個月、兩個月、三個月，甚至半年或一年以上。節氣時連續施灸三天，或三伏天施灸、三九天隔天調理一次，總共艾灸十五次。

預防護理：1.家長要放慢節奏，用心陪伴孩子，盡量給孩子一個充滿愛、充滿陽光、歡樂的生活環境。

2.細心照顧孩子，避免反覆感冒及過度用藥。

3.發展遲緩的兒童說話要比同齡正常的孩子慢很多，家人要耐心地與孩子做言語及情感交流。

4.由於兒童可能不知道自己喜歡吃什麼，多給孩子食用清淡、溫暖、好消化的飯菜。

5.家長要陪伴鼓勵孩子多做運動，幫助孩子加強動作訓練，提升手腦的協調能力和平衡能力。還要積極配合醫生制定的治療方案，方才有助於孩子的病情得到穩定和恢復。

近視

小兒近視多因先天稟受不足、肝腎陽氣虧損導致雙目精氣不足；或因後天飲食不節，營養失衡，導致雙目所得氣血不足，內經上說「目得血則能視」；或因小兒器官正在發育時期，過度觀看電子產品，導致眼睛疲勞、耗散氣血過多所致。

肝腎精虧導致的近視

症狀：雙目乾澀，眼眶脹痛。

艾灸：肝俞、腎俞、中脘、光明。

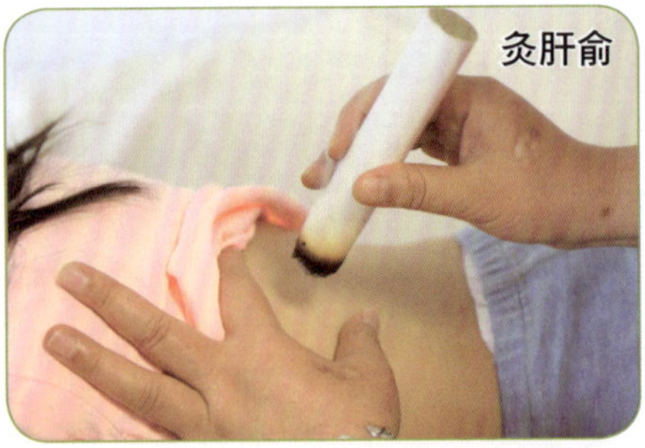

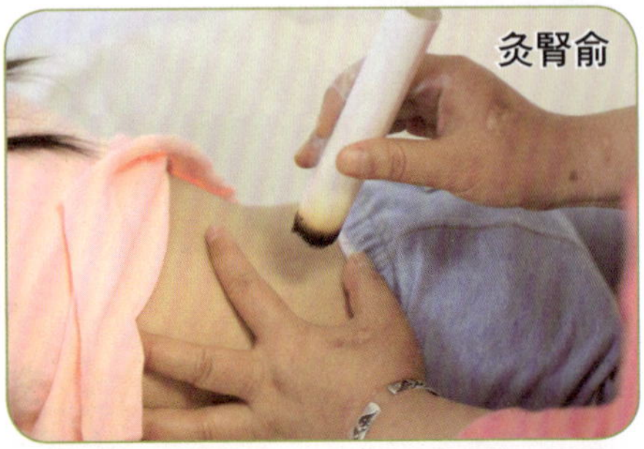

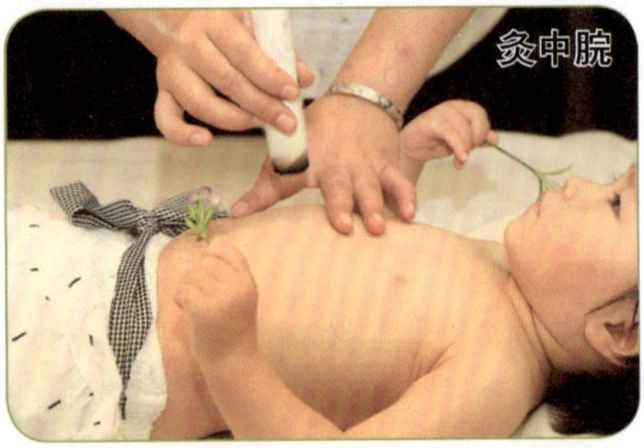

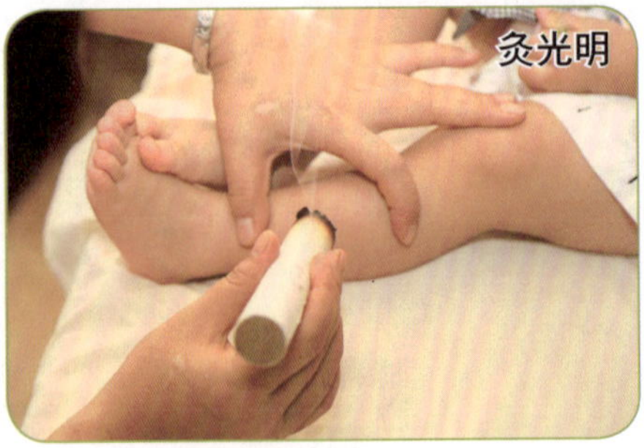

脾胃虛弱導致的近視

症狀：體質較差，食少便溏。

艾灸：身柱、脾俞、中脘、太沖。

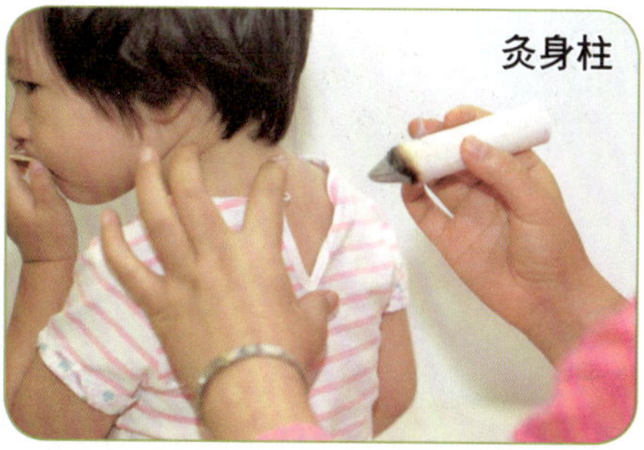

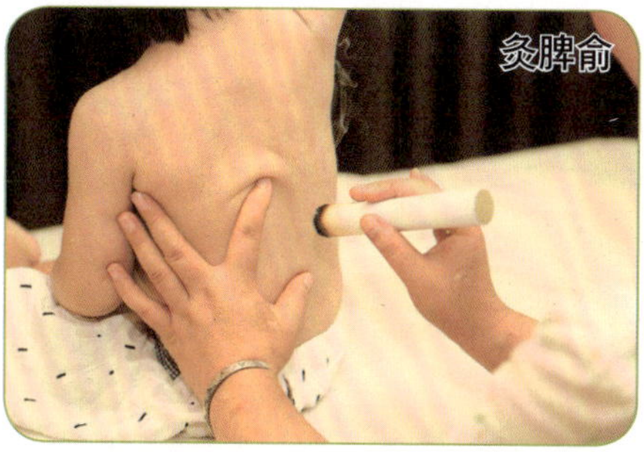

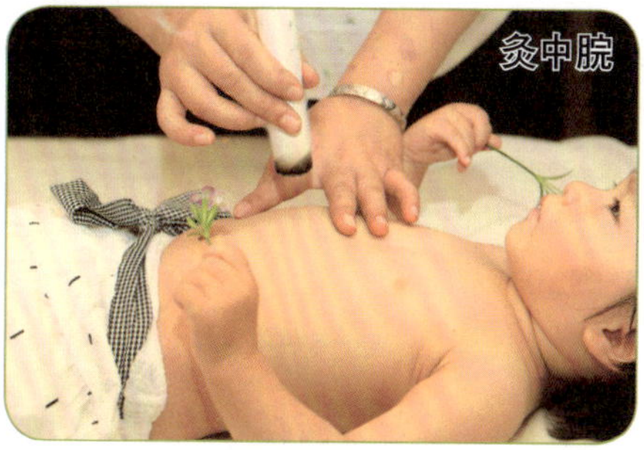

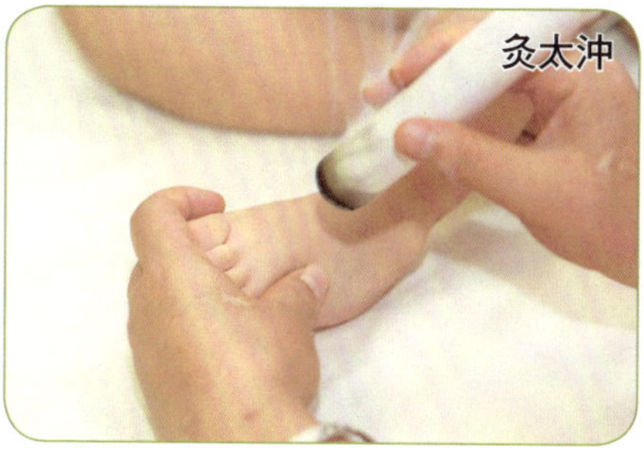

調理療程：隔天灸一次，連續灸十次。

預防護理：

1. 引導孩子養成良好的用眼習慣，閱讀和書寫時要保持端正的姿勢，眼與書本應保持三十公左右的距離，不在走路、乘車或臥床情況下看書。
2. 學習和工作環境照明要適度，照明應無眩光或閃爍，不要讓孩子在陽光照射或暗光下閱讀或寫字。
3. 早睡覺，多到戶外看綠色植物。

扁桃腺炎

扁桃腺炎是兒童時期的常見病、多發病，分為急性、慢性，在季節更替、氣溫變化時容易發病。正常情況下扁桃腺能抵抗進入鼻子和咽腔裡的細菌，發揮保護人體的作用，但是由於孩子身體抵抗力弱，加上受涼感冒，就會使扁桃腺抵抗細菌的能力減弱，從而導致口腔、咽部、鼻腔以及外界的細菌侵入扁桃腺，發生炎症。

急性期

症狀：發熱、咳嗽、咽痛，惡寒、嚴重時高熱不退，吞咽困難。檢查可見扁桃腺充血、腫大、化膿。

艾灸：大椎、缺盆、中脘、合谷。

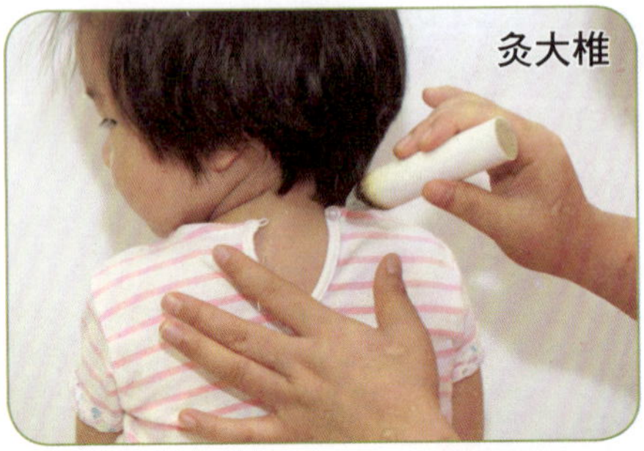

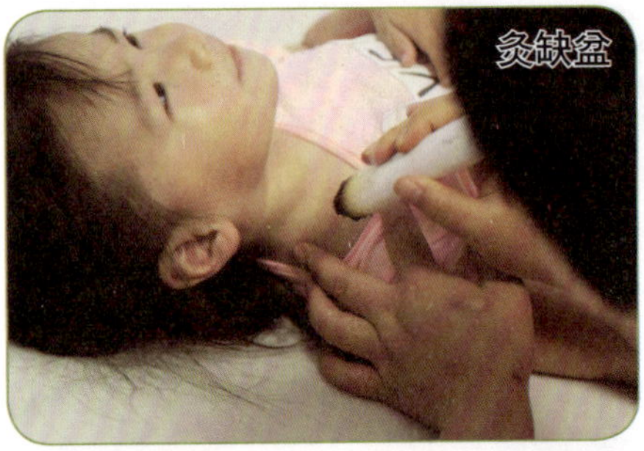

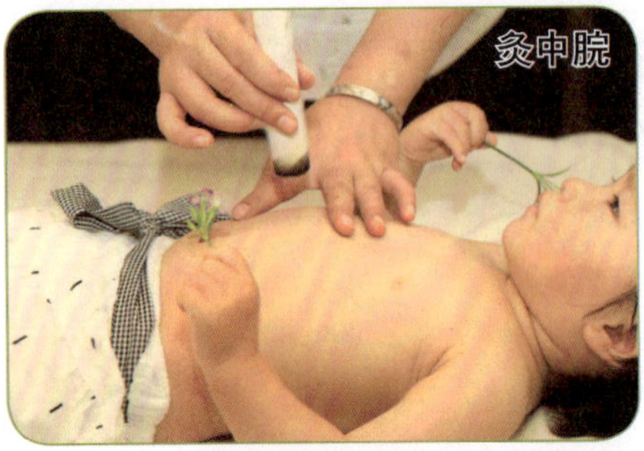

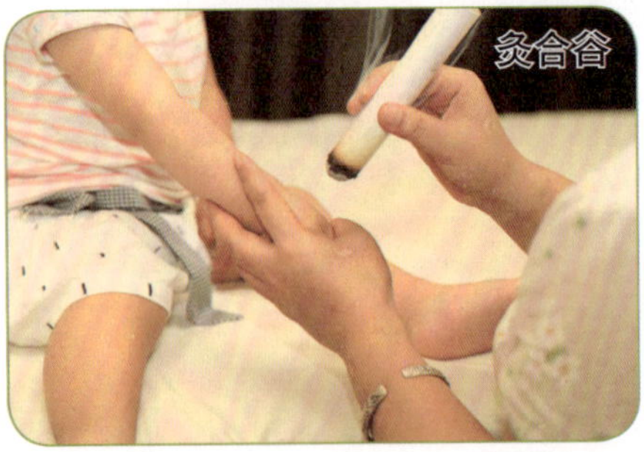

慢性期

症狀：慢性期表現為咽部和扁桃腺潮紅，可見黃色分泌物，咽喉疼痛不明顯，偶爾有低熱及食欲不佳等。

艾灸：大椎、脾俞、中脘、照海。

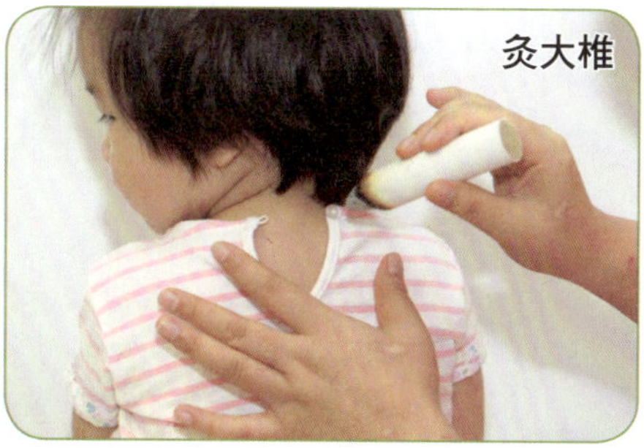

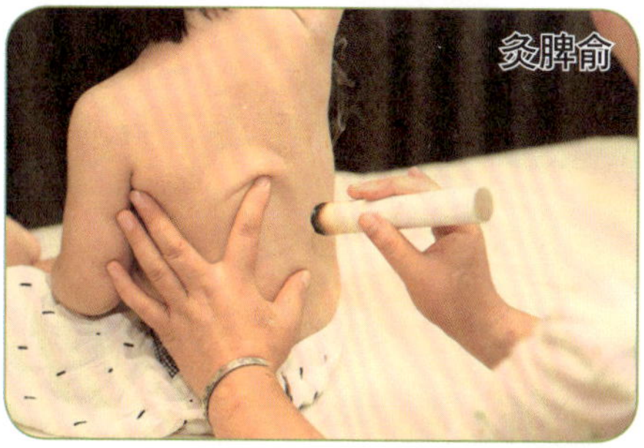

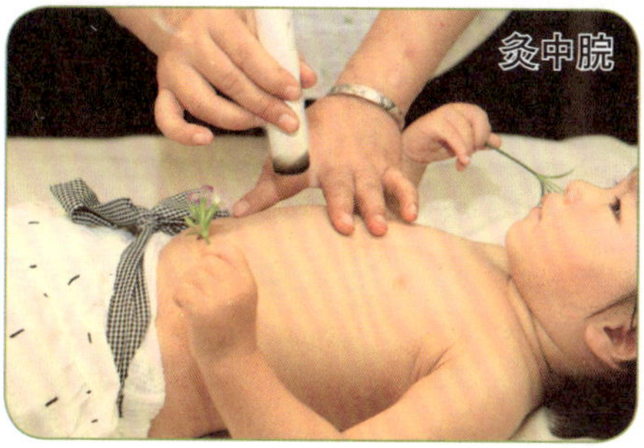

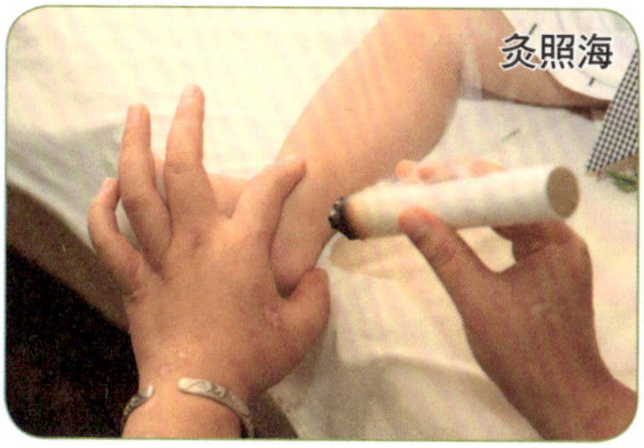

調理療程：急性期一天一次，連續灸三天；慢性期隔天灸一次，灸五到十次。

預防護理：

1. 注意飯後漱口，保持口腔衛生。
2. 急性期不帶孩子去人口密集的場所，防止交叉感染。
3. 盡量食用溫暖、清淡、好消化的飯菜。

第六章

艾媽媽小兒艾灸調理案例

小兒食積肚大，灸脾俞、胃俞、腎俞。

——清・吳亦鼎《神灸經綸》

在我們教導媽媽為孩子艾灸的過程中，很多家庭成員因為不了解艾灸會持反對意見，堅持下來的媽媽都很不容易，卻也在為孩子艾灸的過程中，透過循序漸進的艾灸和看到孩子身體的明顯改善，放下了焦慮和擔心，增強了自信，贏得了家人的信任與尊重。

教大眾做艾灸的單桂敏老師有句話非常好，她說：「艾灸不是萬能的，但是如果你有疾病而不嘗試艾灸，那將是遺憾的。這種治療方法簡單、方便、費用低廉。普通人都能操作，就是需要時間，需要耐力，需要忍受煙霧繚繞。如果這些你都做得到，那你自己治療疾病一定能體會到療效。」

本章列舉了一些我們灸館的調理案例，其中有一些辨證思路，希望對在家為孩子做保健灸的父母有所啟發和幫助。

發燒

五歲半的男孩壯壯被媽媽帶來艾灸館調理。媽媽說壯壯持續高燒兩天，同時伴隨頭痛、腹脹、嗜睡等症狀。細問才知道，原來兩天前晚飯時壯壯吃了很多魚肉，睡覺時沒有蓋被子，去醫院被診斷為病毒性感冒。

每次高燒起來時，媽媽都給他做小兒推拿，運內八卦兩百次，推天河水兩百次，退六腑三百次，揉魚際兩百次，推完後壯壯都會出汗且發熱症狀會緩解，但三四個小時後熱度又升上來。

媽媽曾在家為他灸過兩次中脘各十五分鐘，雙側合谷各十分鐘，灸完也會出汗，精神會好一些，來艾灸館前還排過一次大便。

壯壯來時精神疲乏，不願走路，腋下溫度三十九．四℃，兩天沒有食欲，舌尖及兩邊紅，中後部白膩。

這是很典型的食積、肺胃壅熱加外感風寒症狀。我為孩子揉腹檢查時，按中脘時他直喊痛，揉左天樞上方漉漉有水聲。

我在孩子背部第六椎到第十二椎兩旁一．五寸膀胱經刮痧，出了很多痧，顏色為紫紅色；在雙腿膝外足三里到下巨虛刮痧，出痧很少；接著艾灸大椎十分鐘，迴旋灸脾俞（雙側）、胃俞（雙側）共三十分鐘，迴旋灸中脘十五分鐘；然後揉中脘、天樞（雙側）各一百下，摩臍三分鐘。

調理結束，孩子身上和頭上微微出汗，喊餓，想吃東西，體溫下降到三十八．二℃，精神好了些。

第二天回訪，媽媽說壯壯調理後回家睡了三個多小時，出了一身汗，晚上九點多就沒有再發燒了，當天早上體溫三十六．七℃，精神很好，已經去上幼稚園了。

小兒積食發燒

一一寶貝，七歲，有哮喘史，第一天來調理時發燒三十九．三℃，頭暈，沒有精神，走不動路，渾身疼，咳嗽，口氣重，無食欲，下眼袋晦暗，舌尖略紅，苔白滑，大便乾、量少。後來了解。昨天孩子在外面吃了一點冰淇淋和蛋糕。

我們診斷其為：外感風寒加內傷積食。

第一天，我們給一一的脖子與胳膊上的肺經、心包經刮痧，艾灸了身柱、小腸俞、肚臍、丘墟等穴位。施灸時一一睡著了，呼吸綿長，睡了大約半小時。灸後食欲好轉，咳嗽好轉，精神好了些，體溫降到三十七℃多，可以下地玩耍。

第二天，媽媽說一一昨天夜裡十一點又發燒至三十九．五℃，沒睡安穩，後來又出了很多汗，早上是三十八．一℃，來時頭暈，沒力氣，沒胃口，輕微咳嗽，無力拉大便。當天我們給他揉肚子二十分鐘，艾灸大椎、長強、肚臍、俠溪；真空拔罐肺俞、膈俞、脾俞、大腸俞。艾灸過程中孩子有點煩躁，感覺熱得厲害，出汗後體溫降到三十七．五℃。一一回家午睡後體溫又升到三十八．五℃，躺在床上說頭暈得起不來，下午五點多睡覺時手心、腳心開始出汗。媽媽又在家給他灸了肚臍和俠溪。晚上十一點體溫降至三十六．七℃，拉下很多大便，色黑綠，膠黏。之後一一精神恢復了，變得很活躍。

第三天，一一來時三十七．一℃，精神好，食欲已恢復，舌尖略紅，苔薄白，面色略暗，乏力，便綠。艾灸身柱、脾俞、下脘、列缺。灸後他的體溫已完全恢復，晚上睡得很安穩，頭暈及渾身疼的症狀都已消失，早晚及入睡前偶爾聽見一兩聲咳嗽。

第四天，一一燒已退，來做病後保健。我們給他艾灸了身柱、命門、肚臍、太溪。媽媽說這一次來調理很及時，哮喘完全沒有發作。發燒也沒有用藥，高燒時她自己沒有以往那麼緊張不安，也能正向地回應孩子爸爸的焦慮，重要的是孩子沒有受罪。調理後孩子的精神明顯好轉。

艾灸扶補陽氣，驅風散寒，溫通經脈，消淤散結，所以既可以驅邪，又可扶正氣。施灸的過程是透過經絡穴位把艾灸平衡陰陽的能量補充到孩子體內。小兒為稚陰稚陽之體，每一次生病，如果能夠正確及時地調理，那麼孩子的身體素質就能上一個臺階。

一一的情況相對複雜，所以辨證很重要，第一天正氣不足，邪氣有餘，所以孩子精氣神不足，艾灸後正氣得到補充，當晚正邪交戰劇烈，但因為和家長溝通過，所以家長沒有焦慮和擔心，放手讓孩子自行退熱。

第二天正氣仍不足，出現往來寒熱，艾灸加拔罐後淤熱得散，熱退身涼，腸胃有力運化，大便得下。第三、四天正氣已恢復，邪氣漸弱，扶補正氣即可。所以脾胃有淤或虛弱的孩子，外感風寒或風熱後，一定要扶正加驅邪，才可以輕鬆治癒疾病而不傷正氣。

咳嗽

古人說「春夏養陽」，我在為孩子們做艾灸保健的過程中發現，夏天天地間陽氣足，先天體質強壯、父母又悉心照顧的孩子不愛生病，偶爾貪涼食冷，灸療一兩次就完全好了。而流行什麼病就趕上什麼病，經常吃藥打針的孩子，就需要比較長的艾灸調理時間。不過，艾灸調理一段時間後，脾胃虛寒、肺氣不足、筋骨不強的孩子都會有非常明顯的改善。

這裡分享一則夏日常見的用艾灸調理咳嗽的案例。

二〇〇八年九月剛開館時來了一個「至尊寶」——才進幼稚園就患百日咳的小男孩。一般的宣肺化痰藥他全吃過，抗生素也吃了一個多月，醫生說是積食引起，不讓吃肉和甜食。媽媽天天盯著孩子喝中藥，可孩子夜裡還是咳嗽得很厲害，嚴重影響睡眠。爸爸媽媽都快被孩子咳嗽得崩潰了（媽媽甚至說希望上天讓她代替孩子來受這份折磨）。

來調理幾次後，媽媽覺得效果挺明顯，後來自己學會了，每天在家為孩子灸肺俞、中脘、合谷，堅持了一個多月不再咳嗽，大便也不費勁了，以前兩三天大便一次，現在每天一次。

去年冬天到今年夏天，媽媽一直堅持給孩子做保健灸。今年，這個小男孩幼稚園年度體檢，個子長了十四公分，體重也長了五公斤半，以前吃多就咳嗽，然後嘔吐，現在沒事。

上次去威海玩，在路上汽車裡吹空調受涼，夜裡開始發燒，睡得還算沉穩，結果第二天早晨起來就沒事了，媽媽說以前要是這樣恐怕又會生病一周，現在抵抗力明顯好了許多。到哪裡旅遊也不用帶這個藥那個藥，帶幾根艾條就好了。

夏季常見氣虛性咳嗽。小兒肺脾腎三臟嬌嫩，容易外感風寒，夏季很多地方空調溫度開得很低，孩子非常容易「熱傷風」，尤其肺脾氣虛的小孩更容易感冒。一般前期多流清涕，打噴嚏，咳嗽聲低無力，痰白清稀，怕冷，愛冒虛汗，舌苔淡白，這時艾灸身柱、肚臍、合谷穴，一日灸一次，每次每穴十分分鐘，當天多會流清涕，可能排褐色稀爛便。第二天可見咳嗽加重，鼻涕變黏，但精神很好，吃飯、睡覺都很好。第二天還是堅持灸一次，第三天可見咳嗽次數減少，有痰，流黃涕，大便顏色金黃。第四天加強灸一下身柱、中脘和列缺各十分鐘，基本上就不咳了。一到三歲的孩子起效非常快，灸兩天就好了，三到六歲的孩子需要灸三四天。

夏天多見的還有痰溼咳嗽，調理過程中一定要記住「脾為生痰之源，肺為儲痰之器」。

夏天，那些脾胃不太好、副食品添加過早的孩子，愛吃冰淇淋，愛喝甜飲料，容易有這種咳嗽，這樣的孩子通常溼氣比較重，可見下眼泡浮腫，愛長溼疹，手腳總是溼乎乎的。入睡後，額頭、脖子和後背會出很多汗。夏天陽氣足，身體有力量來清理這種脾胃運化不了的溼痰，一定要幫助孩子的身體清理這些積壓的痰溼，可以說這時咳嗽是孩子身體順應自然、排溼化濁的時機，這種咳嗽的特點是咳嗽比較有力，痰聲漉漉，一旦咳嗽，就要連續咳一會兒才感覺舒暢。咳嗽期間可見大便乾燥或無力。

我們調理這種咳嗽時注重健脾化溼、宣肺順氣。可灸身柱、中脘、天樞、豐隆等穴位，每次每穴十到十五分鐘，一日一到兩次，並在灸完後揉腹三分鐘。有的孩子當天灸完基本就不咳嗽了，有的需要三天左右。三歲以上的孩子還可以先在豐隆處刮痧或拔罐（留罐五分鐘）然後艾灸。灸療過程中要注意控制冷飲、西瓜、油膩甜食。

哮喘

哮喘是以發作性的哮鳴氣促、呼氣延長為特徵的一種常見肺部疾患，春秋兩季的發病率較高，常反覆發作。

現代醫學認為，哮喘是呼吸道變態反應性疾病，由各種不同的原因所引起，常在幼兒期發病。毛細支氣管痙攣、黏膜水腫和黏液分泌過多，致使毛細支氣管腔狹窄，造成呼吸困難，是發病的基礎，氣候變化及情緒激動常能誘發這種症狀。

中醫認為肺、脾、腎三臟不足，痰飲留伏是哮喘發病的內因；氣候轉變、接觸異物，是導致發病的重要條件。

霖霖從小在國外長大，三歲半才回北京上幼稚園，當時她患哮喘已兩年多，每次生病很快就發展成哮喘。

霖霖父母找我們調理時她是四歲七個月，身體瘦弱，面色黃黑，好動，入睡難，小便頻，掉頭髮，偏食嚴重，呼吸聲音短促，性格急躁，愛吃重口味的飯菜，大便乾硬，基本上是兩天一次。

霖霖來調理時正好是三伏天，最適合調理呼吸系統的慢性病，父母帶她隔天來灸一次，共調理了十二次，調理到第五次時她的面色變得潤白了很多，小便頻也好轉了，每次施灸時都會出一些汗，尤其是脖子和膝蓋處，手和腳都像洗過了一樣，有時是涼涼的，有時出的汗很黏手。

十二次調理結束後霖霖的呼吸深長了許多，食欲和睡眠也好轉了，發脾氣也少了，媽媽說她好像懂事了許多，像換了個人。後來的一年多一生病，父母第一時間就帶她來調理，咳嗽和哮喘偶爾也會發作，一般連續灸三天就好了。上小學時，霖霖基本就不再喘了。

艾灸調理哮喘有特別顯著的療效，我們在臨床上調治了很多哮喘患兒，許多患兒家長都成了艾灸的義務宣傳大使。艾灸調理小兒哮喘取穴如下：身柱、靈台、中脘和尺澤。每日一次，七日為一個療程。急性發作期通常施灸一個療程，咳喘的症狀基本就會消失，體力會恢復得很好，飲食、睡眠都會恢復正常。以後可以在每月的兩個節氣時各施灸三天，以增強患兒體質，通常一年後哮喘就會痊癒。

慢性發作期或者長期依賴西藥的患兒最好是連續施灸四到五個療程，這樣能讓孩子從肺脾腎陽虛的狀態中走出來。

家長要注意觀察孩子的發作時間與誘因，查明過敏原，避免再次吸入、接觸或吃下致敏物；進行適當的體育鍛煉和戶外活動，以增強體質；避免受涼，防止感冒。在氣候轉冷之時，及時增減衣服，尤其注意孩子的頸背部及腹部，如天突、百勞、肺俞、氣海穴等處的保暖。避免吸入煙塵和刺激性氣體。

嬰兒鼻炎

春秋季節患鼻炎的人比較多，比較集中。我們的調理思路向來以溫養脾胃、清肺祛溼為主。在小孩身上，效果特別明顯。

有一個患鼻炎的寶寶，整個調理過程都是只用艾灸。這個小寶寶在三個多月大被醫院診斷為嬰兒鼻炎。醫院的治療方案是以口服阿奇黴素為主，吃了幾次，症狀未見好轉，又出現頻繁吐奶的現象。那時正值北京霧霾嚴重，家人以為是空氣太惡劣導致孩子患病，將孩子帶去了三亞。在三亞，孩子症狀略有減輕，但睡眠時依然張口呼吸，睡一會兒鬧一會兒，幾個月下來體重增加緩慢。孩子現在七個月大，雖然喜歡吃副食品，卻非常容易積食。大便兩三天一次，前面很乾，顏色黑，量少。喝奶量也不大。睡覺總是睡睡醒醒，夜裡要哭鬧七八次，有時要十幾次。孩子很瘦弱，面色黃黑，沒有光澤，手腳容易冰涼。

我們艾灸調理的穴位是囟門、身柱、脾俞、肚臍，每穴十分鐘，開始每天灸一次，連續灸了五次，灸至第四次時，夜裡睡覺開始好轉，鼻涕增多，出汗增多，有時睡覺嘴巴是閉合的。這個寶寶堅持來灸了十六次，鼻炎症狀消失，夜裡只醒一次，吃奶後即能安睡，現在吃副食品消化也很好，大便每天一次，顏色和量都比較正常。寶寶的媽媽特別開心，她說從來沒有體驗到孩子這麼好帶。

艾灸調理嬰兒鼻炎的特點是見效快、安全、舒適。小嬰兒在舒服而溫暖的艾灸過程中表現得很安寧。給小嬰兒調理需要有很好的耐心和高度的專注力，隨時要順應孩子的需求，配合孩子的姿勢。

來店裡做艾灸的大人看到我們用艾灸調理小嬰兒時常常驚嘆：「喲，這麼小就來艾灸了，真有福啊！」是啊，「家中常備艾，老少無疾患」，願更多的小寶貝能享受到傳統艾灸帶來的溫暖和療癒。

兒童鼻炎

家庭艾灸比醫師操作更方便，媽媽只要掌握了艾灸的方法及注意事項，隨時隨地都能為孩子做保健灸。調治慢性病患兒時，我們都會教媽媽在家為孩子施灸。有的孩子鼻炎痊癒後遇到感冒馬上又有症狀，媽媽就能第一時間在家裡給孩子做艾灸保健。

媽媽們普遍反映，看見孩子流鼻涕、打噴嚏，灸三到四次就沒事了，自己幫孩子調理好了感冒、咳嗽、鼻塞後，看到孩子晚上睡得很安穩，內心特別有成就感。

五歲的姍姍患嚴重的鼻炎已經三年多，每年十二月和四月左右都要吃一個月的消炎藥，這一次主要是打噴嚏，鼻塞嚴重，清鼻涕、黃鼻涕、綠鼻涕交替流，夜裡睡不好，口臭，總說腦袋熱。在我們艾灸館調了十次，媽媽有時間在家也給她灸，後來上述各種症狀都沒有了，現在媽媽就是在她開始流清鼻涕時給她艾灸二到三次就會好，再也沒有吃過藥。

我在調理兒童鼻炎的過程中，通常第一個療程七天選擇的是上星、身柱、中脘、合谷每天灸一次，每穴十到十五分鐘，〇到三歲的孩子灸十分鐘，三到十歲的孩子灸十五分鐘；第二個療程七天選擇通天、大椎、神闕、外關穴，也是每天灸一次，每次十到十五分鐘，鼻塞嚴重的孩子，可每次加上頭部按摩十分鐘。

三四歲的孩子到我們這樣專業的艾灸館調理兩個發作期，通常二十次就會完全好轉。五歲以上可配合拔罐或按摩，祛溼散寒，通暢經絡，效果更佳，同樣約莫調理兩個發作期就可以調好。

媽媽學會了艾灸，在家調理時間可以長一些，我們在通訊群組裡指導很多媽媽在家裡給孩子調好了鼻炎，有一些都是醫院要求做手術的，通常隔天施灸一次，兩個月就會好轉，半年左右基本上就全好了。很多其他症狀如中耳炎、腺樣體肥大、鼻翼肥大也會一起康復。

為孩子調理慢性病是一個堅持和付出的過程，家長一定不要想當然，以為長大後就會好，吃吃藥就會好，換到空氣好的地方就會好。慢性病的形成來自多方面的體質失調，積極治療才是對身體負責的態度。我們在臨床上調理了很多十多年病史的鼻炎成人患者，艾灸加上拔罐、按摩調理一段時間都獲得很大的改善，他們也說自己長期鼻塞，呼吸不暢，睡眠不足，嚴重影響生活和工作，如果能夠早些遇到艾灸，完全沒有必要受這麼多年罪啊。

艾灸又安全，效果又好，這是幾千年來傳承下來的療法之一，希望愈來愈多家長能使用它，幫助孩子獲得輕鬆不費力的呼吸和良好的睡眠，讓孩子健康地成長。

腹瀉

二〇一三年春天我們調理了幾個腹瀉的小嬰兒，其中一個小寶寶腹瀉時間長達半個月，每日腹瀉五到七次，調理後的效果非常好。記得那是在春暖花開的四月，天氣開始變熱，人體攢了一個冬天的寒溼開始轉變為溼熱，所以很容易發生中耳炎、溼疹、風疹、腹瀉。

春天的小龍寶寶剛剛七個月，已經腹瀉十四天了，每天五到七次，主要瀉綠色水樣便，間或會有帶奶瓣黃色便，愛出汗，面色白，發育正常，不吃副食品，只吃母乳。我們為他灸了三天命門、肚臍和公孫，睡眠增多，出汗減少，腹瀉減少至每日四次，面色紅潤喜人。比較明顯的是每次吃完母乳馬上就會瀉。

我判斷是孩子媽媽的身體屬溼寒體質，影響了孩子的脾胃，應該母子同調。孩子的媽媽那段時間耳朵痛，社區醫院診斷是中耳炎，因為擔心消炎藥對孩子有影響，不敢吃，但夜裡耳朵痛會影響睡眠。第三天我幫孩子調完後，為她灸了十五分鐘耳朵，當天夜裡她的耳朵就沒再痛。後來幾天也為孩子的媽媽連續拔罐和艾灸了三次，第二次她回家後感覺身體發冷、乏力、嗜睡，傍晚發燒，夜裡十一點瀉下許多水樣便，她也相信了是自己體質溼寒加之飲食生冷影響了孩子。第三天調理後，孩子的腹瀉好了。孩子媽媽自己調理三次後面色也有了光澤，紅潤了很多。

進入秋季後，吃母乳的嬰兒往往因為夏季大人怕熱開空調受寒，加上乳母不忌生冷，孩子吸吮冷乳，容易肚寒腹脹、睡眠不寧、腹瀉、溼疹、面腫。我建議夏季傷寒的乳母和寶寶都要進行艾灸調理，不要讓溼寒在體內變生其他症狀。

對於腹瀉，孩子可以灸身柱、脾俞、水分、公孫穴，乳母可以灸肺俞、脾俞、膻中、中脘、足三里穴。

小兒疳積

這幾年我總共調理過兩個患有疳積的小孩。一次，在青島做小兒推拿的王老師來店裡，我們相互探討了一些難治的小兒疾病調治經驗，讓我想起了曾經調治的兩個小寶寶。

一個是兩年前來店裡的一歲半寶寶妞妞，她不愛吃飯，不愛拉，不愛喝水，總是眼淚汪汪，哭哭啼啼，頭髮黃細打縷，面黃肌瘦，皮膚紋理粗糙，四肢瘦弱無力，山根發青，嘴唇薄白。不好好吃飯，白天基本不睡覺。拉的都像硬硬的羊屎蛋，不愛說話、走路、玩耍，很黏人，媽媽帶的筋疲力盡。我判斷其為疳積。

當時施灸的調理穴位是，前五日灸身柱、痞根、天樞、內庭，後十日灸身柱、脾俞、下脘、公孫。

連續灸了三次，孩子面色變得細膩白潤。第四次配合挑扎四縫，擠出一些黃白黏液。

連續調理了五次後，改成隔天來，共灸了十次。孩子愛吃東西了，大便兩日一次，軟便。而且孩子自己可以玩耍，不愛哭哭啼啼。兩個月後孩子面色紅潤，情緒、食睡、二便都正常了，長得很好。

我還調理過一個九個月大的小寶寶，嚴重便祕，有時十幾天拉一回，還有大便出血的情況。她身體瘦小，面色萎黃發黑，眼白青，頭髮稀疏發黃，頭皮也萎黃發黑，身上皮膚發黑，脖子與下眼皮尤其發黑，無光澤。這寶寶好動，神情很愉快，不過容易腹脹，副食品吃得還好，愛喝水，手腳易冰涼。

我給出的艾灸穴位是身柱、大腸俞、肚臍、下巨虛。施灸八次後有所好轉。大便三四日一次，量大，顏色逐漸變黃。膚色白潤有光澤，出汗增多，更愛吃副食品了。

後來媽媽對艾灸有了信心，自己學會在家給孩子灸治。半年後，孩子完全正常。現在小姑娘已經七歲，聰明、靈活、健康。每逢節氣媽媽會帶她來做艾灸保健，總是給我們帶來很多歡樂。這些年，她的媽媽也成了艾灸宣傳大使，經常推薦孩子的同學來我們這裡調理，幫助了很多孩子和家長。

手足口病

中醫認為脾主四肢，脾開竅於口。中醫祖師幾千年前就告訴我們手足口本是一體的，皆屬於脾！因此治療手足口病應從調脾入手。近幾年經常流行手足口病，上幼稚園的小寶貝是最易感染的群體。輕度的手足口病，如果護理得當，多半七天就能自癒。如果觀察到孩子精神良好，家長可以用艾灸為孩子調理，通常灸三天就好了，孩子在家裡享受輕鬆舒適的治療，家長也省下跑醫院排隊、灌藥的痛苦。

三歲八個月的嘉嘉發燒兩天後被家長帶去醫院，確診是手足口病，不想接受輸液治療，媽媽帶來做艾灸調理。來時嘉嘉體溫三十八．二℃，口腔、手心、腳丫子和屁股上有一些紅疹，自己說吃東西的時候嘴巴痛，這兩天食欲不好，大便量少，精神不好，乏力。當天施灸時，嘉嘉很快就睡著了，出了很多汗，體溫降到三十六．四℃，精神好了些。回家後晚飯吃了一小碗番茄雞蛋麵，沒有叫嘴巴痛。

第二天來調理時精神很好，她媽媽說早飯也吃得很好，當天施灸中途要求上洗手間，拉了一些很黏很臭的便便，第三天沒有過來調理，電話回訪時媽媽說孩子口腔和手心的疹子消失了，精神很好。

手足口病屬於中醫溫病的範疇，也是艾灸最易發揮作用的領域。我們調理小兒手足口病時會灸身柱、脾俞、肚臍、公孫這幾個穴位，通常三到五次就好了，嚴重的可以一天灸兩次。若是三歲以上，口中長了潰瘍，可以加灸地倉穴。如果沒有患病，在流行病高峰期間為了預防，可以每天為孩子灸身柱、肚臍、公孫，各十分鐘，以提高機體免疫力。

另外，患病期間忌食生冷、甜膩食物，可用紅豆薏米加兩片薑煮湯給孩子喝。

小兒溼疹

口周溼疹

患口周溼疹的小孩和大人，我們都調理過。艾灸調理溼疹效果特別顯著。中醫認為脾開竅於口，《難經》曰「脾主裹血，溫五臟」，口周溼疹根源在於脾虛脾溼。

有一個口周溼疹的小孩，面目浮腫，這是夏季恣食冷飲、瓜果導致脾虛不能化水穀，致寒飲停於中焦。家長帶來前後調理了十四次，溼疹和浮腫都消退了。因為溼疹極易再復發，我們叮囑家長每星期在家為孩子灸一次身柱、肚臍、太白來預防。

我們調理口周溼疹的思路就是健脾祛溼、溫胃養血。針對小兒口周溼疹常用的艾灸穴位是身柱、脾俞、下脘、太白。大人口周溼疹在調治過程中可配合拔罐，艾灸穴位是頰車、脾俞、中脘、合谷。

頑固溼疹

我們還調理過一個有頑固溼疹的寶寶紫鈺。紫鈺從出生四個月至今三歲多，稍微吃東西不對，臉上、身上的皮膚馬上就起紅色的斑疹，醫生說是慢性溼疹。孩子整晚撓啊，抓啊，身上、手上、耳朵上抓的都是小血口子，吃藥、抹藥、抹油、中藥浴、刮痧、推拿都用過，都沒有堅持下來，因為孩子太受罪了，有的今天見效，過兩天又復發。

我看到她臉上全是潮紅色的小丘疹，尤其耳後、手腕、肘彎、膕窩處皮膚肥厚粗糙，結痂呈暗紅色。

紫鈺在我們這兒調理了四次，然後回家由她媽媽邊學習邊給孩子調理，基本上每兩天我們就通一次電話。我負責分析症狀和指導穴位，紫鈺媽媽負責操作和觀察出現的症狀。

第一個十天，紫鈺媽媽操作不熟練，我只讓她每天灸合谷十五分鐘，每天兩次，她反映孩子開始出汗了，大便很多，從兩天一次變成每天都有，顏色由黑變黃，以前大便前面比較乾硬，現在全是軟便。手上樹皮樣結痂開始脫落，開始不喝涼水了，晚上起來撓幾下，又睡著了。

第二個十天，他們一家去上海七天，因為吃得不順口，紫鈺原本額頭上已經退了的小紅疙瘩又起來，每天下午睡覺時媽媽為她艾灸身柱、合谷各十分鐘，晚上煮十五克艾草水泡手腳。媽媽說每天醒來孩子都要抓一會兒，流清鼻涕，打噴嚏，大便每天都有，柔軟金黃居多，夜裡醒來的次數少了，媽媽拍拍又可以睡下。

第三個十天，灸身柱、肺俞、合谷、命門、神闕各十分鐘，耳朵邊緣和後面的結痂及膝蓋後面的紅斑開始退了，現在不撓了，手上的完全好了，體重也增加了一公斤。老師都說孩子變化挺大的，做事很專注。

後來基本上就是上述穴位輪換著施灸，紫鈺媽媽堅持得非常好，期間她還在艾草水中加入一把花椒煮水給孩子泡腳，發現效果也非常好，膝蓋和腳踝處的痂全都退了下去，臉上的也都退了，現在吃飯臉也不紅了。整個調理過程經歷四個多月，媽媽的辛苦換來了孩子乾淨美麗的肌膚和每晚香甜的睡眠。

謝謝紫鈺媽媽對我的信任，一直堅持下來，她現在特別欣喜，因為自己把孩子調理好了，現在她的鄰居和朋友都向她請教艾灸知識。

中耳炎

兒童是中耳炎的好發人群，因為咽鼓管是中耳炎發病受感染的最主要部位，而兒童的咽鼓管相對大人而言相對較短，且顯得寬而直。西方醫學認為，當兒童患有流行性感冒、猩紅熱、麻疹等疾病時，細菌就會入侵咽鼓管，從而誘發中耳炎。

中醫則認為，中耳炎的發病是由於體內肝膽溼熱、邪氣盛行導致的，故又稱為「耳膿」、「耳疳」。我們只需要運用艾灸祛溼散熱，很快就會痛去膿消。我們用艾灸調理了很多中耳炎患者，可以說方法簡單方便，效果立竿見影。一旦發現孩子出現耳鳴、耳痛、聽力下降和耳道流膿等症狀，就要想到孩子可能得了中耳炎。

中耳炎包括非化膿性中耳炎和化膿性中耳炎兩種。如果是化膿性中耳炎，艾灸前要先用乾的軟棉籤將外耳道內溼溼的膿液清理乾淨。

艾灸部位：耳內阿是穴。準備一個空心的衛生紙筒，大約十公分高，將紙筒對準耳孔，把點燃的艾條艾煙輕輕緩緩地吹進耳道，熱度以孩子能夠承受為宜。

施灸時注意要吹得輕緩，不要讓艾灰落入孩子耳內，還要勤刮艾灰。

天逸，五歲半，患慢性中耳炎兩個多月，右耳嚴重，吃完飯和睡前及跑跳時耳朵會疼痛，膿性分泌物較多，二〇一四年四月來調治，灸雙側外耳道、大椎、中渚，連續灸治七次痊癒。後來又在一次游泳後復發，媽媽自己在家給孩子灸了四天就痊癒。

小兒腮腺炎

流行性腮腺炎俗稱痄腮，是一種由腮腺炎病毒引起的急性呼吸道傳染病，病毒經空氣飛沫傳播，好發於春夏兩季，多發於學齡前及學齡兒童。流行性腮腺炎在腮腺腫脹的前後一周傳染性最強。

艾灸治療腮腺炎起效快，安全舒適，兩到七歲的孩子非常容易配合。每日一次溫和灸。艾灸患側角孫穴十到十五分鐘，頰車穴十到十五分鐘，合谷穴（兩側）各十分鐘，灸兩三次即可痊癒，灸完當天孩子吃飯玩耍都不受影響。

四歲的小女孩洶洶右腮紅腫熱痛已兩天，無法張嘴，孩子自訴耳朵也痛。灸右角孫穴、右頰車穴、雙側合谷穴，灸完第一次右腮點按上去時孩子說不那麼痛了，耳朵一點也不痛了，嘴巴可以張開了些。共灸治三天，痊癒。

另一個病例是三歲四個月的小男孩天天，當時他雙側腮腺腫大已四天，不紅腫，低燒三十七．二℃，雙側耳底痛，灸了雙角孫、雙頰車、雙中渚穴，共施灸兩次，痊癒。

腮腺炎發病初期有發燒、頭痛、食欲減退及全身不適等症狀，一到兩天後出現一側或兩側腮腺腫大。腮腺腫大的特點是以耳垂為中心，向四周擴大，耳垂下部腫脹最明顯，兩到三天內達到高峰，嚴重者頜下、頸側及面頰部的軟組織以及臉面都發生變形。腫脹皮膚發亮，表面灼熱，邊緣模糊，摸上去柔軟而飽滿，有彈性。觸摸患處有疼痛感，患者張口及咀嚼困難，吃酸性食物時疼痛加劇，腮腺附近的頜下腺及淋巴結也會被波及而腫大。腮腺腫脹四到五天後逐漸消退，十到十四天恢復健康，很少有後遺症。

兒童肥胖

默默十歲，體重五十五公斤，因為患有心肌炎來做艾灸調理，每星期三次。因為持續艾灸，體重減了三、四公斤，體形好看了，默默媽媽開心地跟我說：「過年回家，親戚們都說他瘦了，還長高了，他最近也說感覺自己瘦了，心裡可美了！最近還愛踢足球了呢！」，這是連續艾灸三個月後取得的良好效果。

體重超標的孩子一方面要承受體形不被自己和他人認可的壓力，一方面要承受超重帶來的身體亞健康症狀的困擾，可說處於內憂外患。做父母的也同樣處在對孩子體重、體形和健康的擔憂之中。

做父母的較少能夠心理強大到對當今普遍認可的「以瘦為美」的價值觀視而不見、聽而不聞。有意無意地都會想讓自己的孩子體形好看，最主要的還是希望孩子不管胖瘦都要健康。

由於臨床時見聞了很多胖女孩的血淚減肥史，我向來特別留心體重超標的孩子，觀察他們的價值觀和自我感覺。大部分的孩子十二歲以前還沒有受到社會價值觀的影響，十二歲以後就會很在意自己的體形和別人對自己體形的評價。

放眼望去，目前可以選擇的安全無毒、純綠色減肥的方法可謂少之又少，家長面對孩子體重超標，很多時候能做的只有焦慮和擔心。我以前認識一個小學五年級的孩子，體重超標很多，媽媽每天盯著孩子吃大蒜素和排毒養顏膠囊減肥。我也認識一些家長強迫孩子每天走五千公尺，尤其女孩的家長，每一次吃飯、為孩子買衣服時總是嘮叨不停，使孩子的自尊心與價值感一次次受到傷害。

當然這是個別的現象，大多數父母可以忍住不說，但父母的焦慮和擔心還是會讓孩子自卑。

世界衛生組織制定的健康減肥三大原則是「不節食、不腹瀉、不乏力」，並指出每星期減重不能超過一公斤。對照一下市售減肥產品，哪個真哪個假，一目了然。

我認為肥胖的原因是身體的脾腎陽氣太弱而水溼寒痰太多。《黃帝內經》有一個關於陰陽的思想非常重要，也就是「陽化氣，陰成形」。

脾胃為水穀之海，氣血化生之源，脾虛則運化無力，痰溼內停。腎者主水，腎陽不足，身體的氣化無力，水溼鬱結。陽氣無力則陰氣凝聚成形，肥胖由此而成。

當我們知道肥胖最主要的病因是脾腎陽氣不足，就可以從扶陽的角度調整脾腎的運化功能。脾腎陽氣足了，自然能把堆積在腹部、腰部、四肢的肥肉（痰濁瘀毒）化掉。

艾灸減肥是溫暖舒適、家庭易於操作的方式。兒童減肥常用的穴位是大椎、脾俞、腎俞、中脘、肚臍、下巨虛等。

艾灸減肥不需要節食，不用控制飲食，但要注意吃飯的節奏，盡量細嚼慢咽，注意不要讓孩子吃寒涼的食物，不要穿得太少，別的都沒有什麼禁忌。慢慢地，家長會發現孩子的口味變了，不再愛吃口味重的東西。

艾灸減肥的效果與季節、氣候都有關係。通常春夏見效較快，秋冬見效較慢。這是因為春夏兩季人體的陽氣旺盛，氣化功能通暢而有利於減肥。艾灸減肥的過程是調整陰陽平衡、疏通經絡、改善氣血系統的過程，停止之後不會很快反彈。艾灸減肥也是一個漸進的過程，不能指望偶爾做幾次就立刻見效。

同時，艾灸治療肥胖，也需要辨證論治。也就是說，並非專門針對肥胖來治療，而是根據身體五臟六腑的狀態進行綜合調治。

營養不良

小兒營養不良是兒科常見症狀之一，多見於三歲以下嬰幼兒。臨床主要表現為面色蒼白，精神萎靡，納呆乏力，形體消瘦，皮下脂肪減少，肌肉鬆弛，頭髮乾枯成束，腹部脹大，青筋顯露，體重不增或減輕，甚則智力發育遲緩。還可能出現凹陷性水腫及各種維生素缺乏症。

中醫認為小兒營養不良多因乳食不節，積滯傷脾；飲食觀念混亂導致的餵養不當，營養失調；或慢性疾病，氣血雙虧而致。灸法調理小兒營養不良，以消食導滯、健脾和胃或益氣養血為主。

二〇一五年秋天，兩歲十一個月的駿駿第一次來調理時，精神萎靡，不愛下地玩耍，大大的眼睛很乏力，面色偏黃，下眼袋顏色發黑，說話聲音低弱，身體瘦弱，體重十公斤。媽媽說為了給他看病找了很多名醫，半年來吃了很多中藥，孩子肚子總是脹的，大便兩三天一次，乾硬，色黑，吃飯還可以，晚上睡覺汗很多，早上九點前不肯起床，不愛吃早飯，不愛出去玩，不愛與小朋友交往，每天躺在地墊上玩的時間比較多。一歲半以前，孩子各方面都挺好的，挺愛玩愛跑的，後來副食品吃得比較雜，家中肉蛋奶不斷，孩子的抵抗力卻下降了，總是積食，反覆感冒咳嗽，一點點地虛弱了下去，看中醫都說脾胃虛，消化不好，吃了藥好了兩三天又不行了，看西醫打針輸液後孩子更是乏力，肚子痛脹。一家人為了孩子看病搞得意見不合，煩惱不斷。

我們給孩子的調理方案是隔天灸一次，灸九次換第二組穴位。第一療程施灸的穴位是身柱、脾俞，肚臍、內庭。第二療程施灸的穴位是大椎、長強、下脘和太白。駿駿每星期來調理兩次，其他時間媽媽在家為他施灸。

第一個療程結束後，媽媽說大便變好了，現在每天一次大便，前面褐色後面黃色，軟便，有精神了，上午基本不躺在地墊上玩了，愛說話，聲音也比來調理前大，晚上睡覺汗還是很多，但早上七點多就能起床，早飯也吃得很好。

第二個療程期間正好趕上過年，都是媽媽自己在家裡給駿駿調理，年後來調理了三次，基本上就都好了。

後來每一次來，小傢伙走路大搖大擺，見到誰都打招呼，可有精氣神了。媽媽每次在節氣時都會帶他來做保健灸，其他時間，看他吃多了或者精神不太好，灸一兩次就好了。

自閉症

四歲男孩岩岩被兒童醫院診斷為中樞神經發育不良，自閉症患者，輕度腦癱。他的精神和注意力非常不集中，面色青白，語言功能差，發音不清楚，不愛說話，不和小朋友玩耍，雙腿無力，不愛走路，走路腿要拖著地走，無法自己上下樓梯。食欲正常，對牛肉、雞蛋過敏；長期便祕，大便三到四天一次，量少，很臭。岩岩控制不住自己的情緒，每次發脾氣就會在地上打滾，很久都無法平復。

我在觸診中發現他在脾俞和腎俞、大腸俞處有很多結節。診斷為肝脾腎陰陽兩虛。腎為先天之本，脾為後天之本。腎陽先天發育不足，導致元氣虛弱，不能夠奉養脾胃。脾胃陽虛運化無力又造成不能消化和吸收營養物質，導致身體能量在中焦瘀滯，造成便祕，而便祕本身又產生很多毒素無法排出。脾胃弱沒有足夠的氣血物質營養肝臟，肝臟氣血兩虛造成肝氣鬱結，使精神變化更加緊張、煩躁，累及各個臟腑功能，體內反覆惡性循環，濁氣濁水無法排出，瘀滯在經絡臟腑中。

我們的調理方法是扶補脾腎陽氣，疏通經絡臟腑。每個星期調理兩次，一個月為一療程。艾灸大椎、命門、中脘、太陽穴，配合按揉膀胱經、膽經。

經過一個月調理，媽媽回饋孩子大腿有力了，不拖著地走了，情緒也比以前好很多，基本上沒有在地上打滾。持續到第二個月時，身上的力氣比以前大很多，上下樓梯都是自己走，不讓媽媽扶。大便基本兩天或一天一次，量也增加了，體重增加了一．五公斤。另外還讓媽媽很高興的是，岩岩最近幾次來店裡，已經能夠自己和灸師們要餅乾吃，要彩泥玩，語言表達能力提高了很多。

媽媽堅持這兩個月帶孩子來調理，使得我們能夠看到他的變化，媽媽自己也覺得心裡輕鬆了許多。後續調理仍在進行，願岩岩寶貝早日獲得更全面的康復。

附錄……

歷代名醫典籍中的小兒艾灸方（節錄）

小兒哮喘灸身柱、靈台、中脘、豐隆。

——當代・謝錫亮《謝錫亮灸法》

艾灸療法是中華民族的瑰寶，中醫藥學寶庫中的一枝奇葩，用於防治疾病已有數千年歷史，活人癒疾無數，是中醫臨床的重要治療方法，占據針灸學「半壁江山」。幾千年來，歷代醫家「或以湯藥決生死，或以針灸起沉痾」，在臨床上廣泛應用艾灸療法，治療內、外、婦、兒等各科疾病，療效顯著、獨特，簡便易行。

近代由於種種原因，艾灸療法的應用和發展停滯不前，人們對艾灸療法缺乏真正深入的了解。但是近十年來，一股回歸自然、崇尚自然療法的潮流正在興起，當大家重新重視預防醫學和自然療法時，艾灸開始走入千家萬戶。

很多人對艾灸的了解都來自看電視、看影片、看群組或者聽別人介紹，較少有人能夠深入學習體驗和實踐。

二〇一七年十月，我跟隨針灸老師賀小靖一行到偉大的醫藥學家李時珍的家鄉蘄春的婦幼保健院義診，當天我接待的二十多個當地病人都知道艾灸，也知道艾灸可以治病，但親身體驗很少。蘄春被稱為「艾都」，當地的艾草產業已經非常紅，艾草產品暢銷國內外，年產值上千萬的企業上百家，可以說當地百姓知艾，但不深入，守著寶貝卻不知道，仍受著病痛的折磨。

古代民諺「家中常備艾，老少無疾患」，我們要多使用艾灸，發揮艾灸的療效，才能體驗艾灸帶來的輕鬆、舒適、不費力的好處。我們在北京做了八年的艾灸養生館，很多醫院調不好的小兒哮喘、鼻炎、慢性溼疹、脾胃虛弱，以及大人的頸椎病、腰椎病、關節病、脾胃病、婦科疾病等亞健康症狀，調理一段時間後都痊癒了。

在艾灸療法的臨床實踐上我們還有很長一段路要走。但這不是一條孤單的路，歷代都有醫家走在前面，為我們總結艾灸的理論基礎和臨床實踐，宛如指路明燈。我們要跟隨他們的腳步，借鑑他們有益的經驗，發揚共同的「醫者仁心」，讓疾病遠離，為家人帶來身心的愉悅和平安。

歷代記載灸法的著作很多，我只節錄十一位有代表性的醫家，也只選擇他們在小兒艾灸療法上的臨床實踐原文片段，希望能稍稍幫助用心的讀者，在實踐灸法的真髓和妙用上能夠和歷代醫家心心相印。

《千金要方》──唐．孫思邈

孫思邈是隋唐時期著名的醫學家、養生家，他一生精研醫術，治病救人無數，百歲仍著書立說，對後世中醫藥學的發展做出了極大的貢獻，被後人尊為「藥王」。

孫思邈總結唐代以前的臨床經驗和醫學理論，廣搜方藥和針灸術等，撰成《千金要方》（又稱《備急千金要方》）和《千金翼方》兩書。《千金要方》包括中醫基礎理論和臨症各科的診斷、治療、針灸、食治、預防、衛生等內容，尤其重視婦女和小兒疾病的預防與診治，書中分析女性與男性、小兒與成人生理的不同，指出婦女病、小兒病的特點，主張獨立設科。

孫思邈將《婦人方》三卷、《少小嬰孺方》二卷，置於《千金要方》之首。這裡只引述關於婦女妊娠期針灸禁忌和小兒病灸治的方法：

妊娠一月，足厥陰脈養，不可針灸其經。
妊娠二月，足少陽脈養，不可針灸其經。
妊娠三月，手心主脈養，不可針灸其經。
妊娠四月，手少陽脈養，不可針灸其經。
妊娠五月，足太陰脈養，不可針灸其經。
妊娠六月，足陽明脈養，不可針灸其經。
妊娠七月，手太陰脈養，不可針灸其經。
妊娠八月，手陽明脈養，不可針灸其經。
妊娠九月，足少陰脈養，不可針灸其經。
妊娠十月……但俟時而生。

少小嬰孺方　驚癇灸法

論曰：小兒新生無疾，慎不可逆針灸之，如逆針灸，則忍痛動其五臟，因喜成病。河洛關中土地多寒，兒喜病痙，其生兒三日，多逆灸以防之，又灸頰以防噤，有噤者舌下脈急，牙車筋急，其土地寒，皆決舌下去血，灸頰以防噤也。吳蜀地溫，無此疾也。古方既傳之，今人不詳南北之殊，便按方而用之，是以多害於小兒也。所以田舍小兒，任其自然皆得，無有夭橫也。

小兒驚啼，眠中四肢掣動，變蒸未解，慎不可針灸抓之，動其百脈，仍因驚成癇也，惟陰癇噤痙可針灸抓之。

凡灸癇，當先下兒使虛，乃承虛灸之。未下有實而灸者，氣逼前後不通，殺人。

癇發平旦者，在足少陽。晨朝發者，在足厥陰。日中發者，在足太陽。黃昏發者，在足太陰。人定發者，在足陽明。夜半發者，在足少陰。

上癇發時病所在，視其發早晚，灸其所也。夫癇有五臟之癇，六畜之癇，或在四肢，或在腹內，當審其候，隨病所在灸之，雖少必瘥，若失其要，則為害也。

肝癇之為病面青，目反視，手足搖，灸足少陽、厥陰各三壯。

心癇之為病面赤，心下有熱，短氣息微數，灸心下第二肋端宛宛中，此為巨闕也，又灸手心主及少陰各三壯。

脾癇之為病，面黃腹大，喜痢，灸胃脘三壯，挾胃脘旁灸二壯，足陽明、太陰各二壯。

肺癇之為病，面目白，口沫出，灸肺俞三壯，又灸手陽明、太陰各二壯。

腎癇之為病，面黑，正直視不搖如屍狀，灸心下二寸二分三壯，又灸肘中動脈各二壯，又灸足太陽、少陰各二壯。

膈癇之為病，目反，四肢不舉，灸風府，又灸頂上鼻人中下唇承漿，皆隨年壯。

腸癇之為病，不動搖，灸兩承山，又灸足心兩手勞宮，又灸兩耳後完骨，各隨年壯，又灸臍中五十壯。

上五臟癇證候。

馬癇之為病，張口搖頭，馬鳴欲反折，灸項風府、臍中三壯，病在腹中，燒馬蹄末，服之良。

牛癇之為病，目正直視腹脹，灸鳩尾骨及大椎各三壯，燒牛蹄末，服之良。

羊癇之為病，喜揚目吐舌，灸大椎上三壯。

豬癇之為病，喜吐沫，灸完骨兩旁各一寸七壯。犬癇之為病，手足攣，灸兩手心一壯，灸足太陽一壯，灸肋戶一壯。

雞癇之為病，搖頭反折，喜驚自搖，灸足諸陽各三壯。

上六畜癇證候。

小兒暴癇，灸兩乳頭，女兒灸乳下二分。

治小兒暴癇者，身軀正直如死，及腹中雷鳴，灸太倉及臍中上下兩旁各一寸，凡六處，又灸當腹度取背，以繩繞頸下至臍中竭，便轉繩向背順脊下行，盡繩頭，灸兩旁各一寸五壯。

若面白啼聲色不變，灸足陽明、太陰。

若目反上視，眸子動，當灸囟中，取之法，橫度口盡兩吻際，又橫度鼻下亦盡兩邊，折去鼻度半，都合口為度，以額上髮際上行度之。灸度頭一處，正在囟上未合骨中，隨手動者是，此最要處也。次灸當額上入髮二分許，直望鼻為正。次灸其兩邊，當目瞳子直上入髮際二分許。次灸頂上回毛中。次灸客主人穴在眉後際動脈是。次灸兩耳門，當耳開口則骨解開動張陷是也。次灸兩耳上，卷耳取之，當卷耳上頭是也；一法大人當耳上橫三指，小兒各自取其指也。次灸兩耳後完骨上青脈，亦可以針刺令血出。次灸玉枕，項後高骨是也。次灸兩風池，在項後兩轅動筋外髮際陷中是也。次灸風府，當項中央髮際，亦可與風池三處高下相等。次灸頭兩角，兩角當回毛兩邊起骨是也。

上頭部凡十九處，兒生十日可灸三壯，三十日可灸五壯，五十日可灸七壯，病重俱灸之。輕者灸囟中、風池、玉枕也，艾使熟，炷令平正著肉，火勢乃至病所也；艾若生，炷不平正，不著肉，徒灸多炷，故無益也。

若腹滿短氣轉鳴，灸肺募，在兩乳上第二肋間宛宛中，懸繩取之，當瞳子是。

次灸膻中。

次灸胸膛。次灸臍中。次灸薜息，薜息在兩乳下第一肋間宛宛中是也。次灸巨闕，大人去鳩尾下一寸，小兒去臍作六分分之，去鳩尾下一寸是也，並灸兩邊。次灸胃脘。次灸金門，金門在谷道前囊之後當中央是也，從陰囊下度至大孔前，中分之。

上腹部十二處，胸堂、巨闕、胃脘，十日兒可灸三壯，一月以上可五壯，陰下縫中可三壯，或云隨年壯。

若脊強反張，灸大椎，並灸諸臟俞及督脊上當中，從大椎度至窮骨，中屈，更從大椎度之，灸度下頭，是督脊也。

上背部十二處，十日兒可灸三壯，一月以上可灸五壯。若手足掣驚者，灸尺澤，次灸陽明，次灸少商，次灸勞宮，次灸心主，次灸合谷，次灸三間，次灸少陽。

上手部十六處，其要者陽明，少商，心主，尺澤，合谷，少陽也，壯數如上。

又灸伏兔，次灸三里，次灸腓腸，次灸鹿溪，次灸陽明，次灸少陽，次灸然谷。上足部十四處，皆要可灸，壯數如上。手足陽明，謂人四指，凡小兒驚癇皆灸之。若風病大？

治小兒中馬客忤而吐不止者方：灸手心主、間使、大都、隱白、三陰交各三壯。

治小兒溫瘧：灸兩乳下一指，三壯。

治小兒癖：灸兩乳下一寸，各三壯。

治小兒猝腹皮青黑方：灸臍上下左右，去臍半寸，並鳩尾骨下一寸，凡五處各三壯。

治重舌方：灸行間，隨年壯，穴在足大趾歧中。又灸兩足外踝上三壯。

小兒囟陷方：灸臍上下各半寸，及鳩尾骨端，又足太陰各一壯。

治氣癪方：灸足厥陰大敦，左灸右，右灸左，各一壯。

治小兒陰腫方：灸大敦七壯。

小兒脫肛方：灸頂上旋毛中三壯，即入。又灸尾翠骨三壯。又灸臍中隨年壯。

治小兒痟溼瘡方：灸第十五椎挾脊兩旁七壯，未瘥加七壯。

治小兒尿血方：灸第七椎兩旁各五寸，隨年壯。

治小兒遺尿方：灸臍下一寸半，隨年壯。又灸大敦三壯，亦治尿血。

治小兒四五歲不語方：灸足兩踝各三壯。

《小兒明堂灸經》——宋・吳復圭

《小兒明堂灸經》是宋代兒科針灸方面的主要專著。原書已失傳。它系統記錄了小兒麥粒灸的腧穴定位和處方，是最早記載灸治小兒急症的著作，涉及四十五種小兒病證，選穴七十餘個。

小兒驚癇者，先驚悸啼叫，後乃發也。灸頂上旋毛中，三壯。及耳後青絡脈，炷小兒風癇者，先屈手指如數物及發也。灸鼻柱上髮際宛宛中，三壯，炷如小麥大。

小兒緩驚風，灸尺澤各一壯，在肘中橫紋約上動脈中，炷如小麥大。

小兒二三歲，忽發兩眼大小俱赤，灸手大指次指間後一寸五分口陷者中，各三壯，炷如小麥大。

小兒囟開不合，灸臍上、臍下各五分，二穴各三壯。灸瘡未發，囟開先合。炷如小麥大。

小兒夜啼者，上燈啼，雞鳴止者，灸中指甲後一分中沖穴一壯。炷如小麥大。

小兒喉中鳴，咽乳不利，灸璇璣一穴，三壯。在天突下一寸陷者中。炷如小麥大。

癇病者，小兒惡疾也。呼吸之間，不及求師，致困者不少。諺云：國無良醫，枉死者半。

小兒豬癇病，如屍厥吐沫，灸巨闕穴，三壯。在鳩尾下一寸陷者中。炷如小麥大。

小兒睡中驚，目不合，灸屈肘橫紋中上三分，各一壯。炷如小麥大。

小兒口有瘡蝕，齦爛臭，穢氣沖人，灸勞宮二穴，各一壯。在手中心，以無名指屈指頭著處是也。炷如小麥大。

小兒雞癇，善驚反折，手掣自搖，灸手少陰三壯。在掌後去腕半寸陷者中。炷如小麥大。

小兒瘧久不癒者，灸足大趾次趾外間陷者中，各一壯。炷如小麥大。內庭穴也。

小兒身強，角弓反張，灸鼻上入髮際三分，三壯。次灸大椎下節間，三壯。炷如小麥大。

小兒龜胸，緣肺熱脹滿，攻胸膈所生。又緣乳母食熱面五辛，轉更胸起高也。灸兩乳前各一寸半，上兩行三骨罅間穴處各三壯。炷如小麥大。春夏從下灸上，秋冬從上灸下，若不根據此法，十灸不癒一二也。

小兒疳眼，灸合谷二穴，各一壯。炷如小麥大。在手大指次指兩骨間陷者中。

小兒秋深冷痢不止者，灸臍下二寸三寸間動脈中。炷如小麥大。

小兒驚癇，灸鬼祿穴一壯。在上唇內中央弦上。炷如小麥大。用鋼刀決斷更佳。

小兒水氣，四肢盡腫及腹大，灸臍上一寸，三壯。炷如小麥大。分水穴也。

小兒熱毒風盛，眼睛疼痛，灸手中指本節頭，三壯，名拳尖也。炷如小麥大。

小兒龜背，生時被客風拍著脊骨，風達於髓所致也。如是灸肺俞、心俞、膈俞，各三壯。炷如小麥大。肺俞：在三椎下兩旁各一寸半；心俞：在五椎下兩旁各一寸半；膈俞：在七椎下兩旁各一寸半。

小兒臍腫，灸腰後對臍骨節間，三壯。炷如小麥大。

小兒急驚風，灸前頂一穴，三壯。在百會前一寸。若不瘥，須灸兩眉頭及鼻下人中一穴，炷如小麥大。

小兒但是風癇，諸般醫治不瘥，灸耳上入髮際一寸五分，嚼而取之，率谷穴也。

小兒嘔吐奶汁，灸中庭一穴，一壯。在膻中穴下一寸陷者中。炷如小麥大。

小兒目澀怕明，狀如青盲，灸中渚二穴，各一壯。在手小指次指本節後陷者中。炷如小麥大。

小兒雀目夜不見物，灸手大指甲後一寸，內廉橫紋頭白肉際，各一壯。炷如小麥大。

小兒睡中驚掣，灸足大趾次趾之端，去爪甲如韭葉，各一壯。炷如小麥大。

小兒多涕者，是腦門被風拍著及肺寒也。灸囟會一穴三壯。炷如小麥大。在上星上一寸，直鼻。

小兒急喉痺，灸天突穴一壯，在項結喉下三寸兩骨間。炷如小麥大。

小兒食癇者，先寒熱灑淅乃發也。灸鳩尾上五分，三壯。炷如小麥大。小兒牛癇，目直視腹脹乃發也。灸鳩尾一穴，三壯。在胸蔽骨下五分陷者中，炷如小麥大。

小兒馬癇，張口搖頭，身反折馬鳴也。灸僕參二穴，各三壯。在足跟骨下白肉際陷者中，拱足取之。炷如小麥大。

小兒陰腫，灸內昆侖二穴，各三壯。在內踝後五分，筋骨間陷者中。炷如小麥大。

小兒脫肛瀉血，每廁臟腑撮痛不可忍者，灸百會一穴三壯，在頭中心陷者是也。炷如小麥大。

小兒新生二七日內，著噤不吮奶多啼者，是客風中於臍，循流至心脾二經，遂使舌強唇痙，嗍奶不得，斯病所施方藥，不有十全爾，大抵以去客風無過。灸承漿一穴，七壯。在下唇棱下宛宛中是也。次灸頰車二穴，各七壯，在耳下曲頰骨後。炷如雀屎大。

小兒食時頭痛，及五心熱者，灸譩譆二穴，各一壯，在第六椎下兩旁各三寸宛宛中。炷如小麥大。

小兒三五歲，兩眼每至春秋忽生白翳，遮瞳子，疼痛不可忍者，灸九椎節上一壯。炷如小麥大。

小兒五六歲不語者，心氣不足，舌本無力，發轉難，灸心俞穴三壯。炷如小麥大。在五椎下兩旁各一寸半陷者中。

小兒痢下赤白，秋末脫肛，每廁肚疼不可忍者，灸十二椎下節間，名接脊穴，灸一壯。三後用清帛子試，兼有似見疳蟲子隨汁出也。此法神效不可量也。《岐伯灸法》：療小兒脫肛瀉血，秋深不較，灸龜尾一壯。炷如小麥大。脊端窮骨也。

小兒斑瘡入眼，灸大杼二穴，各一壯。在項後第一椎下兩旁，各一寸半陷者中。

小兒奶癖目不明者，灸肩中俞二穴，各一壯。在肩甲內廉，去脊二寸陷者中。

炷如小麥大。

小兒羊癇，目瞪吐舌羊鳴也。灸第九椎下節間三壯。炷如小麥大。

《扁鵲心書》——宋．竇材

《扁鵲心書》成書於南宋（一一四六年）。託名扁鵲所傳，是南宋時期醫家竇材結合「四十餘年之所治驗」，於晚年成就《扁鵲心書》的。本書共分三卷。主要內容是介紹灸法。書中提倡治病要以內經《素問》和《靈樞》為本源，學醫當明經絡，當辨寒熱虛實。竇材在《扁鵲心書》中大力提倡灸法，認為保命之法，「灼艾第一，丹藥第二，附子第三」。人於無病時常灸關元、氣海、命門、中脘，可起到防病保健的作用，並提出不同年齡、不同周期的灸法。

書中所載小兒灸治案例如下：

一小兒食生杏致傷脾，脹悶欲死，灸左命關（食竇穴）二十壯即癒，又服全真丹五十丸。

一小兒因觀神戲受驚，時時悲啼如醉，不食已九十日，危甚，令灸巨闕五十壯，即知人事，曰：適間心上有如火滾下，即好。服鎮心丸而癒。

小兒麻疹，世皆依錢氏法治之，此不必贅。但黑泡斑及縮陷等症，古今治之，未得其法，以為火而用涼藥治者，十無一生。蓋此乃汙血逆於皮膚，凝滯不行，久則攻心而死。……於臍下一寸，灸五十壯，則十分無事。

小兒吐瀉因傷食……吐瀉脈沉細，手足冷者，灸臍下一百五十壯；慢驚吐瀉灸中脘五十壯。

《針灸資生經》——南宋．王執中

王執中在任湖南澧州州學教授時，對當時社會上重方藥輕針灸的現象提出批評，並根據臨床實踐，重新訂正針灸典籍的錯誤，編撰《針灸資生經》七卷。書中記載了不少臨床有效穴位和豐富的灸法，並附有方藥，是中國針灸學的重要文獻。

王執中是一位富有革新思想的醫藥學家，注重臨床實踐，反對迷信前人的舊說和墨守成規，主張針灸和用藥相結合，書中所載小兒灸治方法如下：

小兒三五歲，兩眼每至春秋生白翳遮瞳子，痛不可忍，灸九椎節上一壯。

小兒熱毒風盛，眼睛痛，灸手中指本節頭三壯，名拳尖。

小兒奶癖，目不明，灸肩中俞各二十壯。

小兒二三歲，忽兩眼大小眥俱赤，灸手大指次指間後寸半口陷中，各三壯。

小兒目澀怕明，狀如青盲，灸中渚各一壯。

小兒疳眼，灸合谷各一壯。

小兒雀目，夜不見物，灸手大指甲後一寸內廉橫紋頭白肉際，各一壯。

治小兒重舌，灸行間隨年壯，又灸兩足外踝上三壯。

小兒口有瘡蝕，齦爛臭穢沖人，灸勞宮各一壯。

小兒多涕，是腦門被冷風拍著及肺寒也，灸囟會三壯。

小兒喉中鳴，咽乳不利，灸璇璣三壯。

小兒急喉痺，灸天突一壯。

小兒囟開不合，灸臍上下各五分，兩穴各三壯，灸瘡未合，囟先合矣。

小兒疳溼瘡，灸第十五椎夾脊兩旁七壯，未瘥加七壯。

小兒吐奶，灸中庭一壯。

《衛生寶鑑》——元．羅天益

羅天益幼承父訓，有志經史，攻讀詩書。長大後，遭逢亂世，棄儒習醫，師從名醫李東桓。他的主要學術思想反映在《衛生寶鑑》一書中。

羅天益用灸法以溫補中焦，不僅能治中焦不足的虛寒證，而且還可以治療氣陰兩傷的虛熱證，並發展了劉河間熱證用灸、李東桓甘溫除熱的理論觀點，繼承和發展了金元四大家的針灸學術思想。

書中所載小兒灸治方法如下：

治小兒急驚風，前頂一穴，在百會前一寸，若不癒，須灸眉頭兩處，及鼻下人中一穴，各三壯，炷如小麥大。

小兒慢驚風，灸尺澤穴，各七壯，炷如小麥大。

初生小兒臍風撮口，灸然谷三壯，針入三分，不宜見血，立效。

小兒癲癇瘛瘲，脊強互相引，灸長強穴三十壯。

小兒癲癇驚風目眩，灸神庭一穴七壯。

小兒風癇，先曲手指如數物，乃發也，灸鼻柱主髮際宛宛中，灸三壯，炷如小麥大。

小兒驚癇，先驚怖啼叫，乃發也，後灸頂上旋毛中三壯，及耳後青絲脈，炷如小麥大。

治小兒癖氣久不消者，灸章門二穴各七壯，舉臂取之，中脘二七壯。

脾俞二穴，治小兒脅下滿，體重四肢不收，痃癖積聚，腹痛不嗜食，痎瘧寒熱，又治腹脹引背，食欲不多，漸漸黃瘦，可灸七壯，若黃疸者可灸七壯。

小兒疳瘦脫肛，體瘦渴飲，形容瘦瘁，諸方不瘥者，尾翠骨上三寸陷中，灸三壯，炷如小麥大。岐伯云：兼三伏內用柳水育孩兒，正午時灸之。當自灸之後，用帛子拭，見有疳蟲隨汗出。此法神效。

小兒脫肛久不瘥，及風癇，中風，角弓反張，多哭，語言不擇，發無時節，盛則吐沫，灸百會穴七壯，在鼻直入髮際五寸頂中央旋毛中，可容豆，炷如小麥大。

《針灸大成．小兒門》——明．楊繼洲

楊繼洲（一五二二－一六一九），名濟時，出生於醫學世家，祖父曾為太醫，秉承家學，勤學博古。他曾在太醫任職醫官，行醫足跡遍及福建、江蘇、河北、河南、山東、山西等地功績卓著，聲望甚高。他從事針灸臨床四十餘年，《針灸大成》是在其家傳《針灸玄機祕要》的基礎上，彙集歷代針灸學術，加上自己豐富的臨證經驗而成，共十卷，內容全面，資料豐富。

書中所載小兒灸治方法如下：

大小五癇：水溝、百會、神門、金門、昆侖、巨闕。

驚風：腕骨。

瘈瘲，五指掣：陽谷、腕骨、昆侖。

搖頭張口，反折：金門。

風癇，目戴上：百會、昆侖、絲竹空。

脫肛：百會、長強。

卒疝：太沖。

角弓反張：百會。

瀉痢：神闕。

赤遊風：百會、委中。

秋深冷痢：灸臍下二寸及三寸動脈中。

吐乳：灸中庭（在膻中下一寸六分）。

羊癇及豬癇：巨闕（灸三壯）。

口有瘡蝕齦，臭穢氣沖人：灸勞宮二穴，各一壯。

卒患腹痛，肚皮青黑：灸臍四邊各半寸，三壯，鳩尾骨下一寸，三壯。

驚癇：頂上旋毛中（灸三壯），耳後青絡（灸三壯，炷如小麥大）。

風癇，手指屈如數物者：鼻上髮際宛宛中，灸三壯。

二三歲兩目眥赤：大指次指間後一寸五分，灸三壯。

囟門不合：臍上、臍下各五分，二穴各三壯，灸瘡未發，囟門先合。

夜啼：灸百會三壯。

腎脹偏墜：關元（灸三壯）大敦（七壯）。

豬癇如屍厥，吐沫：巨闕（三壯）。

食癇先寒熱，灑淅乃發：鳩尾上五分，三壯。

羊癇：九椎下節間（灸三壯）又法：大椎三壯。

牛癇：鳩尾（三壯）。又法：鳩尾、大椎各三壯。

馬癇：僕參（二穴，各三壯）。又法：風府、臍中各三壯。

犬癇：兩手心足太陽肋戶（各三壯）。

雞癇：足諸陽（各三壯）。

牙疳蝕爛：承漿（針灸皆可）。

遍身生瘡：曲池、合谷、三里、絕骨、膝眼。

腋腫，馬刀瘍：陽輔、太沖。
熱風癮疹：肩髎、曲池、曲澤、環跳、合谷、湧泉。
瘍腫振寒：少海。
疥癬瘡：曲池、支溝、陽溪、陽谷、大陵、合谷、後溪、委中、陽輔、昆侖、行間、三陰交、百蟲窠。

《原幼心法》——明．彭用光

彭用光，明代醫家。江西人，以醫術聞名於當地，後旅遊並行醫於河北、河南、江浙和廣東等地，療效卓著。

《原幼心法》共三卷，上卷主要論述孕產及小兒養護所應注意的問題，中卷及下卷以證為綱，將小兒病自幼及長分成二十七門，每一門又分別論述病因病機、四診用藥、治則治法，並據證定方。書中還採用詩歌、賦的形式，並附有圖譜，使全文形象易懂，便於記誦。全書方論證治完備，廣征博引，間述新見，於治則治法論述頗多。

《原幼心法》具下述特色：推原本始，重視胎教；以證類方，論述頗多；治法多樣，重視外治；廣征博引，圖文並茂，是中醫兒科臨床的重要書籍。書中所載小兒灸治方法如下：

諸驚灸法

小兒急驚，灸前項二穴，三壯。取法：在百會前一寸。若不癒，灸兩眉心及鼻下人中一穴，炷如小麥大。

小兒慢驚，灸尺澤穴，各三壯。在肘中橫紋約上動脈中，炷如小麥大。

小兒睡中驚掣，灸足大指、次指之端，去爪甲如韭葉許，各一壯。

小兒角弓反張，身強，灸鼻上入際三分，三壯；次灸大椎下節間，三壯。

小兒睡中驚，不合眼目，灸屈肘後橫紋中三分，各一壯。

諸疳灸法

小兒疳眼，灸合谷二穴，各一壯。取法：在手大指、次指兩骨間，陷中是穴。

小兒疳痢，脫肛體瘦，渴飲，形容憔悴，諸般醫治不差，灸尾椎骨上三寸骨陷間，三壯。歧伯云：兼三伏內，用桃枝、柳枝煎水浴孩，子午正時，當日灸之，後用清帛拭，兼有似見疳蟲隨汗出也，此法神效。

小兒羸瘦，飲食少進，不生肌肉，灸胃俞二穴，各一壯。取法：在十二椎下，兩旁各一寸半，陷中是穴。

瘧疾灸法

小兒瘧疾，灸大椎、百會，各隨年壯，然百會在髮際上五寸。

小兒久瘧不癒，灸足大指、次指外間陷中，各一壯，名內庭穴也。

下痢灸法

黃帝云：小兒疳痢脫肛，體瘦渴飲，形容憔悴，諸醫治不差，灸尾椎骨上三寸骨間，三壯。歧伯曰：兼三伏內，用桃柳枝煎洗。兒午時當日灸之，後用青棉拭，當有蟲隨汗而出，此神妙法也。

小兒秋涼，冷痢不止，灸臍下口三寸，門動脈中是穴，各灸三壯。

小兒脫肛瀉血，每廁，臟腑撮痛不可忍，灸百會一壯，三壯。取法：在頭中心陷者是穴。又灸接脊一穴。取法：在十二椎下節間是穴。

小兒脫肛瀉，秋深不效，灸龜尾穴，一壯。取法：在脊端窮骨。

吐瀉灸法

小兒嘔吐奶汁，灸中庭一穴一壯。取法：在膻中穴下一寸，陷中是穴。

咳嗽灸法

小兒咳嗽，久不差，灸肺俞五壯。在第三椎下，兩旁各一寸半。

水腫灸法

小兒水氣腫及腹大，灸水分一穴，三壯。取法：在臍上一寸是穴。

傷寒陰毒灸法

氣海穴在臍下一寸五分，石門穴在臍下二寸，關元穴在臍下三寸。以上三穴，治陰厥、脈微欲絕、囊縮遺尿、腹痛腹滿、腸鳴皆有效。

陰陵泉二穴，在膝下一寸。易老曰：煩滿囊縮者，宜灸此穴。

凡脈微弦小，腹痛，厥陰也，宜灸歸來、關元各五壯。

凡脈沉，臍腹痛，少陰也，宜灸中脘五七壯。

痞癖灸法

小兒奶癖，目不明者，灸肩中俞二穴，各一壯。取法：在肩內陵，去脊二寸，陷中是穴。

小兒氣久不消者，灸中脘、章門二穴。中脘，從骭，取病兒四指頭是。章門，在大橫骨外，直臍季脅端，側臥，曲上足，舉臂取之。各灸七壯，臍後脊中，灸二七壯。

小兒疝症灸法

小兒疝卵偏腫者，灸囊後絡十字紋上，三壯。春灸夏較，夏灸秋較，秋灸冬較，冬灸春較。

小兒陰腫，灸內昆侖二穴，各三壯。取法：在內踝後五分，筋骨間陷是穴中。灸小便淋瀝法，炒鹽不以多少，熱填滿病人臍內，是神闕穴也，卻用小麥大艾柱灸七壯。良驗。或灸三陰交穴。

龜背灸法

嬰兒生下不能護背，谷風吹春，入於骨髓故也。或小兒坐早，亦致傴僂，背高如龜背矣。然此多成痼疾，間有灼艾，收功肺俞穴，第三椎骨下，兩傍各一寸半；膈俞穴，第七椎骨下，各一寸半。以小兒中指甲節為一寸，艾柱如小麥大，但三五壯為止。

《幼幼集成》——清．陳復正

本書是一部中醫兒科專著，由清代陳復正編撰。本書醫論簡明，方治詳備。除蒐集了前代兒科文獻、民間醫療經驗外，並結合陳氏多年臨證實踐，「存其精要，辨其是非」而成，故曰「集成」，無論在兒科理論，還是診斷治療方面，都有獨到發揮。特別是在小兒驚風以及痙病的治療方面，獨具卓見，有臨床實用參考價值。收方即有正方，又附有簡便經驗之方，頗為實用，是兒科重要的臨床參考書。

（小兒）倘涉久病體虛，忽然精神潰亂，人事昏沉，須用回生艾火挽之，蓋此火能回散失之元陽，收歸氣海，固其根柢，免致離散。其法以生薑切為紙厚薄片，大如指甲，貼尾閭穴（脊骨盡處）、命門穴（在腰脊間前正對臍），以艾絨揉緊如綠豆大，安薑片上，用火灸之，每穴以三炷為度；灸完，另以薑片貼臍下陰交穴，如前灸之，此火不特小兒可用，凡男、婦一切中風中痰，氣厥陰證，虛寒竭脫，凶危之候，咸宜用之。有起死回生之功，幸毋輕視。

凡小兒中惡、客杵，以及痰閉、火閉、風閉，乍然猝死，即以大指掐其人中穴，病輕者，一掐即啼哭而醒，倘不應，掐合谷，又不應，掐中沖；若再不應，其病至重，則以艾丸如蘿蔔子大，於中沖穴灸之，火到即活。蓋中沖一穴，為厥陰心包絡之脈所出，其經與少陰心臟相通。此火一燃，則心中惕然而覺，倘此火全然不知，則百中不能救一矣。

小兒臍風撮口，以艾葉燒灰填臍上，以帛縛之；若臍帶已落，用蒜片貼臍上，以艾火灸之，候口中有艾氣，立癒。

腹痛簡便方：治一切胃痛、胸痛、腹痛、腰痛，疼如錐刺，不可忍者。花椒不拘多少，研為細末，和少麵粉，醋和成餅，貼於痛處，上鋪艾絨，用火灸之，疼立止。

薰法：治痘瘡作癢，泄瀉內虛者。

《神灸經綸》——清．吳亦鼎

《神灸經綸》，灸療專著，清代吳亦鼎撰於咸豐元年（一八五一年），共四卷。卷一論灸法基礎知識、經絡總綱和周身骨度，細分為說原、蓄艾、灸忌、補瀉、周身經絡部位等二十六節。

吳氏很重視灸法的基礎和理論，開篇即指出灸之功效在「夫灸取於火，以火性熱而至速，體柔而用剛，能消陰翳，走而不守，善入臟腑。取艾之辛香作炷，能通十二經，入三陰，理氣血，以治百病，效如反掌」。書中論灸法宜忌，內容詳盡，其他如暈灸、灸瘡處理等皆有細述。

卷二論經脈起止和腧穴定位、灸法等。經絡腧穴之學，是灸法的基礎。著者認為「若夫針灸之治，苟不明經絡俞穴，無從下手」、「灸法亦與針並重，而其要在審穴，審得其穴，立可起死回生」。本卷總述十二正經及奇經八脈起止，詳列諸經孔穴部位、取法及灸法禁忌，後附經穴圖二十幅，以便於學者記誦掌握。

卷三、四論證治。兩卷以證治本義、十二經和奇經八脈主病為綱，首論傷寒、中風、厥逆，次以部位論病（含首部、中身、手足、二陰），再論婦、兒、外諸科，都是先證略再證治，即先分析病因脈證等發病特點，再分條詳述病名、取穴和灸法。

全書搜羅甚廣，較系統地總結了清代中期以前中醫灸法的理論和臨床知識，是一部重理法且切合臨床的灸法集大成的著作，在針灸發展史上享有一定地位。

書中記載的小兒灸法如下：

急慢驚風：百會、水溝、合谷、大敦、行間、囟會、上星、率谷、尺澤（慢驚）、間使、太沖、印堂（灸三壯，炷如小麥大）。

撮口臍風：然谷。一法以艾小炷隔蒜灸臍中，俟口中覺有艾氣即效。凡臍風症，必有青筋一道，自下而上，至腹而生兩岔，即灸青筋之頭三壯。若見兩岔，即灸兩處筋頭各三壯，十治五六，否則，上行攻心，不救。

慢脾風：脾俞。

龜背：肺俞。

雞胸：乳根。

羸瘦骨立：百勞、胃俞、腰俞、長強。

食積肚大：脾俞、胃俞、腎俞。

泄瀉：胃俞、水分、天樞、神闕（腹痛乳利甚妙）。

霍亂：水分（轉筋）、外踝尖上三壯。

夜啼心氣不足：中沖。

疳眼：合谷。

重舌：行間。

氣弱數歲不語：心俞。

口中轉屎氣：因母食寒涼所致。中脘灸九壯，大人十四壯。

陰腫：昆侖。

疝氣：會陰、大敦。

五癇：先怖恐啼叫乃發。前頂（灸頂上旋毛中，炷如麥大，三壯，及耳後青絡脈）、長強、囟會、巨闕、章門、天井、內關、少沖。

風癇：先出手指如數物狀乃發也。灸髮際宛宛中三壯、神庭（治吐舌、角弓反張）。

豬癇：病如屍厥，口吐青沫，作豬聲。巨闕灸三壯，灸百會、神門。

羊癇：目瞪舌吐，作羊聲。灸百會、神庭、心俞、肝俞、天井、神門、太沖。

馬癇：張口搖頭，身反折，作馬鳴。百會、心俞、命門、神門、僕參、太沖、照海。

牛癇：善驚反折，手掣手搖。大杼、鳩尾尖下五分，灸三壯，不可多。

雞癇：張手前僕，提住即醒。灸申脈。

驚癇如狂：灸炷如小麥大，三壯。灸金門、僕參、昆侖、神門、解溪。

痞氣：灸中脘、章門（臍後脊中，七壯）。

雀目，夜不見物：灸手大指甲後一寸，內廉橫紋頭白肉際各一，炷如小麥大。

噤不吮乳：初生七日內的此症，是客風中臍，循流至心脾二經，遂使舌強唇撮。承漿（穴在唇棱下宛宛中）、頰車（穴在耳下曲頰骨後）。以上二穴各灸七壯。

唇緊：灸虎口，男左女右，七壯，又兼承漿三壯。

吼氣：灸無名指頭二壯。

脫肛瀉血：臟腑撮痛不可忍。灸百會二壯。

《灸繩》小兒病灸治醫案——周楣聲

周楣聲，一九一八年出生於安徽省天長市中醫世家，從事針灸臨床五十餘年，精於灸法，著述豐碩，成果卓著。著作有《灸繩》、《金針梅花詩鈔》、《針鐸》等。

周老治學和臨床嚴謹，在多年治療過程發現灸效要遠遠超過針，對於急性及熱性病效果尤其優異。《灸繩》一書中記載了很多他多年臨床的病案，對灸法的推廣和研究意義深遠。我從中選了幾個兒童灸治案例分享給大家。

化膿性腦脊髓膜炎

百會對腦炎、腦炎後遺症及神經精神諸病，療效均確切可靠，不論是直接灸還是溫和灸均可有效。但時間一定要長，不能更換位置，可收疊加與積累作用，堅持治療是成功的關鍵。

一九八五年周老去碭山治療流行性出血熱期間，當時碭山醫院傳染科人滿為患，臨時搭起的帳篷不敷應用。門口走廊邊有個重病的女孩，因為不是出血熱病人，當時沒人在意。兩天後周老問女孩的病情，女孩家人說，醫生說孩子是腦膜炎，牙關緊閉，滴水不入，頸項強直，已昏迷兩天，治好的希望不大。

當時周老聽了一怔，連忙詢問經治醫生、查看病歷，已經做過腰穿，腦脊液為渾濁淡黃膿樣物，白細胞計數為五八〇〇〇餘，即或不死也將形成終身殘疾。他出於職業本能，當即找到傳染科主任邊春和大夫，主動要求治療患兒，當得到允諾與支持後，立即用灸架熏灸百會，讓女孩家人守候觀察，日夜不停，連續三日夜，逐次好轉，終於使患兒徹底痊癒出院。

急性病毒性腦炎

患者楊某某，女，八歲，住碭山大寨鄉後王莊村，一九八八年九月上旬，高熱昏厥，抽搐。經本地醫院積極治療未效，急轉徐州某家醫院傳染科，診斷為「急性病毒性腦炎」，住院搶救二十餘日。患者始終高熱不退，大小便失禁，頸項強直，四肢痙攣，手足震顫頻繁發作，口噤流涎，吞咽困難，似睡非睡，微有呻吟，一直處於半昏迷狀態。經該院會診討論決定，以為痊癒無望，動員家長帶患兒出院。

患兒出院第三天，經人介紹，來安徽省碭山第二醫院針灸科求治，接診醫生許紅梅。患兒發燒四十・五℃，其餘症狀同前。當即採用「灸架」取百會穴連續日夜施灸，囑家長輪流守護觀察，始終不更換穴位。各種症狀逐步緩解，手足痙攣停止，能吞咽。灸至第三天早晨，患兒突然開口叫「爸爸」、「媽媽」，並要東西吃，家長喜出望外。

此後艾灸減量，每天仍繼續灸百會，上午、下午各三小時。一星期後患者意識進一步恢復，並能扶物站立。十五天後，在續灸百會的同時，又加灸左右足三里，上午、下午各一次，每次兩小時。防止百會穴因灸量太大而引火上行。二十天後，患兒基本恢復正常，能和同伴笑鬧追逐。至一九八八年十月上旬痊癒。前後共灸二十餘日，將近兩百個小時，患兒已能上學。患者父母也不相信自己的孩子能恢復得這麼好，感動得流下了眼淚，一句話也說不出來。

日前有些針灸教材，規定施灸時間為二十分鐘，故其效果不明顯。古今中外各種文獻，從未見有單用一穴連續灸治三日夜，前後累計近兩百小時者，可見灸療的作用量是決定灸效的最大關鍵。由此也開闊了單用一穴長時施灸之先河。

之所以敢於應用灸法治療熱性病與長時間施灸，是因周楣聲主任醫師在碭山用灸法治療流行性出血熱和灸治急性化膿性腦脊髓膜炎症均收到奇效的啟示，周老灸治腦膜炎前後總共約七十二個小時，這次治療前後約達兩百個小時，也可以認為這是大膽的創舉。

日本腦炎後遺症

馬斌華，男，八歲，一九九三年十月就診，四肢軟癱，頸項傾斜，雙目向左上方凝視，對聲光刺激無反應，對疼痛刺激有痛苦表情，說不了話，哭聲低微，低熱消瘦，大肉瘦削，如皮裹骨，是在四歲時由高熱痙攣，診斷為日本腦炎，病退後所引起的。

用灸架熏灸百會，連續堅持灸一星期。一星期後低熱消退，改每天上午、下午各熏灸一次，每次一個半小時。一個月後，雙目凝視好轉，對聲光有反應，頸項可勉強伸直，四肢肌肉略見飽滿，堅持治療至一個半月，對呼喚有反應，但不能說話，對外界的呼喚，可轉頭回顧，有喜怒表情，連續用這個方法治療至兩個月時，四肢可自主運動，在別人扶持下可行走，會說媽媽、叔叔等詞語，但不清楚。

治療產生了明顯的效果，病兒父母決心更大，配合更好，又堅持治療一個月，病兒言語聽力、上下肢均功能良好，可獨立行走，做精細動作時唯感左手靈活性較差，回家自行熏灸鞏固療效。

癲癇

直接灸百會對癲癇的療效確切。山西河津市黃河修防段衛生所譚萬捷醫師之女，十六歲，自八歲高熱後即患有抽風毛病，發作時手足抽搐，口吐白沫，頸項強直，約半小時後方開始清醒，每隔三五日即發作一次，因而無法堅持上學，中西藥物均無效果。

譚醫師是針灸愛好者，曾在全國灸法講習班學習，決定選取百會用直接灸，造成灸瘡，一次後發作顯見稀少，信心更足，待灸瘡開始癒合之際，又加強一次。前後共直接灸百會三次，病情徹底痊癒，恢復上學，思維清晰靈敏，現已讀完初中。

小兒腸套疊

小兒腸功能紊亂，發生套疊，採用灸治而收效自屬意中事。患兒王某，男，五歲，患腹痛、腹瀉兩天，嘔吐頻頻，不大便，不放屁，漸次加劇，腸鳴亢進，有氣過水聲，X線腹平片有液平。最後確診為腸梗阻，腸套疊為最大可能，建議手術鬆解，家長不同意，姑求治於針灸。

用兩個灸架，上取水分，下取陰交，左右取兩天樞，上下左右輪用，連續施灸，當灸至三小時後，忽然腹中作響，數步外清晰可聞，噴射出黃色稀大便一攤，並連放幾個屁，一次緩解出院。

嬰兒腹瀉

嬰兒腹瀉是最常見又頗感棘手的病種之一，中西藥物均無法迅速奏效。採用快速點灸時，效果迅速奇特，最快為一次，最多也不過三到五次，即可收效。幾年來臨床病例達千例以上，治癒率為百分之百。

簡介於下：用「周氏萬應點灸筆」（安徽省壽民灸具廠出品）將藥筆點燃，襯以所附之特製藥紙對準陰交、水分、左右天樞，快速點灼三到五下，點灸後塗一點清涼油，防止起泡（如起泡則效果更好，嬰兒皮膚嬌嫩，最好不起泡）或再加用命門，前後同用，效果更好。每次操作不過兩到三分鐘，可以每日上下午各一次，或每日一次。

謝錫亮灸法

謝錫亮，當代針灸名家，師承民國針灸大家承淡安，是澄江學派的學術代表人。謝老從醫近六十年，醫治了大量的常見病與疑難病。尤其善用針灸之術，慣用深刺風府和灸法。

謝老採用在穴位上直接施灸的方法治療慢性B肝和肝硬化、難治性皮膚病以及免疫系統的疾病等頑疾，常常救人於險絕中，深得病人信賴。他認為，對於疑難大病，灸法已成為常規療法，有不可思議的效果，堪稱簡便驗法，應大力推廣。主要著作有《謝錫亮灸法》和《健康長壽與灸法》等。

謝老灸治小兒的方法如下：

1. 吐乳灸身柱、上脘、內關。
2. 支氣管炎灸身柱、脾俞、下脘、豐隆。

3. 氣管炎灸風門、肺俞、尺澤、太淵。

4. 哮喘灸身柱、靈台、中脘，豐隆。

5. 肺門淋巴結核灸風門、身柱、靈台、中脘、合谷。

6. 百日咳灸風門、身柱、肺俞、命門、尺澤。

7. 下痢灸命門、中脘、天樞、大腸俞、合谷。

8. 腹瀉灸身柱、大腸俞、天樞。

9. 水樣瀉灸大腸俞、水分、天樞、太白。

10. 消化不良灸肺俞、胃俞、中脘、天樞、內庭。

11. 營養不良、發育遲緩灸大椎、身柱、中脘、合谷（少灸），直接灸身柱穴亦效。要堅持常灸，能改變兒童體質，由弱變強。

12. 脊髓灰質炎（小兒麻痺）

- 急性期：灸大椎、風門、身柱、命門、曲池、合谷。
- 上肢麻痺：灸大椎、曲垣、肩髃、曲池、尺澤、支溝、內關、手三里、合谷。
- 腹肌麻痺：腹前面局部施灸，後面在相對部位取背俞穴。
- 下肢麻痺：灸腎俞、次髎、殷門、秩邊、承扶、髀關、伏兔、環跳、委中、承山、陰陵泉、三陰交、解溪、昆侖、太溪、太沖。在患側取穴，適當選擇，交替使用。

13. 小兒夜啼：灸身柱、中脘、神闕。

14. 流涎：灸脾俞、中脘、合谷。

15. 新生兒破傷風：灸然谷、神闕。

16. 佝僂病：灸身柱、大杼、腎俞、中脘、上巨虛、絕骨。

17. 流行性腮腺炎（痄腮）：灸角孫，直接灸或燈火灸均可，灸患側，雙側病灸雙側。每天灸一次，一到三次即癒。又：翳風、頰車、角孫、手三里、外關。

18. 新生兒窒息：灸神闕、內關。

19. 尿閉：灸關元、中極、陰陵泉。

致謝

首先，感謝我自己。

我在小兒艾灸保健領域，十年來盡心盡力地學習中醫理論與臨床實踐，才有了這一本可以分享給大家的書。希望這本書可以幫助更多親近中醫和自然療法的爸爸媽媽，了解和學習中醫保健育兒的一些觀點和方法，助力大家輕鬆養育健康寶貝。

我第一次寫書，這本書不完美，但它真實記錄著我十年來臨床實踐的一點點收獲，也是我五年來做講座分享給學員的心得，現在它出版了，也許會有一些地方令人不滿意，我選擇放下對它的擔心，期待自己下一次做得更好。

小兒艾灸保健這個事業就像我的另一個孩子，從無人問津走到今天愈來愈茁壯，也愈來愈被更多從事兒科保健工作的專業人員和家庭所認識。我欣賞自己和我的同路人以及給予資金支持的股東，大家一起沒沒無聞耕耘多年，也欣慰這份為生病的孩子帶來舒適、輕鬆、高效治癒的中醫外治法能逐漸被大眾接受。

感謝我的家人，在這十年裡對我的愛、支持和滋養。特別是我的女兒，她來到我的生命中，激發了我想成為更好的自己，讓我看到了自己的責任和要走的路——支持更多媽媽和孩子的中醫保健養生事業。雖然我把許多陪伴她的時間用在事業上，用在陪伴更多寶貝上，但是她和我都知道，我對她的愛從未減少，並且把這份愛擴展給了更多的家庭和孩子。

感謝我的師爺謝錫亮和老師范長偉、賀林、賀小靖，在你們的鼓勵和教導之下，我才能從一個中醫外治療法養生保健的業餘愛好者，成為臨床為他人療癒各種病痛的專業從業人員，最可貴的是，你們「醫者父母心」的榜樣，讓我在從事這份愛與治癒的路上一直有信心、勇氣和力量。

感謝亦師亦友的董玲老師，四年來我們相遇、相惜、相知。在教學和管理的百忙之中，在陪伴孩子和照顧自己的寶貴時間中，撥冗通讀我文句粗糙的稿子，用懂得和愛寫出這樣好的推薦序。

感謝我的同事孫紅老師和攝影任亦歡老師，是你們提供的專業幫助，才讓這本書得以早日上市。

感謝本書的小模特兒三月，拍照時你只有一歲四個月，但你的配合和自在、舒展、活潑使得照片滿溢著健康與活力，也讓這本書充滿了快樂和喜悅的力量。

感謝機械工業出版社的編輯和相關工作人員，你們為這本書的策劃、編輯、設計以及校對、付印，付出了大量的耐心和努力，沒有你們就不會有這本書。

感謝十年來走進我們養生館的每一位客人，你們感受到了艾灸療法的魅力，分享給家人和朋友，並且帶他們來調理，這份信任、連接和愛的傳遞，讓我在這個行業裡每一天都收穫著感動和美好。

感謝孫瑞雪教育機構、媽媽公社、上醫網和其他幼稚園及培訓機構，給予我們合作和推廣小兒艾灸家庭保健的機會和幫助。

感謝那些我可能永遠也見不到面的購買此書、實踐此書方法、分享此書的讀者，你們貢獻的金錢和愛心，將會被更好地使用到推廣中醫育兒的事業中，令更多孩子親近和體驗這種安全、溫暖、舒適和輕鬆的治癒方式。

CARE 097

兒童艾灸完全圖解：速查速用，28種常見疾病艾灸調理一學就會！

作　　者—王繼娟
責任編輯—陳詠瑜
行銷企畫—林欣梅
封面設計—F E 工作室
內頁設計—張靜怡

總 編 輯—胡金倫
董 事 長—趙政岷
出 版 者—時報文化出版企業股份有限公司
　一〇八〇一九臺北市和平西路三段二四〇號三樓
　發行專線—（〇二）二三〇六—六八四二
　讀者服務專線—〇八〇〇—二三一—七〇五
　（〇二）二三〇四—七一〇三
　讀者服務傳真—（〇二）二三〇四—六八五八
　郵撥—一九三四四七二四時報文化出版公司
　信箱—一〇八九九臺北華江橋郵局第九九號信箱
時報悅讀網— http://www.readingtimes.com.tw
電子郵件信箱— newstudy@readingtimes.com.tw
時報文藝粉絲團— https://www.facebook.com/readingtimesLiterature
法律顧問—理律法律事務所　陳長文律師、李念祖律師
印　　刷—華展印刷有限公司
初版一刷—二〇二五年五月二日
定　　價—新臺幣四六〇元
（缺頁或破損的書，請寄回更換）

時報文化出版公司成立於一九七五年，
一九九九年股票上櫃公開發行，二〇〇八年脫離中時集團非屬旺中，
以「尊重智慧與創意的文化事業」為信念。

兒童艾灸完全圖解：速查速用，28 種常見疾病艾灸調理一學就會！／王繼娟著 . -- 初版 . -- 臺北市：時報文化出版企業股份有限公司, 2025.05
288 面；17×23 公分 . --（Care；97）
ISBN 978-626-419-388-7（平裝）

1. CST：艾灸　2. CST：經穴　3. CST：兒童

413.914　　114003659

ISBN 978-626-419-388-7
Printed in Taiwan